本音を教えて！ GPが知りたい

# インプラント外科
## Q&A 67

編著
岸本裕充　吉竹賢祐　野阪泰弘
十河基文　髙岡一樹

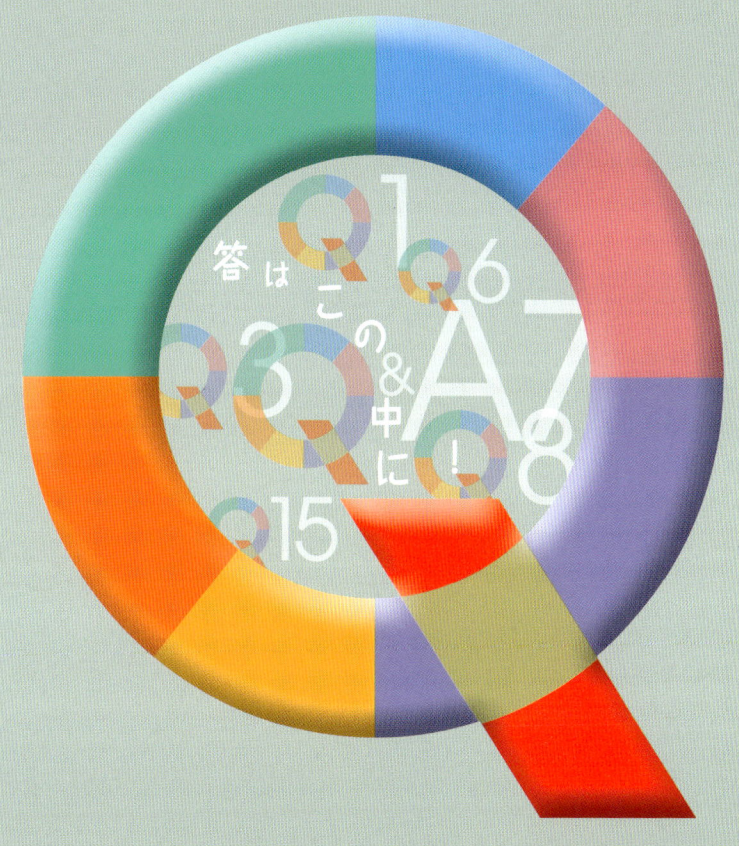

医歯薬出版株式会社

## 編者・執筆者一覧 (敬称略)

### ■ 編集・執筆

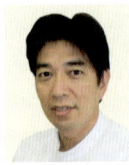
**岸本裕充** 兵庫医科大学歯科口腔外科学講座 主任教授
▶ 第1・4章 編（第1章—Q1，第4章—Q3，第5章—Q13，第6章—Q5，第7章—Q7，担当）

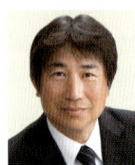
**吉竹賢祐** 吉竹歯科医院 院長
▶ 第5・7章 編（第5章—Q1~12，Q14・Q16・Q17，第6章—Q5，第7章—Q1~6，担当）

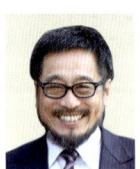
**野阪泰弘** 医療法人社団 野阪口腔外科クリニック 理事長
▶ 第6章 編（第6章—Q1~15，担当）

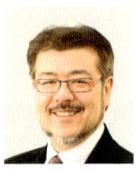
**十河基文** 株式会社アイキャット 代表取締役CTO
　　　　　 大阪大学歯学部 招聘教員
▶ 第2章 編（第1章—Q2，第2章—Q5~7，担当）

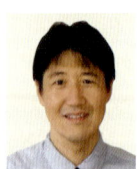
**髙岡一樹** 兵庫医科大学歯科口腔外科学講座 講師
▶ 第3章 編（第1章—Q3~Q8，第2章—Q4，第3章—Q4，担当）

### ■ 執筆

**頭司雄介** 兵庫医科大学歯科口腔外科学講座
▶ （第1章—Q2・9・10，第2章—Q1・2・5~8，第3章—Q6，第4章—Q4，第5章—Q15，担当）

**西田（山村）倫世** 兵庫医科大学歯科口腔外科学講座
▶ （第2章—Q3，第3章—Q1~3・5，担当）

**吉川恭平** 兵庫医科大学歯科口腔外科学講座
▶ （第4章—Q1・2，担当）

---

This book was originally published in Japanese under the title of :

HONNE-DE OSHIETE GP NO-TAMENO INPURANTO GEKA Q&A 67

(Tell us Honestly! Implant Surgery Questions & Answers 67 For General Practitioners)

Editors:
KISHIMOTO, Hiromitsu et al.
KISHIMOTO, Hiromitsu
　Professor and Chair
　Department of Dentistry and Oral Surgery
　Hyogo College of Medicine

© 2015 1st ed.
ISHIYAKU PUBLISHERS, INC.,
　7-10, Honkomagome 1 chome, Bunkyo-ku,
　Tokyo 113-8612, Japan

# はじめに

　インプラント治療の成功には，予防，矯正，歯周病，歯科麻酔，口腔外科および補綴など，歯科臨床に関連するすべての診療科目の知識や技術が，総合的に高い水準で求められます．難症例に対して，大学病院などでは複数の専門家でのチーム医療が可能ですが，歯科開業医（GP）では，得意・不得意もありながら，多くの症例を自分一人で何とか対応している，というところでしょう．

　そんななか，全身管理も含めて，「口腔外科的なことがちょっと苦手」というGPの先生方の声をよく耳にすることから，「口腔外科医ならでは」の情報を提供する書籍を企画することにしました．兵庫医科大学歯科口腔外科学講座の非常勤講師をお願いし，インプラントの臨床と研究をサポートしていただいている御縁で，吉竹賢祐先生と野阪泰弘先生に，GPのニーズを拾い上げられるよう企画の段階から加わっていただきました．

　インプラント治療の研修会などで，よく質問を受ける疑問や「こんな基本的な質問をしてもよいのですか？」という項目も，実は奥が深く，誤解されることが多いので，積極的に取り入れました．理解を深めるために，解剖，生理，病理，微生物などの基礎医学も，少しですが盛り込むようにしました．

　また，インプラントの臨床にはCTが欠かせません．そこで，インプラントCTのエキスパートで，筆者の高校・大学の先輩でもある十河基文先生にも編集に加わっていただき，内容の充実を図りました．

　内容の構成は，インプラント治療を希望する患者さんからの質問や，インプラント治療の適応・禁忌を判断する第1章から始まります．第2章では，インプラント治療における術前検査およびインフォームドコンセント，第3章では手術の前後，つまり周術期に必要な準備，第4章では投薬に関する最新情報を盛り込んでいます．そして，第5章ではインプラント手術で困りそうなこと，第6章はアドバンスですが，サイナスリフトやGBR関連の手術にかかわって起こりがちなトラブルについて，それぞれ「本音」ベースで書いていただきました．ラストの第7章で，補綴・メインテナンス期に「ちょっと聞きたいこと」を集めてみました．

　関西人は「お笑い」が好きですが，本書にはお笑いの要素はほとんどなく，編集者間で真面目に多くの議論を重ねて参りました．GPの先生方の診療室においていただき，「本書を読んでいて良かった」と思っていただけることを願っています．

2015年8月
編者を代表して

兵庫医科大学歯科口腔外科学講座　主任教授　**岸本裕充**

# CONTENTS

はじめに ······································································································ iii

## 第1章 患者の選択，注意を要する全身疾患・薬剤　編集：岸本裕充 ············ 1

- Q1 インプラント治療の可否を点数化できますか？ ······································· 2
- Q2 インプラントはCTやMRI検査に影響がありますか？ ····························· 5
- Q3 骨代謝に影響し，オッセオインテグレーションの獲得・維持のリスクとなる疾患・薬剤は？ ··· 8
- Q4 がん患者へのインプラント治療で，注意すべき点について教えてください ·········· 10
- Q5 抗血栓療法を受けている患者にインプラント治療は禁忌ですか？ ················ 12
- Q6 糖尿病患者にインプラント治療は絶対に禁忌ですか？ ···························· 16
- Q7 高度の腎障害や人工透析中の患者にインプラント治療は可能ですか？ ·········· 19
- Q8 ビスフォスフォネート系薬を投与中にインプラント治療は可能ですか？ ········· 22
- Q9 金属アレルギーといわれた患者のインプラント治療は可能ですか？ ············ 24
- Q10 歯科開業医でインプラント治療を避けるほうがよい患者とは？ ················· 25

## 第2章 治療の契約，インフォームドコンセント，医療安全，検査・診断，治療計画　編集：十河基文 ············ 29

- Q1 インプラント治療の同意書をどのような書式でとるのがよいですか？ ·········· 30
- Q2 インプラント治療には保証期間を設定すべきですか？ ····························· 33
- Q3 インプラント手術前の全身検査について教えてください ························· 36
- Q4 高齢者に医療面接／インフォームドコンセントを行ううえでの注意点は何ですか？ ··· 38
- Q5 インプラントの診断のために術前のCT撮影は必要ですか？ ····················· 40
- Q6 CTで骨質を診断できますか？ ·············································· 43
- Q7 CTの被曝について教えてください ············································ 46
- Q8 近隣の地域医療機関との連携はどのようにすればよいですか？ ················· 50

## 第3章 手術の準備，術前・術後の注意　編集：髙岡一樹 ············ 53

- Q1 局所麻酔のみ，鎮静，全身麻酔で対応する基準について教えてください ········ 54
- Q2 最近の手術時の手洗いは，どのように行いますか？ ······························ 56
- Q3 インプラント手術時，モニタリング機器は準備しておくべきですか？ ·········· 58
- Q4 インプラント手術と歯科小手術とで，異なるところは何ですか？ ················ 60
- Q5 救急薬品，器具等はどのようなものを準備しておくべきですか？ ··············· 63
- Q6 手術後の注意，術後のアポイントの取り方などについて教えてください ········ 66

## 第4章 投薬　編集：岸本裕充 ……… 67

- Q1 鎮痛薬・ステロイド薬の効果的な使用法について教えてください …… 68
- Q2 インプラント手術時の適切な抗菌薬の投薬法について教えてください …… 72
- Q3 インプラント患者にお薬手帳をどのように活用すればよいですか？ …… 75
- Q4 術後，知覚神経障害を生じたらどうすればよいですか？ …… 78

## 第5章 インプラント一次手術・二次手術　編集：吉竹賢祐 ……… 81

- Q1 手術日の前日，当日に体調が思わしくないと患者からの訴えがあった場合は？ …… 82
- Q2 インプラント手術前の口腔清掃はどのような方法で，いつ，誰が行うのがよいですか？ …… 83
- Q3 術中，患者が疼痛を訴えたら，どう対処すればよいですか？ …… 84
- Q4 テーパードタイプインプラント埋入時に，トルクがかかりすぎて埋入できなくなった場合は？ …… 85
- Q5 インプラントの術中・術後，口底に腫脹が起こった場合はどうすればよいですか？ …… 86
- Q6 術中，インプラント形成窩より，出血が止まらなくなったらどうすればよいですか？ …… 88
- Q7 減張切開時の筋肉からの出血への対応はどうすればよいですか？ …… 90
- Q8 骨が硬く，出血が少ない場合はどうすればよいですか？ …… 91
- Q9 骨が軟らかく，初期固定が獲得しにくそうな場合はどうすればよいですか？ …… 92
- Q10 インプラント体埋入後の疼痛が治まらない場合はどうすればよいですか？ …… 94
- Q11 インプラント一次手術後，しばしばカバースクリューが露出します．縫合法について教えてください …… 96
- Q12 インプラント一次手術後，カバースクリューが露出したら，どうすればよいですか？ …… 98
- Q13 インプラントのパーツを飲み込ませたときの対処は？ …… 99
- Q14 インプラント二次手術時，遊離歯肉移植，結合組織移植の際，出血が止まらない場合は？ …… 100
- Q15 インプラント治療時に皮下気腫が起きた場合，どのように対応しますか？ …… 102
- Q16 抜歯即時埋入インプラントの適応基準を教えてください …… 104
- Q17 抜歯後インプラント埋入までの期間と，X線での診断について教えてください …… 106

## 第6章 インプラント関連手術　編集：野阪泰弘 ……… 109

- Q1 抜歯後6ヵ月以上が経過しているにもかかわらず，抜歯窩に十分な骨が形成されてなかったら，どうすればよいですか？ …… 110
- Q2 GBR法で創部をなかなか閉鎖できず，後日に裂開が生じてしまうのですが，どうすればよいですか？ …… 114

- **Q3** 二期的にインプラント体を埋入する場合，GBR後何カ月に埋入するほうが安全ですか？ ... 118
- **Q4** 合成ハイドロキシアパタイトを用いたGBR後に，インプラント周囲炎と骨吸収が生じたら？ ... 121
- **Q5** ソケットプリザベーションの是非について教えてください ... 125
- **Q6** サイナスリフト予定患者において，上顎洞貯留嚢胞と思われる陰影がある場合，術中に内容液を吸引すれば大丈夫ですか？ ... 129
- **Q7** 上顎洞粘膜に腫脹を認めるが，サイナスリフトを行っても大丈夫ですか？ ... 131
- **Q8** サイナスリフト時に上顎洞粘膜を破ってしまったら，どうしたらよいですか？ ... 136
- **Q9** ソケットリフト後にインプラント体が脱落し，口腔上顎洞瘻孔が生じたらどうすればよいですか？ ... 138
- **Q10** ソケットリフト後にインプラント体が上顎洞に迷入してしまったら，どうしたらよいですか？ ... 140
- **Q11** トラップドアを作製する部位に血管が走行している場合は，どうしたらよいですか？ ... 143
- **Q12** サイナスリフト後に歯槽部歯肉が膨隆し，直下に硬固物が触れますが何ですか？ ... 146
- **Q13** サイナスリフト後に感染を生じて排膿してきたらどうすればよいですか？ ... 149
- **Q14** サイナスリフトを併用したインプラント治療後，骨造成部に吸収が生じてきたらどうすればよいですか？ ... 153
- **Q15** サイナスリフトと同時に埋入したインプラント体が，補綴のステップで動揺してきたらどうすればよいですか？ ... 157

## 第7章 補綴・メインテナンスでのトラブル，インプラント周囲炎
編集：吉竹賢祐 ... 161

- **Q1** インプラント除去後の処置と次回埋入までの期間はどれくらいですか？ ... 162
- **Q2** インプラントのアバットメントスクリューが破折してきたら，どうすればよいですか？ ... 164
- **Q3** プロービング検査は行ってよいですか？ ... 165
- **Q4** メインテナンスの間隔とX線撮影の間隔はどう決めればよいですか？ ... 166
- **Q5** インプラント周囲炎の特徴と予防策について教えてください ... 168
- **Q6** インプラントのブラッシング方法は天然歯とは異なりますか？ ... 170
- **Q7** メインテナンス期の患者からビスフォスフォネート系薬を使用予定と聞いたら？ ... 172

索引 ... 174

# 第1章

## 患者の選択，注意を要する全身疾患・薬剤

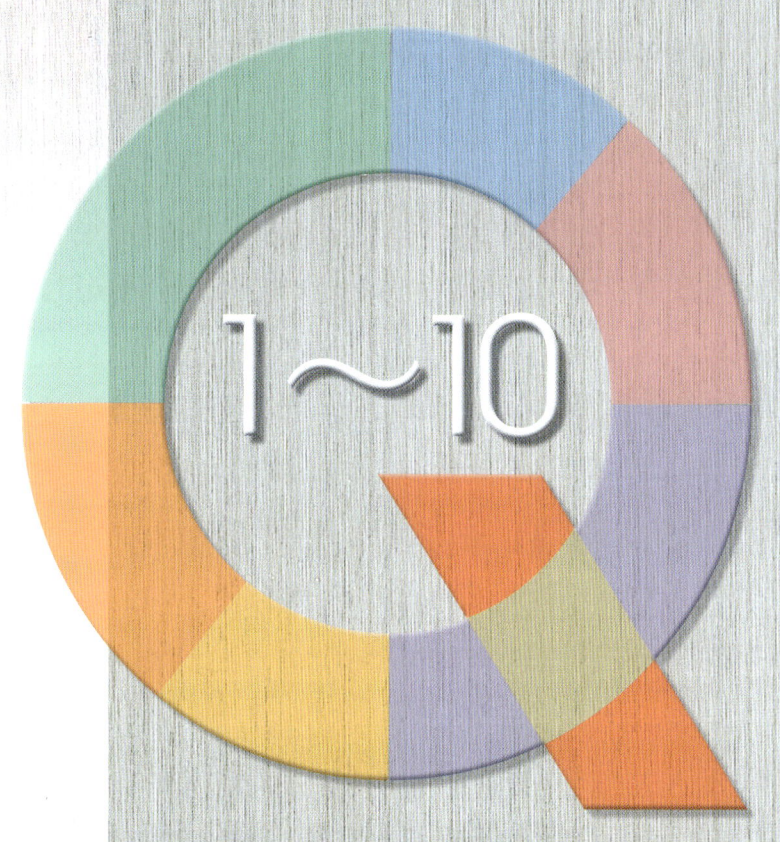

1～10

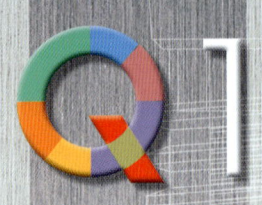

# Q1 インプラント治療の可否を点数化できますか？

## A-1
インプラント治療のリスクは，患者の現在の全身・局所の状態だけでなく，将来に予測される変化など，非常に広範囲，多岐にわたるため，各因子を点数化し，総計でクリアカットに可否を決定するのは困難です．

運転免許の反則点数制度での，泥酔運転のような悪質な違反による「一発で免許取消」，柔道の「一本」のように，明らかな禁忌症（≒絶対的禁忌）を有する患者ではインプラント治療の可否を迷うことがないであろう．では，駐車禁止や一旦停止など比較的軽微な違反の「累積で免停」，「合わせ技一本」のように，手術の可否を点数で評価することは可能かというと，これが必ずしも容易ではない．

### 単一指標での評価例

糖尿病で HbA1c が 10% という患者にインプラント治療を勧めることはないだろうが，逆に HbA1c が 6% なので大丈夫か，というと「逆は真ならず」である．HbA1c は，直近 1〜2 ヵ月の平均的な血糖コントロール状態を反映するとされており，過去や未来の状況については不明である．たとえば，現在は糖尿病薬で血糖コントロールが良好でも，過去に長期にわたって血糖コントロールが不良であった患者では，腎障害の進行や骨の劣化が進んでいる可能性がある（⇒第 1 章 Q3，6，7）．

### 複数の指標の組み合わせ例

肝硬変での Child-Pugh 分類は，血清ビリルビン値，血清アルブミン値，プロトロンビン時間（または PT-INR），腹水・脳症の有無の 5 項目をそれぞれ 1，2，3 点で点数化し，合計点により，A，B，C の 3 段階で肝障害度を評価するものである（**表 1**）．たとえば肝硬変単独での評価は可能で，合計点が 10 点で C だから手術は難しい，というように使用する．しかしながら，肝硬変以外の合併症もある場合，たとえば Child-Pugh が 7 点で B だが，腎臓の eGFR が 20 と良くない，というようなケースを合わせてリスクを評価することはできない．

表1　肝硬変の Child-Pugh 分類（合計点により A：5〜6点　B：7〜9点　C：10〜15点に分類）

|  | 1点 | 2点 | 3点 |
|---|---|---|---|
| 肝性脳症 | ない | 軽度 | ときどき昏睡 |
| 腹水 | ない | 少量 | 中等量 |
| 血清ビリルビン値（mg/dL） | < 2.0 | 2.0〜3.0 | > 3.0 |
| 血清アルブミン値（g/dL） | > 3.5 | 2.8〜3.5 | < 2.8 |
| プロトロンビン時間（%）または PT-INR | > 70<br>< 1.7 | 40〜70<br>1.7〜2.3 | < 40<br>> 2.3 |

表2 診察室血圧に基づいた心血管病リスク層別化（日本高血圧学会：高血圧治療ガイドライン2014.より）

| リスク層<br>（血圧以外の予後影響因子） | Ⅰ度高血圧<br>140～159/<br>90～99mmHg | Ⅱ度高血圧<br>160～179/<br>100～109mmHg | Ⅲ度高血圧<br>≧180/≧110mmHg |
|---|---|---|---|
| リスク第一層<br>（予後影響因子がない） | 低リスク | 中等リスク | 高リスク |
| リスク第二層<br>（糖尿病以外の1～2個の危険因子，3項目を満たすメタボリックシンドロームのいずれかがある） | 中等リスク | 高リスク | 高リスク |
| リスク第三層<br>（糖尿病，CKD，臓器障害/心血管病，4項目を満たすメタボリックシンドローム，3個以上の危険因子のいずれかがある） | 高リスク | 高リスク | 高リスク |

表3 心血管病の血圧値以外の危険因子（http://www.ketsuatsu.com/topics/02.html より）

| | |
|---|---|
| 高齢（65歳以上）<br>喫煙<br>尿微量アルブミン排泄<br>慢性腎臓病（CKD）<br>肥満（BMI≧25）（特に内臓脂肪型肥満）<br>メタボリックシンドローム<br>若年（50歳未満）発症の心血管病の家族歴 | 脂質異常症<br>　低HDLコレステロール血症（＜40mg/dL）<br>　高LDLコレステロール血症（≧140mg/dL）<br>　高トリグリセライド血症（≧150mg/dL）<br>糖尿病<br>　空腹時血糖≧126mg/dL<br>　負荷後血糖　2時間値≧200mg/dL<br>　随時血糖≧200mg/dL　HbA1c≧6.5%（NGSP） |

### 複数の疾患の組み合わせ例

「診察室血圧に基づいた心血管病リスク層別化」（**表2**）にあるように，疾患の重症度（高血圧症のⅠ度～Ⅲ度）と高齢，肥満，糖尿病などの危険因子（**表3**）を組み合わせる，という考え方である．危険因子のほうにも重症度を反映させると非常に複雑になるため，ラインを決めて，それぞれの有無のみ，とせざるを得ないと思われる．危険因子が重なると多くが「高リスク」に分類されてしまうことがわかる．

したがって，組み合わせによる評価においては，糖尿病などの個々の危険因子の重症度をどのように反映させるか，喫煙や腎障害などの危険因子がいくつもある場合にはどのように評価するか，という「合わせ技一本」の判断が難しい．

### 手術だけがリスクではない！

インプラント治療は長期にわたって良好に機能することを要求される．したがって，メインテナンス期のリスクも考慮する必要があり，出血しやすい，感染しやすい，骨の問題などを有する患者では，手術さえ無事に乗り切ればOKというわけではない．

70歳でインプラント手術を受けた患者は，10年経てば80歳になり，70歳時には使用していなかった抗血栓薬やビスフォスフォネート系薬に代表される骨吸収抑制薬を内服している，というケースも珍しくはない．予測不可能なアクシデントもあるが，将来「寝たきりになる」リスク要因として，脳血管障害，認知症，転倒による骨折などが知られており，それぞれのリスクの高低を評価することは可能である．

### 総合評価で対応するしかない

結局，糖尿病や喫煙，薬剤の使用など全身にかかわる要因（**表4**左）や，骨の解剖学

的形態や臨床的骨質，咬合力，広義のプラークコントロールなどの局所的要因（**表4**右），これらを手術時だけでなく，メインテナンス期まで時間軸を延ばして，各要因を総合的に評価するとなると，点数化し，総計で可否を決定するのは難しいことが理解いただけるだろう．「インプラント治療の絶対的禁忌症（＝一発取り消し）に当てはまるものがないか」の見落としを少なくできるよう網羅的にチェックし，絶対的禁忌症ではないけれどもリスクが複数ある場合には，術者側の要因も加味して，総合的に判断する，というのが現実的であろう．

表4　インプラント治療のためのチェックリスト（2012年度版）（日本歯科医学会編：歯科インプラント治療指針．2013．より）

| 大項目 | 小項目 |
|---|---|
| 個性・性格 | 期待度（予想される治療効果と患者の期待度とのギャップ） |
| | 治療内容の理解度（治療内容，期間，回数，費用，成績など） |
| | 協力度（禁煙，服薬，口腔清掃など） |
| | 家族の理解度（未成年者や高齢者の場合は特に重要） |
| 環境 | 経済環境（メインテナンスや追加処置も考慮） |
| | 転居予定・可能性（治療中断や転医の可能性） |
| | 通院（方法，障害，距離，時間の制約など） |
| 過去の治療の問題 | インプラント関連 |
| | 歯科治療 |

| 大項目 | 小項目 |
|---|---|
| 健診 | これまでの健康診断結果 |
| | これまでの血液検査の結果 |
| 基礎疾患 | 高血圧症 |
| | 虚血性心疾患（心筋梗塞，狭心症など） |
| | 呼吸器疾患（気管支喘息，COPDなど） |
| | 肝機能障害 |
| | 腎機能障害 |
| | 消化器障害（胃・十二指腸潰瘍など） |
| | 血液疾患（貧血・血小板異常など） |
| | 精神疾患 |
| | 糖尿病 |
| | 免疫疾患（金属アレルギーなど） |
| | 骨粗鬆症 |
| | その他疾患 |
| 与薬など | ビスフォスフォネート系薬 |
| | ステロイド薬 |
| | 抗血栓薬 |
| | その他の薬 |

| 大項目 | 小項目 |
|---|---|
| 局所状態 | 上下顎対合関係・咬合支持（アイヒナー分類など） |
| | 開口距離 |
| | 補綴用間隙 |
| | 非可動粘膜 |
| | 骨量（骨高・骨幅など） |
| | 骨質（皮質骨の厚さ・海綿骨の密度など） |
| | 粘膜・顎骨病変 |
| 口腔清掃 | モチベーション |
| | ブラッシング状態 |
| 全顎的状態 | 歯周ポケット |
| | 骨形態異常（垂直的骨欠損等） |
| | 根分岐部病変 |
| 欠損隣接部 | 角化歯肉幅 |
| | 歯肉の厚み |
| | 前庭の深さ |
| 歯列 | 歯列不正 |
| | 不正咬合・外傷性咬合 |
| その他 | ドライマウス |
| | 喫煙 |
| 補綴装置 | 現義歯・Cr&Br |
| 咬合 | ガイド（側方・前方） |
| | 顎位（咬合支持・安定） |
| | 顎関節症 |
| | パラファンクション（クレンチング・グラインディングなど） |
| 咀嚼 | 障害（診断） |
| | 患者満足度・要望 |
| 審美性 | 歯肉形態・性状 |
| | リップライン |
| | 障害（診断） |
| | 患者満足度・要望 |
| 発音 | 障害（診断） |
| | 患者満足度・要望 |
| インプラントの位置・方向（埋入後のみ） | 近遠心・頬舌側的位置，方向 |
| | 隣在インプラント（歯）との関係 |
| | 垂直補綴空隙 |
| | インプラント周囲骨 |

**Keyword ▶** 糖尿病　肝硬変　高血圧症　手術リスク　メインテナンス　禁忌

# Q2 インプラントはCTやMRI検査に影響がありますか？

## A-2
インプラント体が発熱するなど肉体的に影響を及ぼすことはありません．しかし，いずれの画像においても「金属アーティファクト」が発生し，読影が困難になります．

### 金属アーティファクトとは
金属を原因として画像が乱れる現象のことを「金属による障害陰影」，「金属アーティファクト」という（図1-1，1-2）．

### 金属アーティファクトの原因
#### 1）CT
CTにおける金属アーティファクトの原因は，X線は金属を透過しにくくCT撮影時に検出器は十分なデータを受け取れない．そのため「再構成」が難しくなり発生する．金属の厚み・形態にもよるが，同じ厚みや形態なら，原子番号が大きい金属のほうがアーティファクトは大きくなる．つまり原子番号22番のチタン，24番のクロム，27番のコバルトに比べて，46番のパラジウムや79番の金はアーティファクトが大きくなる（ちなみに鉛は82番）．

#### 2）MRI
MRIは磁力を利用するため，生体内の金属が磁化すると磁場が乱れてアーティファクトを生じる．強磁性体として鉄，コバルト，ニッケルが知られており，プロビジョナルのなかにコバルトクロムの大きな補強構造が入っていると強いアーティファクトを生じる．なお，チタンは強磁性体ではないものの，インプラントの周囲を見ると影響がある（図2-1，2-2）．

### 注意点
#### 1）CT
①**金属の撤去**：クラウンなどを再製する予定でかつ咬合崩壊を起こさない場合には，CT撮影前に金属を撤去することで金属アーティファクトは低減でき

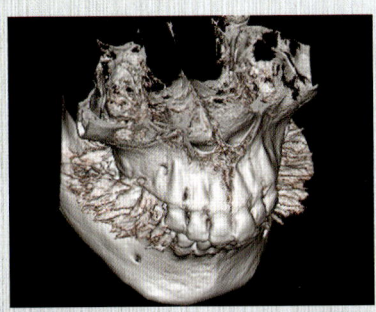
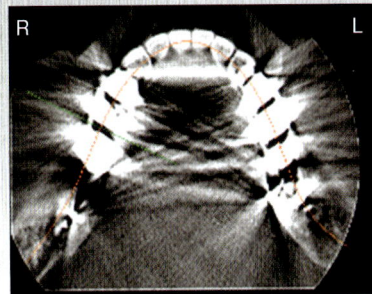

図1-1，1-2　CTにおける金属アーティファクト

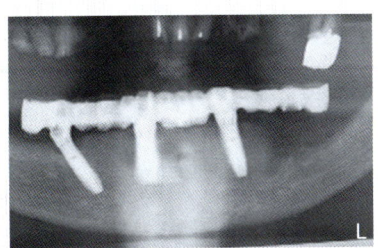
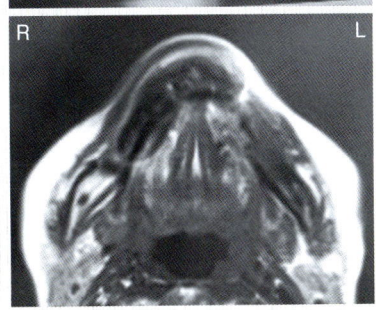

図2-1，2-2　下段のMRIを見ると，3本のインプラント体付近にアーティファクトが強く出ていることがわかる．

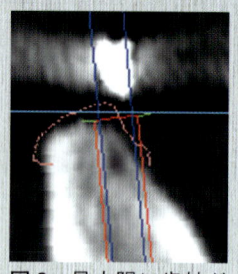
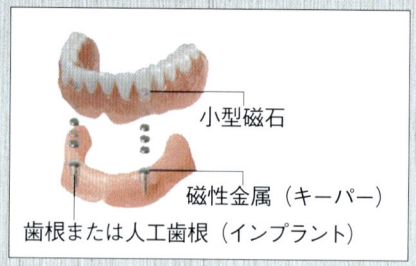

図3 最小限に歯軸だけを表現

図4 磁性アタッチメント（愛知製鋼ウェブサイトより）

る．口腔癌のCT診断や，放射線治療を見越して，金属撤去を検討することもある．

②**インプラントの周囲骨**：金属アーティファクトによってインプラント辺縁部の骨吸収を見ることはできず，またインプラント体全周を取り巻くオッセオインテグレーションの状態も確認できない．そのため現時点では三次元の把握はできないが，同診断においては「デンタルX線撮影」「パノラマX線撮影」によるフォローが適正だと思われる．

③**CT撮影用テンプレートの作製**：金属アーティファクトは被写体の密度に影響を受けるため，アルミニウム（原子番号13番）で中が充実していない「中空のアルミ棒」を利用したCT撮影用テンプレートは，金属アーティファクトの低減に有効である．また，診断能力を向上させるため，最終補綴装置の歯冠全体に造影性を付与したCT撮影用テンプレートの作製も一案ではあるが，歯冠全体という過量な造影材がアーティファクトを誘発するため最終補綴の歯軸のみに造影性を与えたCTテンプレートのほうがよいのではないだろうか（**図3**）．

2）MRI

①**磁性アタッチメントの吸引**：一般的にMRI撮影時には装置に吸い込まれないように義歯を外すが，磁性アタッチメントを用いたインプラントオーバーデンチャーの場合には磁石が義歯床内に埋まっているため（**図4**），当然外さないといけない．また磁性アタッチメントは磁石の相手方となる「キーパー」と呼ばれる強磁性体金属が口腔内に存在するので，もしインプラント上のキーパーが可撤式であれば撮影前に外しておくか，もしくは緩みのないように強く締めておく必要がある．

②**磁性アタッチメントのキーパーによる金属アーティファクト**：強磁性体であるキーパーによってMRI画像に金属アーティファクトが強く発生する．インプラントが口腔内に存在すると病院によってはMRIの撮影を拒否される可能性があるため，患者には，事前に相談する必要性を伝えておく．

　脳の下方部分から肺の上方部分までのMRI診断では，キーパーのMRI画像への影響を考えると（**図5-1～5-4**），キーパーを除去する検討が必要となる（なお，磁性アタッチメントの添付文書には「キーパー部近傍のMRI診断は困難になるので患者に十分な説明を行うこと」と記載されている）．しかし，腹部のようにMRI撮影部位が口腔内のキーパーから遠く離れている場合には除去を考えることなく，「①磁性アタッチメントの吸引」のみに注意すればよい．

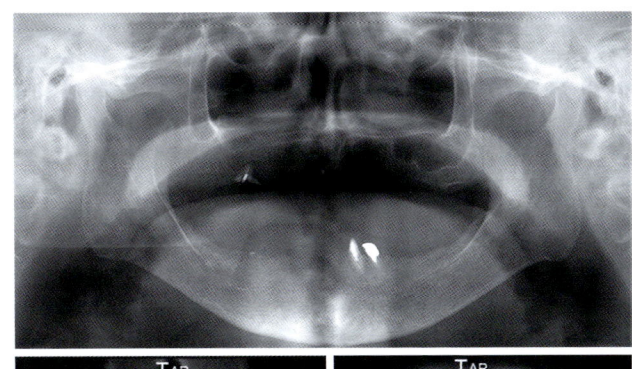
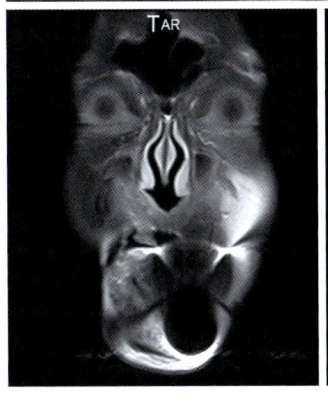
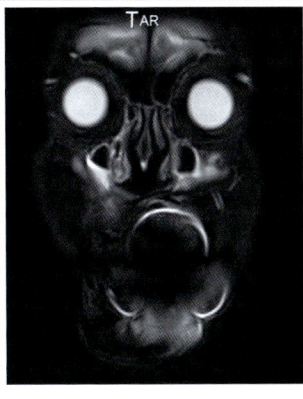
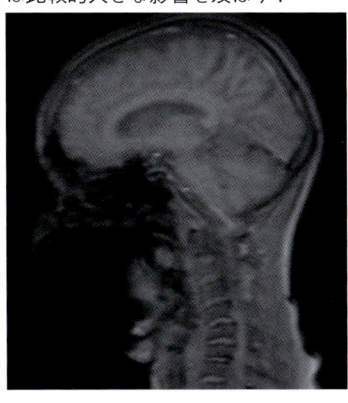

図5-1～5-4 3̄の根面板にキーパーがあるが，こんな小さな1つの磁性体がMRIでは比較的大きな影響を及ぼす．

❸**金属の発熱**：MRIのRF（Radio Frequency）波によって金属は発熱するため，「MRIは人体に影響を及ぼすリスクがある」ともいわれている[1]．しかし，兵庫医科大学放射線科の実験では，磁場強度3.0 TeslaのMRIで純チタンのインプラント体の温度上昇は「1.0℃以下であった」と報告されており，オッセオインテグレーションへの影響の心配はないと思われる．

**文 献**
1) 土橋俊男：歯科用金属によるMRIへの影響（磁性アタッチメント，インプラントを含めて）．日本歯科評論．2014；**74**（12）：49-57.
2) 山本 徹：MRIにおける金属インプラント材料の影響－検査安全性およびアーチファクト．日本磁気歯科学会雑誌．2014；**23**（1）：1-11.

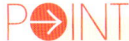

　CTやMRIでは金属アーティファクトは出るものと思って診断する．
　CT撮影用テンプレートを作製する場合，造影材によるアーティファクトが強調されないように使用部材，サイズを考える．
　隣接領域での影響として特に磁性アタッチメントはMRI診断に注意が必要で，患者さんには「不安であれば私に相談ください」と事前に一言声かけをしておく．

**Keyword ▶** 金属アーティファクト　CT　MRI　磁性アタッチメント

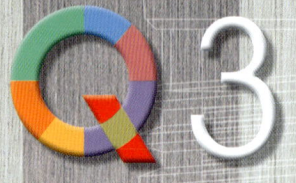

# Q3 骨代謝に影響し,オッセオインテグレーションの獲得・維持のリスクとなる疾患・薬剤は?

## A-3
骨粗鬆症,糖尿病,腎不全などの疾患や,ステロイド薬やビスフォスフォネート系薬などの薬剤は骨代謝に影響して,オッセオインテグレーションの獲得・維持に対するリスク因子となります.

　骨強度は骨質と骨密度により規定される.その関与する比率は骨質:骨密度＝3:7とされている.閉経,加齢や生活習慣病などの要因により骨質および骨密度が低下する(**図1**).骨は鉄筋コンクリートによく例えられる.鉄筋に相当するのがコラーゲンで,骨質の低下は鉄筋が老朽化し亀裂が入った状態,コンクリートに相当するのがカルシウムなどのミネラルで,骨密度の低下はミネラル量の低下によりコンクリート部分に問題が生じた状態になっていると想像するとわかりやすい.
　骨粗鬆症は骨強度が低下する疾患で,原発性骨粗鬆症と続発性骨粗鬆症に分類できる[1].

### 原発性骨粗鬆症
　加齢や閉経が原因となり,骨強度の低下により骨が脆くなり,骨折しやすくなる骨格疾患である.骨折により自立機能が障害され,寝たきりを含めた高齢者のQOL低下の大きな要因である.治療は食事療法(カルシウムなどの摂取),運動療法(骨量は力学的負荷がないと減少)および薬物療法(ビスフォスフォネート系薬,活性型ビタミン$D_3$,選択的エストロゲン受容体作動薬:SERMなど)がある.

### 続発性骨粗鬆症
　他の基礎疾患に伴って発症する骨粗鬆症で,一般的に症状は重篤である.
①**関節リウマチ**:炎症性サイトカインにより関節近傍の骨吸収が亢進し,さらに病期が進

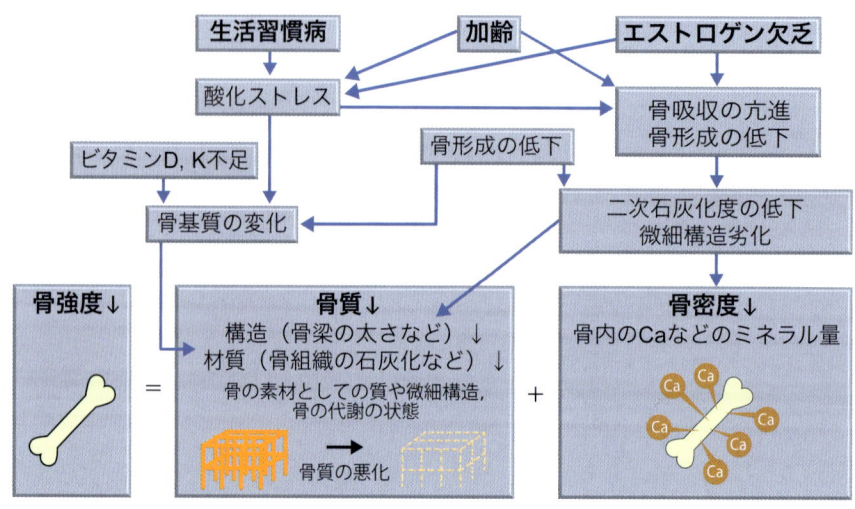

図1　骨強度の多様な低下要因(文献1を基に作成)

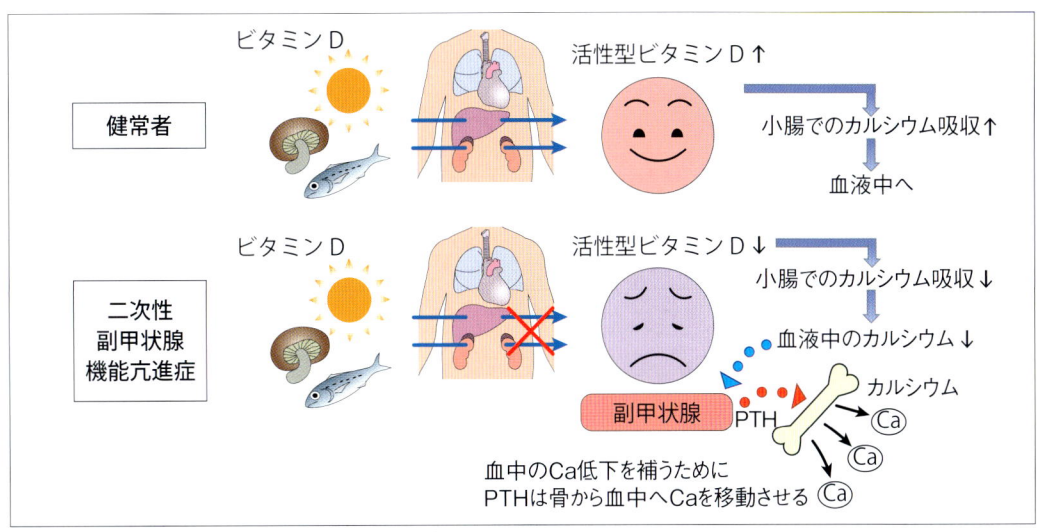

図2 ビタミンDと二次性副甲状腺機能亢進症

行すれば，疼痛で体を動かすことが困難となり，次第に全身の骨密度が低下する．また，治療薬であるステロイドの投与により骨粗鬆症になる（→⑤ステロイド薬）．

②**糖尿病**：高血糖からの酸化ストレスが骨基質，特にコラーゲン線維への終末糖化産物の蓄積を修飾し骨質が劣化する．

③**副甲状腺機能亢進症**：副甲状腺ホルモン（PTH）の過剰分泌により骨吸収が亢進する．PTHは破骨細胞を活性化，骨芽細胞を抑制することにより骨吸収を促進し，その結果，骨からカルシウムが血液中に供給される．

④**二次性副甲状腺機能亢進症**：紫外線を浴びることにより皮膚で合成されたビタミンDや，食事から摂取されたビタミンDは，肝臓，腎臓で活性型ビタミンDに変化し，小腸からのカルシウムの吸収を助ける．慢性腎臓病や肝硬変などで活性型ビタミンD産生が低下すると，血中カルシウム量が低下する．それを補うため，カルシウムの貯蔵庫である骨から血中へカルシウムを移動させるが，その際に働くのがPTHで，分泌量が増加する．この状態を二次性副甲状腺機能亢進症と呼ぶ．二次性副甲状腺機能亢進症は，活性型ビタミンD産生が低下する慢性腎臓病，肝硬変およびカルシウム，ビタミンDの吸収不良を起こす胃切除後吸収不良症候群が挙げられる．

⑤**ステロイド薬（薬剤性）**：ステロイド薬は骨形成低下，骨吸収亢進作用がある．骨芽細胞に作用しアポトーシスの増加などで骨形成を抑制し，破骨細胞分化因子を増加させて破骨細胞による骨吸収を促進する．

文　献
1) 骨粗鬆症の予防と治療ガイドライン作成委員会（日本骨粗鬆症学会，日本骨代謝学会，骨粗鬆症財団）：骨粗鬆症の予防と治療ガイドライン2011年版．ライフサイエンス出版，2011．

**POINT**

糖尿病やステロイド薬投与などによる続発性骨粗鬆症が症状は重篤である．罹患および投与期間が長期の場合は，インプラント治療はハイリスクとなる．

**Keyword**　オッセオインテグレーション　骨代謝　骨強度　骨質　骨密度　骨粗鬆症

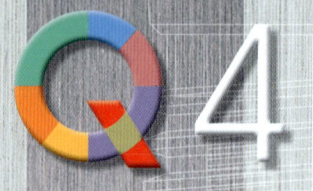

# がん患者へのインプラント治療で，注意すべき点について教えてください

## A-4

口腔，咽頭がんなどで顎骨への放射線照射後や，ビスフォスフォネート系薬や抗RANKL抗体デノスマブによる治療中を除いて，がんが治癒・寛解し，治療の合併症や副作用から回復している場合は，インプラント治療を考慮してもいいでしょう．化学療法中の患者は生命予後に問題がある場合もあります．

2〜3人に1人は一生のうち一度はがんになる時代で，がん治療の進歩によりがん患者の余命は伸びている．今後，がんを体内にもった状態（担がん状態）で10年以上生存し続ける患者が増加していくと思われる．がんという疾患はさらに慢性病へ変化していくということである．患者の長期的なQOLを考慮すると，がん患者へのインプラント治療を行う機会が珍しくない日が来るかもしれないが，現在のがん治療から考えると，がん患者へのインプラント治療は，がんを克服し治療の合併症や副作用から回復している場合のみ適応となるであろう（表1）．がんについての正しい知識が必要となる．

### 手術後の経過が問題なければインプラント治療は可能

早期がんで，手術後に再発・転移がなく経過が良好ならインプラント治療は問題ないであろう．一般的に早期がんの場合は手術のみで対応することがほとんどだが，経過がよくても，術後に再発・転移抑制のための補助的治療として化学療法や放射線治療を行っている場合があるので，患者に確認が必要である．

がん治療において，以前は告知せずに，治療することがあったと思われるが，最近はがんであることを告知し，十分なインフォームドコンセントがなされていることがほとんどで，高齢者などのごく一部の患者を除き，患者からある程度の正確な情報を得ることができる．そのうえで，医科担当医から診療情報を提供してもらうとよい．

### 化学療法中の患者では使用薬剤を慎重に確認

化学療法（抗がん剤やホルモン剤など）を行っている場合は，医科担当医へ診療情報（化学療法の種類およびスケジュール，現在の血液検査データ，予後など）を問い合わせる．医科担当医から提供された診療情報から得られた情報を基に，抗がん剤の薬物有害反応（副作用）にはどのようなものがあるのかを確認しておく必要がある．

また，抗がん剤は種類によって起こりやすい副作用が異なる．インプラント治療は手術を伴うため，骨髄抑制（赤血球，白血球，血小板の減少）に注意して，術前検査で確認する．ただし，乳癌や前立腺癌などの悪性腫瘍の骨関連事象に対して，ビスフォスフォネート系薬（BPs）などの骨吸収抑制薬による治療を受けている場合，インプラント治療は顎骨壊死のリスクを伴う（表1）．

ベバシズマブ（アバスチン®）は血管新生阻害薬で，切除不能な進行・再発の結腸・直

表1 がん治療とインプラント治療の適否

| | 治療 | 評価 |
|---|---|---|
| 治療後 | 手術，化学療法，放射線治療で治癒・寛解 | がんの既往のない患者と同等 |
| 治療後 | 口腔・咽頭がんなどで顎骨への放射線照射後 | 絶対的禁忌 |
| 治療中 | 化学療法（特に白血球，血小板の減少を伴うもの） | 生命予後に不安 インプラント治療は要注意 |
| 治療中 | BPs や抗 RANKL 抗体（乳癌や前立腺癌の骨転移など） | 絶対的禁忌（顎骨壊死のリスク） |

腸癌の治療薬（抗がん剤の一種の分子標的薬）だが，海外においてベバシズマブの投与により BPs 投与による顎骨壊死の発現率増加が示唆された報告があったことから，「顎骨壊死」に関する注意事項が追記された．また，消化管間質腫瘍，根治切除不能または転移性の腎細胞癌，膵神経内分泌腫瘍に適応がある分子標的薬スニチニブ（スーテント®；血管新生＋腫瘍増殖阻害）も顎骨壊死が発現したとの報告があり，その多くは BPs を使用中あるいは使用経験がある患者であったとされている．スニチニブを含む血管新生阻害薬と BPs を併用すると，顎骨壊死の発現が増加する可能性があるという報告もある（**表 1**）．

### 放射線治療では照射部位と生命予後を確認

　口腔・咽頭がんなどで顎骨への放射線照射後の患者は絶対的禁忌である（**表 1**）．顎骨が照射野に含まれない放射線治療については問題ないが，一般的に放射線治療を行った患者は，手術による切除が不能であったり，術後再発が危惧されている場合など，生命予後に問題がある場合が多いと思われる．

　インプラント治療を行った患者が，がんになった場合，診断に CT や MRI を使用する頻度は高く，がんの部位によっては検査時に一時撤去することも検討する（⇒第 1 章 Q2），また口腔・咽頭がんの場合は，検査だけでなく放射線治療への影響もあるため，がん治療医との緊密な連携，情報交換が必要となる．

> **POINT**
> 「がん治療の既往」自体は特別なものではなくなっている．がんに対してどのような治療が行われたか，そして，その治療による副作用，合併症による影響を把握することが重要である．手術に加えて化学療法や放射線治療を受けた患者は，進行がんであった可能性がある．つまり，生命予後不良が予想される．

**Keyword▶** がん患者　化学療法　放射線治療

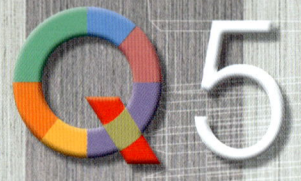# 抗血栓療法を受けている患者にインプラント治療は禁忌ですか？

## A5 抗血栓薬使用以外の合併症が少なければ可能な場合もあります．

　近い将来，「寝たきりになる可能性が高い患者」にインプラント治療をしようとは思わないであろう．そのためには，寝たきりになるハイリスク患者を知っておくべきである．日本人が寝たきりになる原因の第1位は「脳血管疾患」で，老衰や認知症，骨折・転倒などの他の原因を大きく上回っている．脳血管疾患には，脳の血管が破綻して生じる「脳出血」，「くも膜下出血」と，脳の血管が閉塞して生じる「脳梗塞」があり，抗血栓薬は後者の予防を目的に多く用いられる．抗血栓薬による予防効果は100%ではないため，「脳梗塞⇒寝たきり」のハイリスクであることを，まず認識すべきであろう．

　抗血栓療法は脳梗塞予防の目的だけではない．なぜ，内服しているかを確認する．一般的に抗血栓薬は中止せずにインプラント埋入術を行うが，術中出血により術野が不良であったり，術後出血の可能性を考慮に入れる必要がある．ワルファリン服用患者の場合，PT-INR（INR）3.0以上であればインプラント手術を延期する．

　抗血栓療法を受けている患者へのインプラント治療は，あらかじめ医科担当医や口腔外科のある高次医療機関との連携をとることが必要である．インプラント手術に際して，抗血栓療法患者の抜歯に関するガイドラインが参考になる[1]．

　インプラント埋入手術時だけでなく，一次閉鎖が困難な二次手術後の術後出血のリスクも意外に高い．COEパックや止血シーネの装着で対応する．

表1　抗血小板薬・抗凝固薬と作用時間

| | 薬剤名 | | 作用持続時間 | 備考 |
|---|---|---|---|---|
| | 一般名 | 商品名 | | |
| 抗血小板薬 | アスピリン | バイアスピリン | 7～10日 | 不可逆的に血小板に作用するため，血小板の寿命まで効果が持続 |
| | イコサペント酸エチル | エパデール | 7～10日 | |
| | チクロピジン | パナルジン | 8～10日 | |
| | クロピドグレル | プラビックス | 14日 | |
| | クロピドグレル・アスピリン配合剤 | コンプラビン | 7～14日 | |
| | シロスタゾール | プレタール | 2日 | 可逆的に血小板に作用するため，効果は血中濃度の推移と一致 |
| | ジピリダモール | ペルサンチン | 1～2日 | |
| | サルポグレラート | アンプラーグ | 12時間 | |
| | ベラプロスト | ドルナー | 6時間 | |
| 抗凝固薬 | ワルファリン | ワーファリン | 2～3日 | PT-INR 3.0以上は手術中止 |
| | ダビガトラン | プラザキサ | 1日 | ・新規経口抗凝固薬 |
| | リバーロキサバン | イグザレルト | 1日 | ・ワルファリンのPT-INRのようにモニタリングできない |
| | アピキサバン | エリキュース | 1日 | |
| | エドキサバン | リクシアナ | 1日 | ・食事の影響を受けにくい |

## 抗血栓薬の分類を知ろう

　抗血栓薬には抗血小板薬と抗凝固薬がある．抗血小板薬は動脈血栓症（心筋梗塞，末梢動脈血栓症など）の発症予防に，抗凝固薬は主として静脈血栓症（深部静脈血栓症など）や心房細動からの脳栓塞の発症予防に用いられている．現在では抗血栓薬は原則的に中止せずに抜歯等の観血的処置が行われる．

　抗血小板薬としては，アスピリン（バイアスピリン®），チクロピジン（パナルジン®），クロピドグレル（プラビックス®）などが使用されている．抗血小板薬には，不可逆的に血小板に作用するものと可逆的に作用するものがある．前者の薬の作用時間は血小板の寿命である7～10日とされ，後者の薬の作用時間は血中濃度に依存するため，1～2日以内である．抗凝固薬の代表的な薬剤はワルファリン（ワーファリン®）だが，最近では，ダビガトラン（プラザキサ®）などの新規経口抗凝固薬（Novel oral anticoagulants：NOAC）も普及している[1]（**表1**）．

## ワルファリン投与中はPT-INRでモニタリング（図1）

　ワルファリン服用患者においても，継続下の抜歯が推奨されている．その理由は，ワルファリンを抜歯時中断した場合，約1％の患者において重篤な血栓が発症し，そのほとんどが死亡しているためである[1]．インプラント手術の際も同様と考えられ，原則的にワルファリンを中断せずに行う．

　ワルファリンコントロールの目標値は病態によって異なる．たとえば，心房細動における脳梗塞予防の目標値は，70歳以上の高齢者に対してはPT-INR 1.6～2.6とされている．日本人を対象にした観察研究の結果からでは，PT-INRが3.0以下であればワルファリン継続下に抜歯可能であるとされている[1]．つまり，PT-INR 3.0以下であれば出血リスクを考慮しながらインプラント手術は可能かもしれないが，PT-INR 2台後半では，止血はなんとか可能であっても，術中は，出血のため術野の視界が不良になるなどのハンディがあり，また，術後出血のリスクから手術を避けたいところである．可能な限り，PT-INR 2.0に近い状態が望ましいと思われる．また，術後出血の際の連絡・対応体制を整えておく必要もある．一度に多数のインプラント埋入などの広範囲の外科的治療は避けたほうがよいだろう．

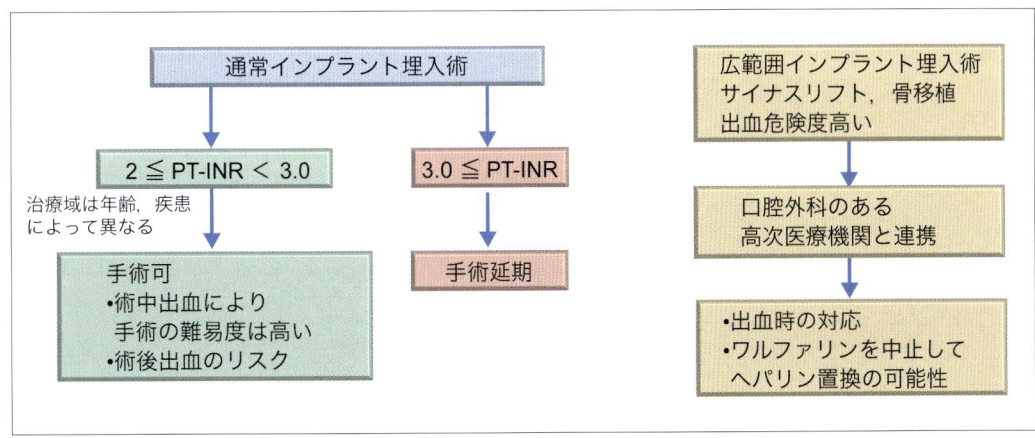

図1　ワルファリン内服患者に対するインプラント手術時のフローチャート

PT-INRは24時間以内，少なくとも72時間前のPT-INRを参考にするのが適切とされる[1]．最近，チェアサイドで簡便にPT-INRを測定できる測定機器が販売されている（図2）．

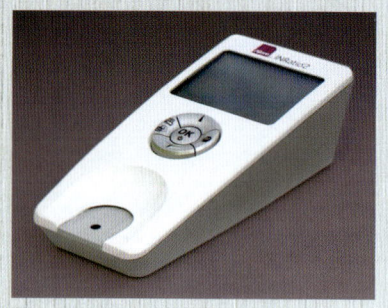

図2　PT-INR測定器 INRatio2 メーター（アリーア メディカル）

### ワルファリンへの食事や薬の影響

術後の抗菌薬や鎮痛薬投与，術後の食事摂取障害によるビタミンKの摂取量の減少により，出血傾向が増強する可能性がある．添付文書にワルファリンと併用注意として記載されている薬剤を表2に示す．抗菌薬はマクロライド系を避け，鎮痛薬はアセトアミノフェンを使用し，ロキソニン®やボルタレン®などの非ステロイド性抗炎症薬（NSAIDs）は避けるようにしたい（表2）．

また，ワルファリンは人工弁置換患者にも投与される．同患者は，特に感染性心内膜炎を引き起こす可能性が高く，予防的抗菌薬投与を推奨されている．感染性心内膜炎は死に至る重篤な疾患で，人工弁置換患者のような感染性心内膜炎のハイリスク患者へのインプラント手術を安易に行うことは避けるべきである．

### 新規経口抗凝固薬（NOAC）も上市された！

心房細動に伴う脳梗塞（心原性脳塞栓症）の発症予防にワルファリンが使用されているが，PT-INRのコントロールが容易ではないことや食事制限など長期管理における難しさなどが影響し，十分に普及していないと考えられてきた．このような状況下，新規経口抗凝固薬（NOAC）が登場し，最近では 非ビタミンK阻害経口抗凝固薬（Non-vitamin K antagonist oral anticoagulants：NOACs）と呼ばれている．

NOACsは0.5～1時間で効きはじめて，5～14時間で半減し，早く効き，早く切れ

表2　ワルファリンとの併用を注意すべき薬剤例

|  |  | 薬剤名 |  | 機序・危険因子 |
|---|---|---|---|---|
|  |  | 一般名 | 商品名 |  |
| 抗菌薬 | ペニシリン系 | アモキシシリン | サワシリン | 腸内細菌によるビタミンK産生抑制により出血傾向↑ |
|  | セフェム系 | セフジニル | セフゾン | 腸内細菌によるビタミンK産生抑制により出血傾向↑ |
|  | マクロライド系 | アジスロマイシン | ジスロマック | マクロライド系薬剤はワルファリンの肝臓における主たる代謝酵素を阻害し，ワルファリン作用を増強 |
|  |  | クラリスロマイシン | クラリス／クラリシッド |  |
|  |  | ロキシスロマイシン | ルリッド |  |
|  | ニューキノロン系 | レボフロキサシン | クラビット | ワルファリンの肝代謝を抑制，又は蛋白結合部位での置換により遊離ワルファリンが増加し出血傾向↑ |
| 鎮痛薬 | 非ステロイド性抗炎症薬（NSAIDs） | ジクロフェナクナトリウム | ボルタレン | プロスタグランジン生合成抑制作用により血小板凝集が抑制され血液凝固能が低下 |
|  |  | ロキソプロフェンナトリウム | ロキソニン |  |
|  |  | アセトアミノフェン | カロナール | アセトアミノフェンはNSAIDsより抗血小板作用が少ないのでやや安全 |
|  | ステロイド薬 | プレドニンゾロン | プレドニン | 血液凝固促進作用 |
|  |  | ベタメタゾン | リンデロン |  |

る．いわゆるオンオフがはっきりしているため，特に周術期の管理が容易とされているが，一般歯科診療所での局所麻酔下手術中の止血管理が容易になったわけではないので注意が必要である．ワルファリンは血中濃度が不安定なため，採血でのモニタリング（PT-INR）が必要とされるのに対し，NOACsではモニタリングが不要なのはメリットとされるが，モニタリングの方法がない．つまり過量投与をモニタリングできないのは，デメリットでもある．また，ワルファリンにはいくつかの中和薬（ビタミンK製剤など）があるが，NOACsには中和薬が存在しない．術前に医科担当医に連絡をとって相談してみることがよいだろう．

### 抗血小板薬では PT-INR の測定は無意味！

ワルファリン服用患者の PT-INR のような抗血小板療法患者のモニタリングとして適切な検査はない．出血時間の測定は参考にはなるが，再現性が低いのでモニタリングに適切とはいえない．ワルファリン服用患者と同様に，原則的に中止せずにインプラント手術を行うが，広範囲や侵襲の高い外科的治療は避けたほうがよい．術後の投薬においては，鎮痛薬の併用注意はワルファリンと同様である．

### 血小板数は常にチェック！

抗凝固薬・抗血小板薬のいずれかを内服している患者においても，血小板数は必ず確認する習慣を持つべきである．血小板数の減少があれば，当然のことながら，抗血栓薬による出血傾向を増強するためである．

#### 文　献
1) 日本有病者歯科医療学会，日本口腔外科学会，日本老年歯科医学会：科学的根拠に基づく抗血栓療法患者の抜歯に関するガイドライン 2010 年版．学術社，2010．

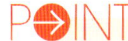

> 抗血栓療法を受けている患者へのインプラント治療の際は，あらかじめ医科担当医や口腔外科のある高次医療機関との連携をとることが必要であると思われる．PT-INR が 2.0 に近い値まで下がっている状態がインプラント手術可能域となる．

**Keyword▶** 抗血栓薬　ワルファリン　PT-INR　新規経口抗凝固薬（NOAC）　抗血小板薬

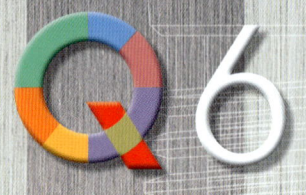

# 糖尿病患者にインプラント治療は絶対に禁忌ですか？

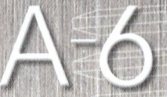

糖尿病コントロールが良好に安定しており，骨粗鬆症や歯周病などの合併症が軽微であれば，インプラントの埋入手術は可能でしょう．手術自体は成功しても糖尿病は加齢とともに進行しやすく，メインテナンス中にインプラント周囲炎を生じやすいため，上部構造装着後も厳重な経過観察が必要です．

　糖尿病は，歯周病も含めた感染症を悪化させやすく，骨強度を低下させる（⇒第1章Q3）．糖尿病が強く疑われる成人は約1,000万人，糖尿病の予備群も合わせれば約2,000万人，つまり国民の5人に1人が該当するとされる．また，寝たきりの原因となる「脳血管障害」の背景要因の1つでもあることから，インプラント治療においては，最も注意すべき基礎疾患といっても過言でない．

### 糖尿病の診断

　糖尿病の診断は，慢性高血糖を確認し，さらに症状，臨床所見，家族歴，体重歴などを参考にして総合的に判断される．空腹時血糖値≧130mg/dLやHbA1c（NGSP）*≧6.5%は糖尿病と考えてよい．

> *HbA1c（JDS）とHbA1c（NGSP）：HbA1c（JDS）はわが国で従来から用いられてきたJapan Diabetes Society（JDS）値である．一方，HbA1c（国際標準値）は，主に米国，欧州などで用いられてきたNational Glycohemoglobin Standardization Program（NGSP）値に相当し，HbA1c（NGSP）で表記されている．これは，JDS値に0.4%を加えた値で．わが国の日常臨床でも2014年からHbA1c（NGSP）を使用することになった．

### 合併症の有無の確認が重要

　糖尿病は合併症が問題になる．糖尿病は高血糖による血管障害が生じ，別名血管病といわれ，大きく合併症を分類すると，糖尿病性大血管障害（心筋梗塞，脳梗塞など）と細小血管障害（糖尿病網膜症，糖尿病腎症など）に分類される（**図1**）．歯周病も合併症の一つで**糖尿病と歯周病は相互に負の影響を与える**．糖尿病患者は，健常者と比較して歯周病の有病率が高く，より重症化していることが多いとされている．とりわけ，血糖コントロールが不良な患者ほど歯周病の重症度が高く，より進行するリスクが高くなる．

　糖尿病の罹患歴が長く合併症があれば，インプラントの長期予後は不良となるだろう．65歳以上の高齢者において糖尿病は，認知症，うつ，骨折などのリスク因子でもある．高齢者の糖尿病における治療目標値は空腹時血糖値140mg/dL未満，HbA1c（NGSP）7.4%未満とされている[1]．年齢，罹病期間，合併症の状態を勘案し，血糖コントロールの目標値を多少緩める場合も少なくないが，インプラント治療の適否は緩めるべきではないだろう．高齢の患者は，心筋梗塞，脳梗塞，腎障害などを合併する可能性が高い（**図2**）．

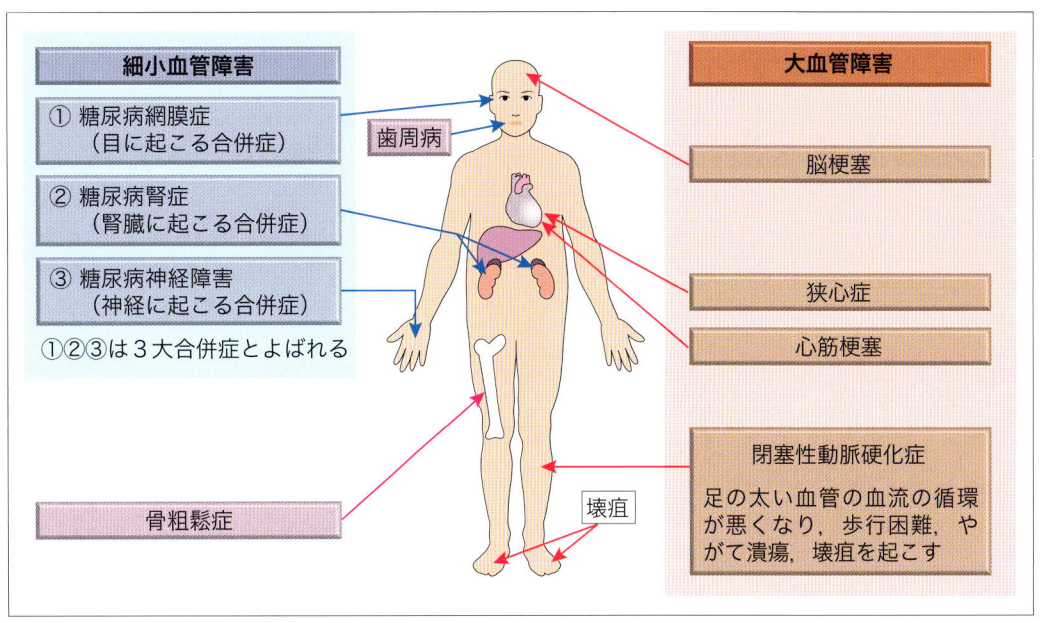

図1 糖尿病の合併症．歯周病は糖尿病の第6番目の合併症ともいわれている

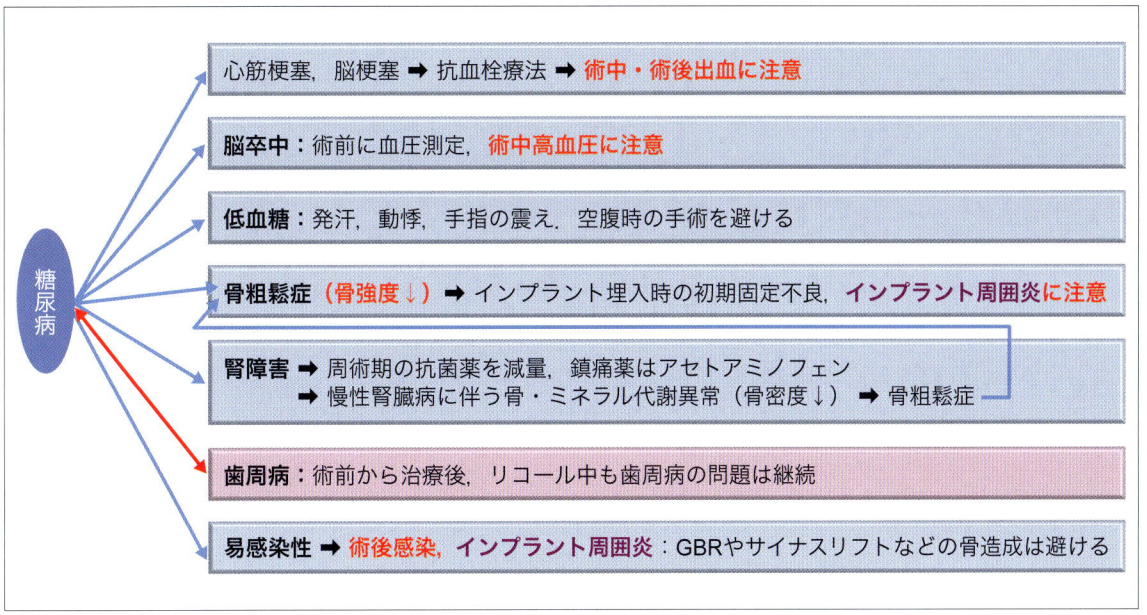

図2 インプラント治療における糖尿病からの負の連鎖

周術期の注意点
①**糖尿病性大血管障害**：心筋梗塞，脳梗塞の合併症がないかを確認しておく．万が一，術中に生じた際に早期発見できるようにモニターを準備する．
②**歯周病**：術前にプラークコントロールの徹底および歯周治療による歯周状態の改善を図る．
③**易感染性**：術後感染および治癒不全のリスクがある（⇒第4章 Q2）．
④**低血糖**：手術は空腹時間を避け，ストレスが軽減された状態で行うことが大切である．術後，経口摂取できない時間が続くと低血糖性昏睡を起こす危険性がある．

第1章　患者の選択，注意を要する全身疾患・薬剤　17

⑤**糖尿病性骨粗鬆症**：高血糖による終末糖化産物の増加などが骨質を劣化させ，骨の脆弱性をもたらす．骨強度の低下により初期固定の問題が生じる可能性がある．「3大合併症」を有するような患者ではすでに骨が脆弱になっている（⇒第1章Q3）．

⑥**糖尿病腎症**：鎮痛薬の投薬が必要な場合はアセトアミノフェンの投与が望ましい（⇒第1章Q7）．

## 上部構造装着後の注意点

①**インプラント周囲炎**：末梢血管循環障害や免疫系機能障害によりインプラント周囲炎への影響が指摘されている．リコール間隔の短縮などの配慮が必要となる．糖尿病性骨粗鬆症や糖尿病腎症により，骨強度が低下していることがある（⇒第1章Q3）．

②**糖尿病の進行**：糖尿病は生活習慣病の一つであり，また，加齢とともに耐糖能は低下するため，糖尿病がさらに進行することが多いと考えられる．リコール時は，糖尿病の状態を確認しておく．

**文　献**
1) 日本糖尿病学会：科学的根拠に基づく糖尿病診療ガイドライン2013．南江堂，2013．

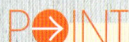

インプラント治療を行うにあたり，糖尿病のコントロールが良好で安定していること（空腹時血糖値≦130mg/dL，HbA1c（NGSP）6.5%以下）が条件だが，糖尿病罹患期間が数年以上経過すると少なからず合併症を生じ，それが増悪傾向の場合は，インプラントの長期予後は望めないと思われる．生活習慣病である糖尿病患者にはインプラント予後が不良であることを理解してもらう必要がある．

**Keyword**　糖尿病　合併症　歯周病　インプラント周囲炎　骨粗鬆症　腎症

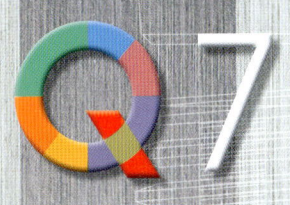

## Q7 高度の腎障害や人工透析中の患者にインプラント治療は可能ですか？

### A-7

腎機能が低下している患者では，高血圧症，心不全，糖尿病を合併している場合が多いです．骨密度が減少している可能性が高くなる高度および末期の腎機能低下に糖尿病が合併している場合は，特にインプラントの長期予後が不良です．

腎障害を有する患者では，投薬への配慮だけでなく，腎臓は骨代謝にも深くかかわることから，インプラント治療においては要注意である．

### 慢性腎臓病（chronic kidney disease：CKD）は新たな国民病

下記の①腎障害，②腎機能低下のいずれかが3ヵ月以上続けばCKDと診断される．成人の8人に1人がCKDで，後期高齢者のほとんどがCKDとされ，CKDは21世紀に出現した新たな国民病とされている[1]．CKD患者は高血圧症，貧血，骨の異常，糖尿病，肥満などを合併している可能性がある．

①**腎障害**：たんぱく尿などの尿異常，画像診断や血液検査，病理検査で腎障害が明らかである状態．

②**腎機能低下**：糸球体濾過量（＝GFR，老廃物を尿へ排泄する腎臓の能力の値）が60ml/分/1.73m²未満の状態（⇒実際の臨床ではGFR値を調べるのは煩雑で日常検査には適さないため，血清クレアチニン値，年齢，性別から算出した糸球体濾過量を推定したestimated GFR（＝eGFR）が頻用され，腎機能の指標となっている）．

CKDの重症度はGFR値により区分されている（**表1**）．CKDの発症リスク因子として，高血圧，糖尿病，肥満，喫煙などがあるため，インプラント治療の術前診査ではそれらの合併症がないかを確認する必要がある（**図1**）．血圧測定は行っておく．

### 重症CKD患者へのインプラント治療はハイリスク

GFRが15ml/分/1.73m²未満になれば，腎不全となり人工透析導入を考慮する状態となる．透析導入になった患者は，高血圧，貧血，凝固系異常，易感染，創傷治癒遷延，骨

表1 CKDの重症度分類（文献1を基に作成）

| 区分 | GFR(ml/分/1.73m²)<br>(≒ eGFR) | 重症度 |
|---|---|---|
| G1 | 90 以上 | 正常または高値 |
| G2 | 60 〜 89 | 正常または軽度低下 |
| G3a | 45 〜 59 | 軽度〜中等度低下 |
| G3b | 30 〜 44 | 中等度〜高度低下 |
| G4 | 15 〜 29 | 高度低下 |
| G5 | 15 未満 | 末期腎不全 |

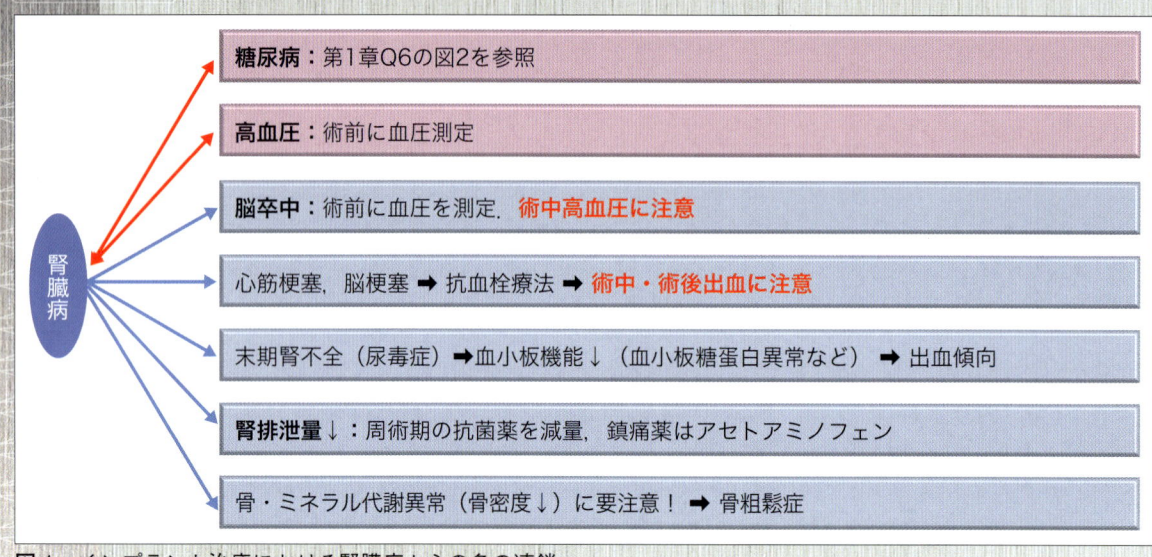

**図1** インプラント治療における腎臓病からの負の連鎖

**表2** 腎機能低下時の抗菌薬投与量（文献1では，クレアチニンクリアランス値から減量の程度が分類されているが，本表はクレアチニンクリアランス値をGFRに換算した結果からCKDをステージ分類した）

| 薬剤 分類 | 一般名 | 商品名 | CKDステージ G3a〜G4（腎機能中〜高度低下） | G5（末期腎不全） | 透析（HD）患者 | 透析性 |
|---|---|---|---|---|---|---|
| ペニシリン系 | アモキシシリン | サワシリン | 1回 250mg 8〜12h毎 | 1回 250mg 24h毎 | 250mg 分1 HD日はHD後投与 | ○ |
| セフェム系 | セフカペンピボキシル | フロモックス | 200mg 分2 | 100〜200mg 分1〜2 | 100mg 分1 HD日はHD後投与 | ○ |
| | セフジトレンピボキシル | メイアクト | 200〜300mg 分3 | 100〜200mg 分1〜2 | | × |
| | セフジニル | セフゾン | 200〜300mg 分3 | 100〜200mg 分1〜2 | 100〜200mg 分1〜2 HD日はHD後投与 | ○ |
| マクロライド系 | アジスロマイシン | ジスロマック錠 ジスロマックSR | 腎機能正常者と同じ | | | × |
| | クラリスロマイシン | クラリス/クラリシッド | 1回 200mg 1日 1〜2回 | 200mg 分1 | | ? |
| ニューキノロン系 | シタフロキサシン | グレースビット | 50mgを 24〜48h毎 | 50mgを 24〜48h毎 | 50mgを 48h毎 | × |
| | レボフロキサシン | クラビット | 初日 500mg 分1 2日目以降 250mg 分1 | 初日 500mg 分1 3日目以降 250mgを2日に1回 | | △ |

POINT ➡ 1回量は減量せずに，投与間隔をあける

病変などの合併症が多くなる．透析導入となっていなくても，腎機能高度低下患者は，術後の水分摂取，栄養，薬剤投与管理上の問題から，透析導入患者と同様，あるいはそれ以上に周術期のハードルが高いと考えたほうがよい．インプラント治療は絶対的禁忌ではないが，インプラント手術時だけではなく，上部構造装着後の長期予後についても不安要素が多いと思われ，インフォームドコンセントを十分に得ることが必要条件となる．ブリッジや義歯による治療が適切だろう．

**投薬のポイント**

腎機能低下時の抗菌薬の投与量については『CKD診療ガイド2012』（日本腎臓学会編）に掲載されている（**表2**）．通常，インプラント治療の対象となると思われるG3（中

等度低下）では，抗菌薬の1回量は健常人と同量で，投与間隔を延長する（分3を分2にするなど）が一般的である．

ロキソニン®やボルタレン®などのNSAIDsは，腎障害を悪化させる恐れのあるため，重篤な腎障害には禁忌とされている．また，腎障害がなくても高齢者への投与は慎重にしたほうがよい．『CKD診療ガイド2012』では，腎機能低下が疑われる患者にはアセトアミノフェンの投与を推奨している．

### CKDでは骨・ミネラル代謝異常に要注意！

CKDの合併症として骨・ミネラル（カルシウムやリン）代謝異常が挙げられる．腎臓と骨は密接に関係しており，腎臓の機能が低下するとカルシウムの吸収障害が生じ，血液中のカルシウム濃度が低下する．カルシウムの血中濃度異常を調節するため，副甲状腺ホルモン（PTH）の量が増加し，その作用で骨から血液中へカルシウムが移動するため（＝二次性副甲状腺機能亢進症），次第に骨のカルシウムが減少し骨密度が低下する（⇒第1章Q3）．骨・ミネラル代謝異常の評価として，CKDステージG3aから血清カルシウム，リン，PTH，アルカリフォスファターゼの定期的検査を行うとされている．

**文　献**
1) 日本腎臓学会：CKD診療ガイド2012. 東京医学社, 2012.

腎機能の低下程度によっては周術期の抗菌薬の投与量を減量する必要がある．鎮痛薬については，NSAIDsは避けてアセトアミノフェンを選択し，できるだけ短期間の投与とするのが望ましい．また，骨への問題（骨密度低下）もあることを忘れてはいけない．

**Keyword** ▶ 慢性腎臓病（CKD）　人工透析　骨・ミネラル代謝異常

# Q8 ビスフォスフォネート系薬を投与中にインプラント治療は可能ですか？

## A-8
ビスフォスフォネート系薬を含めた骨吸収抑制薬を投与されている患者へのインプラント治療は，原則的に悪性腫瘍患者へは絶対的禁忌で，骨粗鬆症患者へは相対的禁忌です．

### MRONJ（薬剤関連顎骨壊死）（図1）

ビスフォスフォネート系薬（BPs）の投与を受けている患者の副作用として顎骨壊死(bisphosphonate-related osteonecrosis of the jaw: BRONJ)発症が知られているが，顎骨壊死はBPsに限った副作用ではない．BPsと異なる骨吸収抑制薬である抗RANKL抗体デノスマブ*や血管新生阻害薬に関連する顎骨壊死も報告されている．2014年，米国口腔顎顔面外科学会（American Association of Oral and Maxillofacial Surgeons: AAOMS）が改定したポジションペーパーでは，BRONJからMRONJ（medication-related osteonecrosis of the jaw：薬剤関連顎骨壊死）と名称が変更されている（⇒第1章Q4）．

> *抗RANKL抗体デノスマブ：BPsは破骨細胞をアポトーシスさせて骨吸収を抑制させるが，抗RANKL抗体は破骨細胞形成のメディエーターであるRANKLを阻害し骨吸収を抑制する．

### 骨吸収抑制薬

MRONJの原因となる骨吸収抑制薬は，骨粗鬆症または乳癌や前立腺癌などの悪性腫瘍患者に投与されるものに分類できる．骨粗鬆症に対する投薬がすべて顎骨壊死のリスクがあるわけではない．骨粗鬆症治療薬には，BPs，SERM（選択的エストロゲン受容体調整薬），副甲状腺ホルモン薬（テリパラチド），抗RANKL抗体，活性型ビタミン$D_3$薬があり，BPsと抗RANKL抗体に顎骨壊死のリスクがある（表1）．70歳代女性の約半数は骨粗鬆症に罹患している[1]．その治療の代表的薬剤がBPsであるため，女性の場合，現在は処方されていなくても，いずれBPsが投与される可能性があることを考えておかなければならない．

### 骨粗鬆症で骨吸収抑制薬を投与されている患者⇒相対的禁忌

加齢や閉経に伴う骨粗鬆症で骨吸収抑制薬を投与されている患者へのインプラント治療

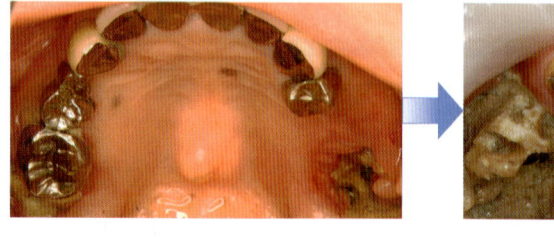

図1 MRONJ（薬剤関連顎骨壊死）の1例．乳癌骨転移でBPs投与．1年半で骨露出の範囲が著明に拡大．

表1 MRONJの原因となる骨吸収抑制薬（BPsおよび抗RANKL抗体*）

| | 一般名 | 商品名 | | 適応症 |
|---|---|---|---|---|
| 注射薬 | パミドロン酸二Na | アレディア | 悪性腫瘍 | 悪性腫瘍による高カルシウム血症<br>乳癌の溶骨性骨転移 |
| | ゾレドロン酸水和物 | ゾメタ | | 悪性腫瘍による高カルシウム血症<br>多発性骨髄腫による骨病変および<br>固形癌骨転移による骨病変 |
| | デノスマブ* | ランマーク | | 多発性骨髄腫による骨病変および<br>固形癌骨転移による骨病変，骨巨細胞腫 |
| | アレンドロン酸Na | ボナロン点滴静注バッグ | 良性（骨粗鬆症） | 骨粗鬆症 |
| | イバンドロン酸Na水和物 | ボンビバ静注 | | 骨粗鬆症 |
| | デノスマブ* | プラリア | | 骨粗鬆症 |
| 経口薬 | エチドロン酸二Na | ダイドロネル | | 骨粗鬆症，骨ページェット病，脊髄損傷<br>後・股関節形成術後の異所性骨化の抑制 |
| | アレンドロン酸Na | フォサマック，ボナロン | | 骨粗鬆症 |
| | リセドロン酸Na | アクトネル，ベネット | | 骨粗鬆症，骨ページェット病（17.5mg<br>のみ） |
| | ミノドロン酸水和物 | ボノテオ，リカルボン | | 骨粗鬆症 |

は相対的禁忌となる．インプラント治療の必要性に根拠があり，十分なインフォームドコンセントを行うことが必要である．インプラント埋入手術がうまくいっても，上部構造装着後にプラークコントロールが不良なら，インプラント周囲炎による慢性炎症から，顎骨骨髄炎や顎骨壊死を生じるリスクがある．

### がんの治療目的で骨吸収抑制薬を投与されている患者⇒絶対的禁忌

がんの治療目的で骨吸収抑制薬を投与されている患者へのインプラント治療は，絶対的禁忌である（⇒第1章Q4）．骨粗鬆症患者のなかでも，膠原病に対するステロイド治療によるステロイド性骨粗鬆症や糖尿病，腎障害などの骨代謝や創傷治癒の問題が生じる疾患を複数合併している場合など，相対的禁忌の重複は結果的に絶対的禁忌になると考えられる．

### 手術時でも休薬しないのが原則

骨粗鬆症に対する骨吸収抑制薬を休薬すると，骨折のリスクを増加させることになる．休薬せずにインプラント手術を行うことが望ましいが，BPs処方医と連絡を取り，休薬やBPsによる治療以外の代替案が可能かについて相談する必要がある．

文　献
1) 骨粗鬆症の予防と治療ガイドライン作成委員会（日本骨粗鬆症学会，日本骨代謝学会，骨粗鬆症財団）：骨粗鬆症の予防と治療ガイドライン2011年版．ライフサイエンス出版，2011．

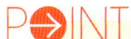

骨吸収抑制薬を投与されている患者の場合，インプラント埋入手術時だけでなくインプラント上部構造装着後のインプラント周囲炎も問題である．

**Keyword▶** ビスフォスフォネート系薬（BPs）　骨吸収抑制薬　抗RANKL抗体　薬剤関連顎骨壊死（MRONJ）

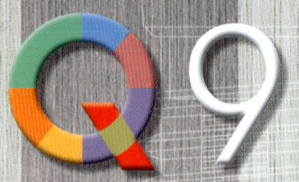

# Q9 金属アレルギーといわれた患者のインプラント治療は可能ですか？

## A-9 患者から金属アレルギーの告知があった場合，念のため皮膚科へ対診しますが，チタンアレルギーの診断は容易ではありません．

### インプラント体だけでなくアバットメントに使用する金属にも注意！

　歯科領域の金属アレルギーについて，ニッケル，コバルト，クロム，水銀，白金などは従来から感作頻度の高い金属元素として注目されてきたが，近年，パラジウム，金などのアレルギーの報告も散見される．金属の性質上，絶対にアレルギーを惹起しないものはなく，唾液という電解質に対し，電位差の大きい異種金属の使用により金属の溶出量が増大し，医原性に症状を引き起こす可能性を念頭に置く必要がある．埋入されるインプラント体だけでなく，アバットメントに使用される金属が問題となる場合もある．

### パッチテストによる金属アレルギーの診断

　日本接触皮膚炎学会で行われているスタンダードアレルゲンによる多施設調査では，ニッケル，コバルト，クロム，水銀，白金などの金属がパッチテスト陽性率の上位を占めているが，パッチテストの結果が直接，対象となった皮膚疾患の原因を表しているわけではない．パッチテストの条件によっては試薬の金属に対して刺激反応を呈する場合もあり，陽性所見を示した金属が必ずしもその個体にとってのアレルゲンとは限らない点にも注意すべきである．

　刺激反応を除外するためには，貼付後7日目以降の反応を確認するか，希釈系列による確認パッチテストを行うことが望ましいが，実際には詳細な検討がないまま，その金属のアレルギーと診断されているケースがある．つまり，金属パッチテストの結果からは，その個体の各種金属イオンに対する感作状態をある程度評価することはできるが，その結果だけでは陽性反応の得られた金属を回避ないし除去する必要があると断定まではできない．

### チタンアレルギーの確定診断はさらに難しい！

　金属アレルギーのなかでも，チタンアレルギーは近年増加傾向にあるという報告もあり，念のため皮膚科への対診が必要である．チタンアレルギーがあればインプラント治療は禁忌であるが，皮膚科で行われるチタンに関するパッチテストの信頼度を疑問視する（偽陽性の場合もある）意見もあり，必ずしも診断は容易ではない．

謝辞：本稿は兵庫医科大学皮膚科学講座 夏秋 優先生，羽田孝司先生のご教示を基に作成しました．日頃よりのご指導に深くお礼申し上げます．

**Keyword ▶** チタンアレルギー　パッチテスト　金属アレルギー

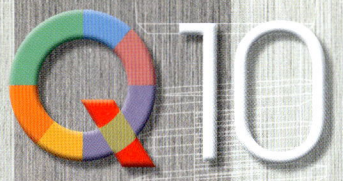

# Q10 歯科開業医でインプラント治療を避けるほうがよい患者とは？

## A-10

手術だけでなく，長期のメインテナンスのことも考慮すると，寝たきりになるリスクが高い患者，易感染性・易出血性の患者，骨代謝に問題がある患者，アレルギーが続発する患者へのインプラント治療は，慎重にすべきでしょう．

### 寝たきりになるリスクが高い患者

厚生労働省の平成22年の「国民生活基礎調査の概況」において，介護が必要となった主な原因がまとめられており，要介護者全体（要介護1～5）では，脳血管疾患（脳卒中），認知症，高齢による衰弱，骨折・転倒，関節疾患，パーキンソン病の順で多く，最も重症の要介護5に限定しても，上位3つは同じとなっている（**表1**）．

したがって，「脳血管疾患」は，認知症の原因疾患としてもアルツハイマー病とともに大きなウエイトを占めることから，寝たきりになるリスクを考えるときに最もマークすべきといえる．脳梗塞を大きく，1）血管の閉塞・虚血による脳梗塞・脳血栓（塞栓），2）脳出血，3）くも膜下出血，の3つに分類し，それぞれのリスク因子を挙げると，1）では，動脈硬化と不整脈（心房細動）で，動脈硬化の原因として，高血圧症，高脂血症，糖尿病，喫煙などがあり，これらは動脈硬化を徐々に進行させるのに対し，心房細動による心原性脳塞栓症は，発作が急激に現れ，症状も重篤である場合が多い．2）は高血圧症，3）は脳動脈瘤，脳動静脈奇形，がリスク因子である．

以上から，不整脈で抗血栓薬（⇒第1章Q5）を使用している，もしくは高血圧症を有する患者（⇒第1章Q1）で，それぞれの重症度が高い場合，もしくは，ヘビースモーカーで，高脂血症，糖尿病（⇒第1章Q6）を合併している場合，アルツハイマー病の前段階ともいうべきMCI（mild cognitive impairment：軽度認知障害）（**表2**）やパーキンソン病に代表される神経難病を有する患者では，「寝たきりになるリスク」も十分に考慮したインフォームドコンセント（説明と同意），治療計画が望まれる．

**表1** 介護が必要になった主な原因と構成割合（平成22年国民生活基礎調査の概況より）

| | 要介護者全体 | | 要介護5 | |
|---|---|---|---|---|
| | 原因 | 割合 | 原因 | 割合 |
| 1位 | 脳血管疾患 | 24.1% | 脳血管疾患 | 33.8% |
| 2位 | 認知症 | 20.5% | 認知症 | 18.7% |
| 3位 | 高齢による衰弱 | 13.1% | 高齢による衰弱 | 15.0% |
| 4位 | 骨折・転倒 | 9.3% | パーキンソン病 | 7.7% |
| 5位 | 関節疾患 | 7.4% | 骨折・転倒 | 7.5% |
| 6位 | パーキンソン病 | 3.6% | 呼吸器疾患 | 3.2% |
| 7位 | 心疾患 | 3.2% | 関節疾患 | 2.3% |

**表2** MCI（軽度認知障害）の判断・診断基準例

1) 年齢相応を超えた強いもの忘れ（記憶障害・記憶機能低下・記憶力低下）がある
2) 記憶機能以外の全般的な認知機能は保たれている
3) 基本的に日常生活は普通にできる
4) **認知症ではない**（認知症の初期症状とは異なる）

### 易感染性・易出血性の患者

　感染しやすい，出血しやすい患者は，インプラントに限らず，手術時のリスクが高い．また，メインテナンス期においても，歯周病と同様，インプラント周囲（粘膜）炎を生じやすい．

　AIDS（Tリンパ球の減少）や再生不良性貧血（白血球・血小板減少），血友病（凝固因子活性の低下）のような「疾患」に由来するものと，ステロイド薬や免疫抑制薬（リウマチなどの膠原病，臓器移植後など），抗血栓薬のような「治療薬」によるもの（⇒第1章Q5）とがある．

　リンパ球数や血清アルブミン値が低下するような「低栄養」の患者にインプラント治療を始めることは少ないと思われるが，低栄養は感染を生じやすくする．この点，「肝硬変」は要注意で，Child-Pugh分類（⇒第1章Q1）にあるように，血清アルブミン値，プロトロンビン時間の他，血小板減少の程度も確認する．

　外来通院治療で使用する抗がん剤では，通常，著しい白血球・血小板減少を生じない場合が多いが，がんの生命予後が不良な場合など，インプラント治療を始めるべきでない場合もあり得る（⇒第1章Q4）．

### 骨代謝に問題がある病態

　これは本書で強調していることの1つであるが，インプラント治療の成功には，手術時はもちろん，その後も骨が健康であることが望ましい．抜歯であれば抜歯窩が問題なく治癒すれば，それをゴールとできるが，インプラント治療においては，インプラント埋入手術後にインテグレーションを獲得，というのは1つの通過点でしかなく，インテグレーションの維持が必要である．

　そのためには，加齢，閉経という避けられないもの（⇒第1章Q3，8），腎不全，糖尿病による骨代謝障害（⇒第1章Q6，7），ステロイド薬による薬剤性の骨粗鬆症（⇒第1章Q3），ビスフォスフォネート系薬やデノスマブのような骨吸収抑制薬を使用中の患者（⇒第1章Q3，4，8），には注意が必要である．

### アレルギーの続発は予測が困難

　薬剤アレルギーと金属アレルギーの病歴を有する患者は少なくないが，患者の思いこみや正確な検査，診断に基づかない場合もある．また，診断が容易でないこともある．薬剤であれば，「以前はこのクスリは大丈夫だったのに…」というように，診断の正否はともかく，安全に使用できそうな薬剤が少なくなってきた（特に抗菌薬と鎮痛薬⇒第4章Q1，2），という患者や，金属アレルギーの病歴があり，チタンアレルギーのことを非常に心配する患者（⇒第1章Q9）には，インプラント治療を勧めるべきではないと考える．

　また，ラテックスアレルギーを有する患者（キウイ，パパイア，マンゴー等のフルーツとの交差があるとされる）は，病院の手術室レベルでは対応が可能だが，グローブ以外の製品にラテックスを含むか否かの確認は煩雑であり，歯科開業医での対応は容易でない．

　アトピー，花粉症があっても，それ自体は通常問題とならない．しかしながら，アレルギー体質というのは確かにあり，たとえば花粉症のある患者は，そうでない患者に比べて他のアレルギー，たとえばチタンアレルギーを生じやすいか，といわれると答えは難しい．

表3 アレルギーの分類

| | I型<br>(即時型) | II型<br>(細胞傷害型) | III型<br>(アルサス型) | IV型<br>(遅延型) |
|---|---|---|---|---|
| 疾患例 | 気管支喘息，アレルギー性鼻炎(花粉症含む)，蕁麻疹，アトピー性皮膚炎(＋IV型) | 橋本病，バセドウ病，重症筋無力症 | 関節リウマチ，SLE(全身性エリテマトーデス) | アトピー性皮膚炎(＋I型)，ツベルクリン反応，接触性皮膚炎，金属アレルギー |

表4 歯科インプラント治療のリスクファクターとなる全身疾患（日本歯科医学会編：歯科インプラント治療指針．2013．より）

| 循環器疾患 | 虚血性心疾患（狭心症，心筋梗塞），高血圧症，先天性心疾患，感染性心内膜炎 等 |
|---|---|
| 呼吸器疾患 | 気管支喘息，アスピリン喘息，慢性閉塞性肺疾患 等 |
| 消化器疾患<br>（肝疾患，腎疾患を含む） | 肝機能障害※，腎機能障害※，胃・十二指腸潰瘍 等 |
| 代謝・内分泌系疾患 | 糖尿病※，骨粗鬆症※，甲状腺疾患（機能亢進症，低下症），副腎疾患（Addison病，医原性副腎機能低下症）等 |
| 精神疾患 | 統合失調症※，うつ病※ |
| 脳血管障害 | 脳梗塞，脳出血 等 |
| 血液疾患 | 貧血※，出血性素因 |
| 自己免疫疾患 | 関節リウマチ※，全身性エリテマトーデス※ |
| アレルギー疾患 | 金属アレルギー※，薬物アレルギー |
| 特殊感染症 | HBV，HCV，HIV 等 |
| その他 | 服用薬剤による問題<br>　ビスフォスフォネート系薬服用患者※，ステロイド薬服用患者※，<br>　抗血栓薬服用患者※<br>頭頸部扁平上皮癌の既往※，放射線治療の既往※，喫煙※ |

無印：主として手術危険度としてのリスクがある
※印：治療の成功を妨げるリスクがある

　何らかのアレルギーを有する患者は多く，I型からIV型までの代表例を**表3**に示すので，参考にしてもらいたい．

**最終的には総合評価**

　インプラント治療のリスクを点数などで評価することは難しい（⇒第1章Q1）．潜在する大きなリスク（**表4**）を見落とさないよう，各項目にある疾患，薬剤の使用などの有無を確認し，治療の可否を総合的に判断してもらいたい．

Keyword ▶ 軽度認知障害（MCI）　易感染性　易出血性　骨代謝　アレルギー

# 第2章

## 治療の契約，インフォームドコンセント，医療安全，検査・診断，治療計画

1〜8

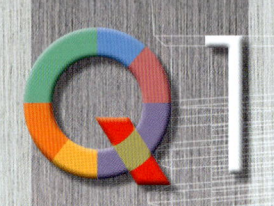

# Q1 インプラント治療の同意書をどのような書式でとるのがよいですか？

## A-1 インプラント治療について理解を促すため，治療の流れ，期間，併発症，偶発症，費用について十分に説明します．

手術に関して部位，術式，施術日時などを説明する必要がある．また術後の出血，疼痛，腫脹，感染，上顎洞炎，神経損傷のリスク等の併発症，偶発症について十分に説明する．以上の内容を必ず書面で患者に手渡すことが重要である．特に患者本人が高齢者である場合，家族の付き添い，同席をお願いしたほうが賢明であろう．

図1，2に説明書および同意書の例を示す．

### インプラント治療における説明・同意書のフォーマット

説明書および同意書のフォーマットを作成していたほうが，説明事項を忘れないようにできるため便利である（上顎臼歯部バージョン，下顎臼歯部バージョンなど）．

右側下顎臼歯部のインプラント治療を予定している患者に対してのフォーマットを以下に示す．

---

■インプラント治療における説明・同意書に必要な項目

1) **治療部位**［⇒図1，図2の①，③］
 　右下567欠損，インプラント埋入手術 ← 病名および治療方法を記載

2) **インプラント治療とその他の治療（可撤性義歯やブリッジ）の比較（利点，欠点）**［⇒図2の②，⑥］
 　インプラント治療：利点　　　　欠点
 　義歯：　　　　　　利点　　　　欠点
 　ブリッジ：　　　　不可
 　補綴しないで欠損のまま放置すれば

3) **インプラント治療の流れ**［⇒図1，図2の④］ ← 所要時間も含め，具体的に説明
 　インプラント埋入（一次）手術：局所麻酔　歯肉を切開　骨切削　インプラント埋入　縫合
 　インプラント二次手術（一次手術3ヵ月後）：局所麻酔　歯肉を切開　土台を装着
 　上部構造製作：型取り　装着

4) **手術後の状態や注意事項**［⇒図1］
 　インプラント一次手術後は歯肉により完全に閉鎖
 　義歯は2週間使用しない

5) **インプラント治療における併発症，偶発症およびそれらに対する対応**［⇒図1，図2の⑤］
 　術後腫脹，疼痛，出血
 　感染（インプラント周囲炎）
 　オッセオインテグレーション不良
 　右下唇〜オトガイ部の知覚異常

6) **メインテナンスについて**

7) **費用について**［⇒図1］

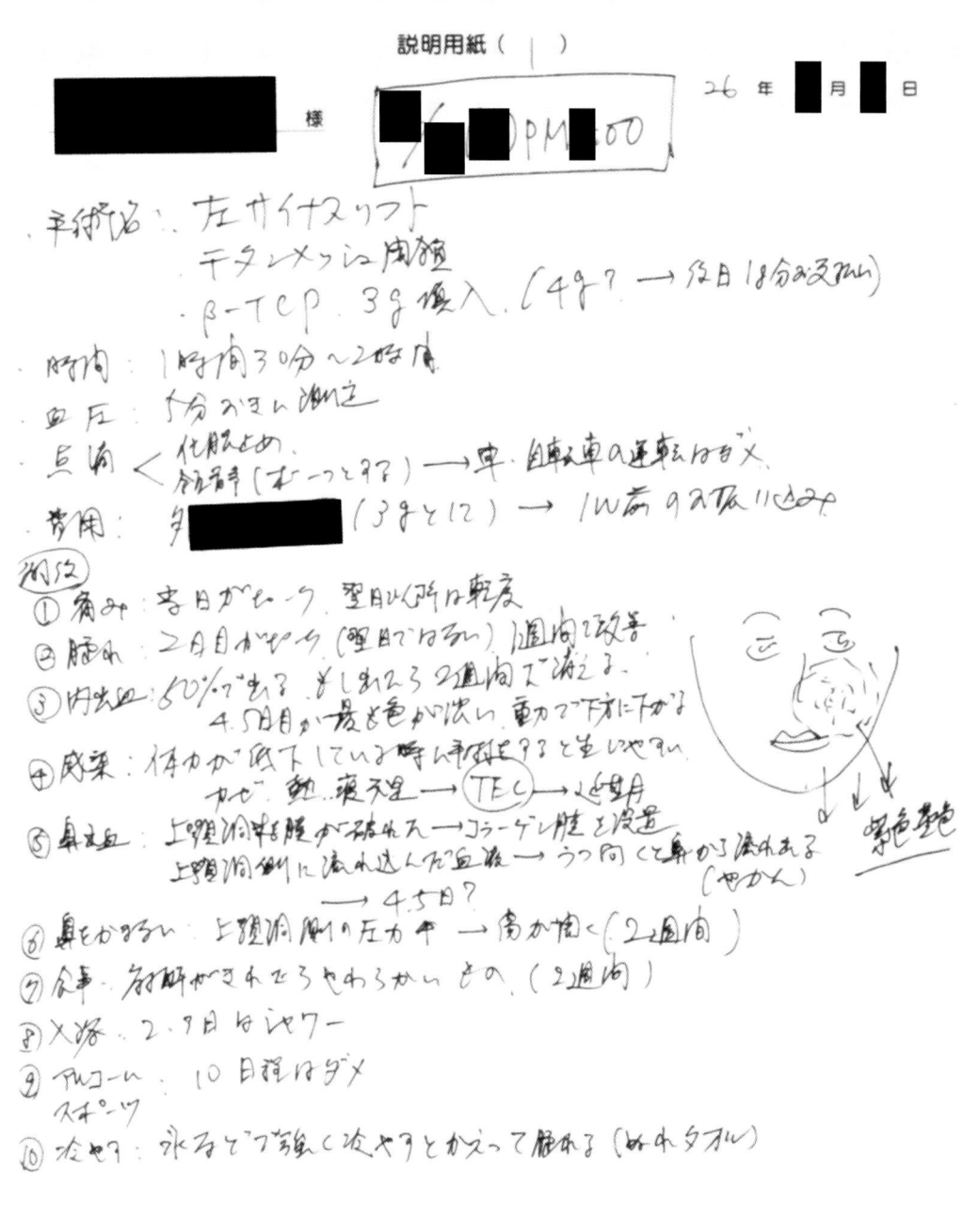

図1 サイナスリフト（手術）の説明書の例

**手術の説明記録および同意書**

私は、患者＿＿＿＿＿＿＿＿＿＿様の手術を行うにあたり、以下のように説明しました。

①現在の病状（診断名）：

②手術の必要性：

③予定している手術の名称：

④予定している麻酔方法：
局所麻酔法＋

⑤上記の手術と麻酔に伴って起こりうる合併症
- □ 局所麻酔薬、痛み止めおよび化膿止めなどによるアレルギー症状（かゆみ・息苦しさ・蕁麻疹・ショックなど）が起こる可能性があります。
- □ 手術後に腫れ・痛み・出血および内出血が起こる可能性があります。
- □ 手術後に感染を生じる可能性があります。
- □ 下歯槽神経麻痺（下くちびるとオトガイ部の皮膚の知覚異常）を生じる可能性があります。
- □

⑥今回の手術を受けない場合に予測される結果・他の治療法

⑦手術の実施を決断するうえで、他の医師に意見を求めることができます。

説明を行った日時：平成　　年　　月　　日　AM・PM　　時　　分

説明を受けた患者＿＿＿＿＿＿＿＿様

説明を受けた同席者＿＿＿＿＿＿＿＿様（続柄：　　　）

説明を行った歯科医　〇〇歯科クリニック　歯科医師名：

**同意書**

私は、現在の病状・手術の必要性・内容および危険性について十分な説明を受け、理解しましたので、手術の実施に同意します。

平成　　年　　月　　日

患者様氏名＿＿＿＿＿＿＿＿

同席者氏名＿＿＿＿＿＿＿＿（続柄：　　　）

図2　説明書と同意書の例

## 作成時の注意点

・患者さんの権利を放棄させる，あるいは，それを疑わせる語句を含まないようにする．
　例）「メインテナンスのための通院が途絶えたら，その後は当院での治療をお断りします」
・医療行為実施者の法的責任を免除する，あるいは，それを疑わせる語句を含まないようにする．
　例）「術後の注意事項を守らない場合は，インプラントに問題が生じても当院では責任を負いかねますのでご了承ください」
・専門用語を避け，できる限り平易な表現を用いる．
・併発症，偶発症については，できる限り発現頻度も記載する．
・説明日，説明者を記載する．
・重要な箇所は太字・下線等で目立つようにする．
・教育研究に個人情報を使用する際は，その旨説明し同意をえる．

Keyword ▶ 併発症　偶発症　書面　同意書　説明書

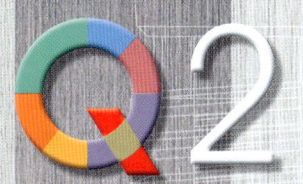

# Q2 インプラント治療には保証期間を設定すべきですか？

## A-2
施術医の経験や技量にもよりますが，治療の開始前に保証期間や，その内容を設定するほうが無難と思われます．

### インプラント治療の特徴
「クラウン・ブリッジ維持管理料」は，保険診療のなかで実質上2年間の保証（COLUMN参照）期間を設定したものである．自費診療であるインプラント治療における保証期間を考えるうえで，あらためてインプラント治療の特徴を列挙してみる．
①病気を治す，救命を目的とする通常の医療行為とは異なる部分があり，絶対に必要な医療行為ではない（ブリッジ，可撤性義歯を選択可能）．
②生体にとっては異物であるインプラントが清潔域と不潔域を貫通して存在し，これは通常の医療ではあり得ない環境である．
③いまだ解明されていない問題が数多く存在する．
④口腔環境の変化（残存歯の動揺や抜歯など）や予期せぬ全身疾患の発症（糖尿病，認知症，悪性腫瘍や骨粗鬆症など）によって，追加治療や再治療（上部構造の形態修正や連結様式の変更などを含む）が必要になる場合がある．
⑤インプラント治療は高額であるため，患者は生涯インプラントが機能すると思いがちである．
⑥異物を生体に埋入する医療としてペースメーカーがあるが，インプラント治療とは大きく異なる．つまり，ペースメーカーは皮下という清潔な環境に埋入されることと，生命にかかわる必要不可欠な医療行為という点である．したがって，「ペースメーカーに保証はないから」と，インプラント治療を同じ土俵で語ることはできない．

### 請負契約と準委任契約
①**請負契約**：家の建築など（民法632条）（**図1**）

契約したらきちんと完成させて，それを引き渡した後にも欠陥（これを「瑕疵」と表現する）があれば，責任を持って修理する，という契約が請負契約である．歯科診療においても義歯などの補綴装置は「製作物」という観点から，「請負契約に相当する」という見解もあるが，絶対的なものではない．

請負契約には「瑕疵担保責任」という欠陥やミスのない仕事を保証する責任があり，それには一定の「保証期間」がある．

②**準委任契約**：医療行為（民法656条）（**図1**）

一般的に医療行為は準委任契約とされている．がんばって，きちんと治療しても，治らない，死んでしまうこともあり，その場合でも治療費を請求できる．請負契約のように結果まで「保証」していない．「行為」においてベストを尽くすのが準委任契約である．

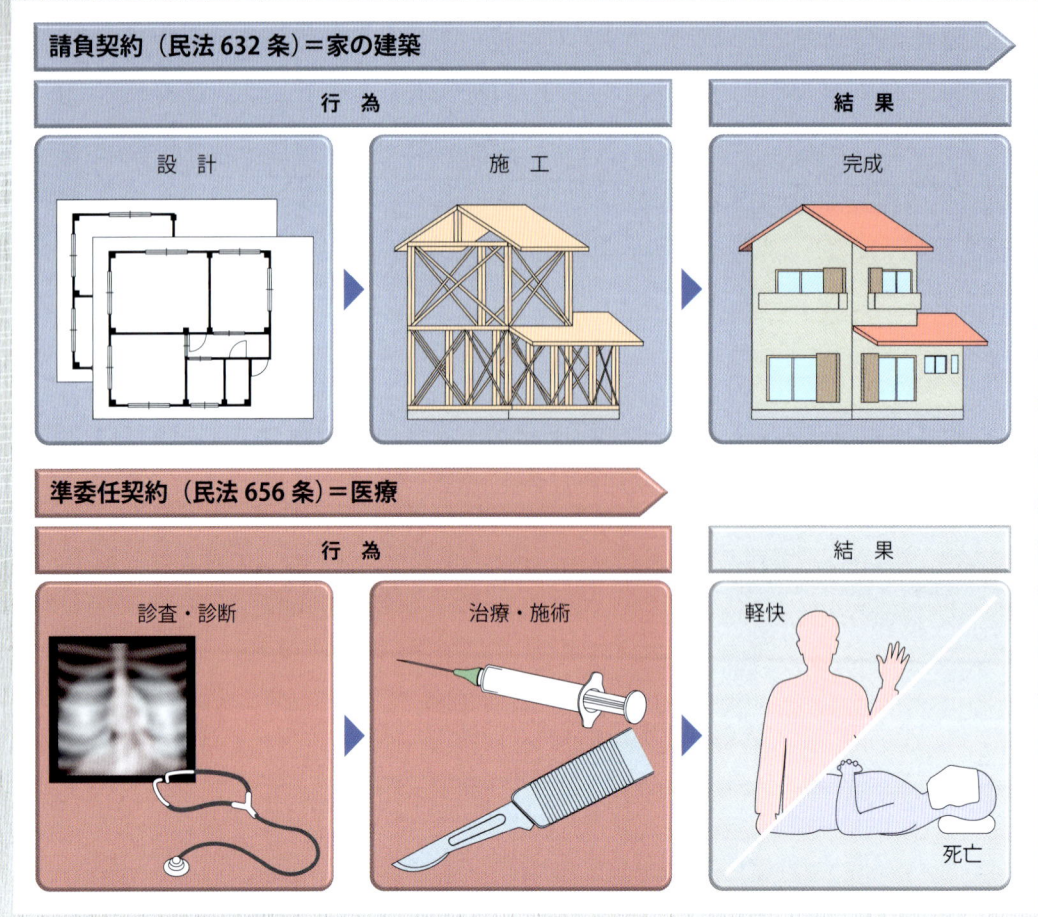

図1 請負契約と準委任契約

　この準委任契約においては，患者から依頼を受けた歯科医師は，一般通常人に要求される注意ではなく，専門家としての歯科医師の平均レベルの注意を尽くすべき義務があるされている（善良なる管理者の注意義務［＝善管注意義務］）．この善管注意義務は医学の進歩に伴って変化し，医療行為における注意義務とは，「平均的医師が現に行っている医療行為とは必ずしも一致せず，医師が医療慣行に従った医療行為をしたからといって注意義務を尽くしたということはできない.」とされている（平成8年1月23日の最高裁の差し戻し判決）．

**当編集委員会の見解**
　われわれは，法律の専門家ではなく，また法律の専門家の間でも見解の異なる部分があることを承知のうえで，以下を当委員会の見解とする．また，図2に保証契約の例を示す．
①医療は準委任契約であるので，保証期間を設けなくても，それ自体に問題はない．再手術，入院の延長があっても，無料，減免はせず，医療費を請求できる．しかしながら，患者側が納得しなければ，揉めることは十分あり得る．術前に保証期間や内容を説明しなければ，追加治療を無料で行う義務が生じる可能性がある．
②揉めることの煩わしさをさけるために，請負契約に準じて「保証」を決めておくほうが楽，という見解もある．患者との間で，保証の期間や補償の方法を個別に「契約」して決めることになる．

> 自由診療（保険外診療）を受けられた患者様へ
>
> ・自由歯科診療の補綴物（かぶせもの）の保証期間は、補綴物装着後6年間です。
> ・インプラント治療の場合、インプラント本体の保証期間は10年、上部の補綴物の保証期間は6年間です。
> ・保証期間終了後の患者様の治療費につきましては、治療後の期間、口腔内の状態等考慮し、担当医が判断いたします。
> ・自由診療の保証は、定期検診に来院していただいていることを条件とし、メインテナンス中に担当医の注意事項を守られない場合は、その限りではありません（例：マウスピース装着等）。
>
> 　　　　　　　　　　　　　　　平成　　年　　月　　日
>
> 　　　　　　　　　　担当医＿＿＿＿＿＿＿＿＿＿
>
> 　　　　　　　　　　患者氏名＿＿＿＿＿＿＿＿＿
>
> 　　　　　　　　　　　医療法人　■■歯科医院
> 　　　　　　　　　　　院長　■■■■

図2　保証契約の例

③保証期間は，1年でも，3年でも，10年でもよいと思われる．「瑕疵担保責任」には，法的に担保期間が決められている一方で，契約の特約で期間を変更できる．したがって，必ずしも歯科医院で一律に「何年保証」と決める必要はなく，患者の解剖学的・生理的・機能的状態などに応じて，個別に設定しても問題はないと思われる．

④「メインテナンスに来ない」などは，「契約の解除」や「免責事項」に相当し，その時点で「保証」を無効とすることが可能と思われる．ただし，再治療を拒否することはできない（応召義務違反）．

## COLUMN
### 同音異義語「保証」「補償」「保障」

「保証」は，「間違いなく大丈夫であると請け合うこと」という意味で，「品質を保証する」，「保証人になる」というように使う．一方，「補償」は，「損失を金銭やもので穴うめすること」という意味で，「交通事故の補償金」というように使う．

なお，「保障」には，「ある状態がそこなわれることのないように保護し守ること」という意味で，「国家の安全を保障する」というように使う．

**Keyword ▶** 保証期間　請負契約　瑕疵担保責任　準委任契約　善管注意義務

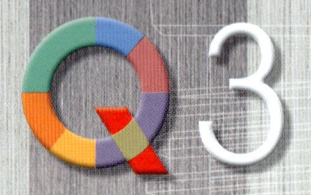

## Q3 インプラント手術前の全身検査について教えてください

**A-3** インプラント治療は手術を伴うため，①血液検査，②バイタルサイン，③骨密度のチェックを行いましょう．

　術前検査は術前の患者の全身状態を把握し，安全に手術が行えるかを判断するために行う．インプラント治療の場合は，手術を安全に行うだけではなく，その後のオッセオインテグレーションの獲得および維持に対するリスクも含めた検査が必要である．

### 手術を安全に行うための検査

①**血液検査**：術前スクリーニングのための血液検査項目を**表1**に示す．

　**生化学**：肝機能，腎機能は抗菌薬や鎮痛薬を投与する際，その種類および投与量の指標になる（⇒第1章Q7）．アルブミンは栄養状態の指標となり，不良であれば創傷治癒の遅延を生じる．CRPは炎症の指標となり，感染症や悪性腫瘍などで高値となる．

　**血液一般**：白血球数（好中球数・リンパ球分画も含めて）を調べ，免疫力を評価する．リンパ球数（＝白血球数×リンパ球分画［％］）の低下は，栄養状態の不良を疑い，治癒の遅延のリスクがある．血小板数から止血に問題ないかを確認する．

　**出血・凝固**：血小板数に加えてPTとAPTTは，手術を安全に実行するために必須である．ワルファリン内服患者では，PT-INRで評価する（通常，PTに併記されている）．

　**血液媒介感染症**：HBs抗原，HCV抗体は肝硬変にいたるB型，C型肝炎のスクリーニング検査であるが，医療従事者のための医療関連感染対策のための検査でもある（HIV検査は，検査を望んでいない患者に対して同意なしに検査が行われた場合，陽性結果を原因として偏見，差別にさらされ，生活上の不利益を被る危険性がある．そのため，検査にあたっては，同意書を作成し，同意を得るべきであるとされている）．

②**血圧測定**：血圧計は医療用が望ましいが，なければ家庭用でも可．手首用血圧計よりも上腕用が正確とされている．実際に手術を行う体位（仰臥位）で測定してみる（⇒第3章Q3）．

③**脈拍および経皮的酸素飽和度（SpO₂）**：経皮的酸素飽和度測定器（パルスオキシメーター）が有用である（⇒第3章Q3）．

表1　術前スクリーニングのための血液検査項目

| | |
|---|---|
| 生化学 | TP, Alb（アルブミン），T-Bil, AST（GOT），ALT（GPT），ALP, LDH, γ-GTP, BUN（尿素窒素），CRE（クレアチニン），eGFR（推算糸球体濾過量），CRP, （空腹時）血糖値：糖尿病が疑われたらHbA1c |
| 血液一般 | 赤血球数，ヘモグロビン，ヘマトクリット，<br>白血球数（好中球，好酸球，好塩基球，単球，リンパ球），血小板数 |
| 感染症 | HBs抗原，HCV抗体，HIV抗体 |
| 出血・凝固 | PT（プロトロンビン時間），APTT（活性化部分トロンボプラスチン時間），<br>（PT-INRは抗凝固薬ワルファリン内服時） |

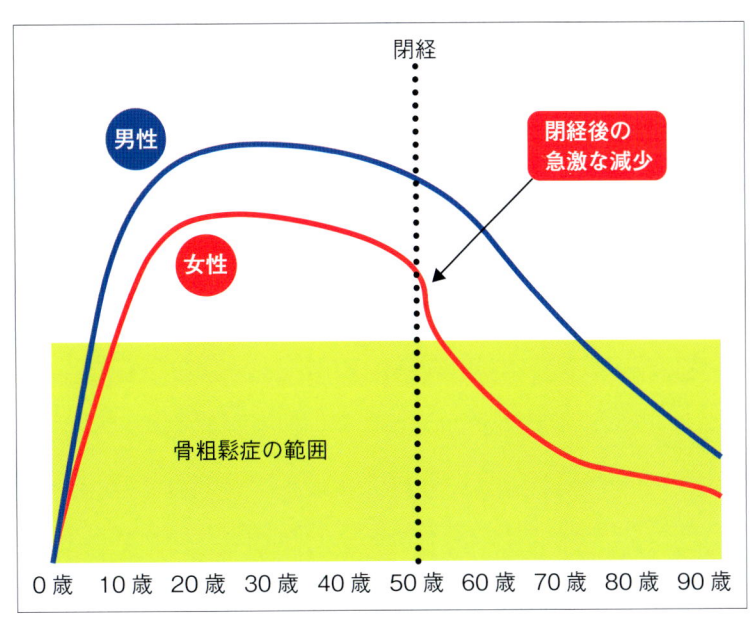

図1 加齢に伴う骨密度の低下

**オッセオインテグレーションの獲得・維持に関する検査**
①**骨密度（BMD）検査**：特に，閉経後の骨粗鬆症の可能性がある50歳以上の女性は，整形外科等で骨密度検査を依頼したい（**図1**）．骨粗鬆症は，インプラント手術時の初期固定やオッセオインテグレーションの獲得だけでなく，維持にも問題を生じる（⇒第1章Q3）．直近の新しいデータが望ましいが，スクリーニングには1年前のものでも大きな問題はない．
②**血糖値**：糖尿病が初発するのは40～50歳くらいといわれており，40歳以上は血糖値の確認も行っておく（⇒第1章Q6）．
③**腎機能検査**：BUN，CREの高値，eGFRの低下は腎機能の低下を示し，骨代謝に影響する．（⇒第1章Q3）．

**POINT**
スクリーニング検査で異常値が出た場合，基礎疾患に不整脈がある場合など，今回挙げた検査以外の追加検査が必要な場合は，かかりつけ医がある場合は医科担当医へコンサルテーションし，かかりつけ医がない場合は内科受診を指示する．治療相談，連携可能な歯科麻酔科や病院歯科口腔外科があればスムーズな対応が可能である．

**Keyword▶** 術前検査　血液検査　血圧測定　経皮的酸素飽和度（SpO$_2$）　骨密度検査

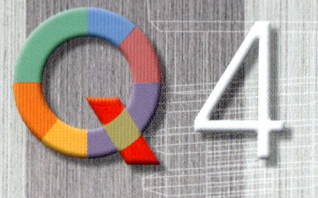

# Q4 高齢者に医療面接／インフォームドコンセントを行ううえでの注意点は何ですか？

## A-4

しっかりとしたコミュニケーションをとることが重要です．高齢者の特徴は，多病と多様性で，老化の進行速度には大きな個人差があり，手術や投薬などの医療行為によって予想以上の有害反応が出る可能性があります．

　高齢者，特に75歳以上の後期高齢者の増加に伴い，高齢者医療の需要は高まっており，インプラント治療も例外ではない．高齢者は多病と多様性が特徴として挙げられ，複数の疾患に罹患していることが多く，老化の進行速度には大きな個人差がある．医科においても高齢者を対象とした診療ガイドラインが十分に確立されておらず，若年者に対するガイドラインの準用では必ずしも良好な結果が得られないとされている．これは歯科治療，インプラント治療においても同様だろう．

### 医療面接では具体的に開く

　基礎疾患・既往歴を確認する際に，罹患している病名および治療の認識があり，「お薬手帳」（⇒第4章Q3）を持参される患者では，投薬内容を確認し，罹患している疾患の状態を推察することが可能である．必要があれば診療情報提供を依頼（医科担当医への問い合わせ）（⇒第2章Q8）する．全身的なことを聞いても，的確な回答が得られない場合や，「大丈夫です」という回答しかない場合は，具体的に質問し，思い出してもらう作業が必要となる．

（例）　×　健康状態に問題はないですか？
　　　　○　高血圧や骨粗鬆症で病院へ通院していませんか？
　　　　○　病気やケガで入院したことはありませんか？
　　　　○　最近，病院へ行ったのはいつですか？

### コミュニケーションのポイント

　キーワードは傾聴・理解・確認である（**図1**）．高齢者のペースに合わせて**傾聴**する姿勢が必要である．診断，治療について理解してもらえるように，**図2**のように要点を要約，箇条書きし，図，絵にして渡すことが**理解**を促すのに効果的である．治療内容を本人だけではなく，場合によっては家族に**確認**してもらうことも必要である．そもそも，難聴でよく聞こえてないのに，（聞き返すのが億劫で）おおよそ聞こえた内容で返事していることも少なくない．

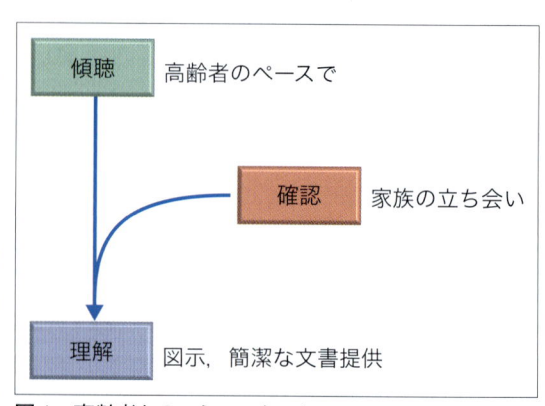

図1　高齢者とのコミュニケーション
- 傾聴：高齢者のペースで
- 確認：家族の立ち会い
- 理解：図示，簡潔な文書提供

インプラント治療のながれです．理解できたら☑チェックしてください．

インプラント一次手術（埋入手術）：人工歯根を顎の骨に埋入
- □ 抜歯の時と同じような局所麻酔
- □ 歯肉を切開
- □ 骨をドリルで切削
- □ インプラントを埋め込む
- □ 歯肉を縫合

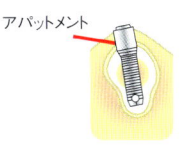

インプラント二次手術：インプラントの頭出しと土台の装着
- □ 抜歯の時と同じような局所麻酔
- □ 歯肉を切開
- □ インプラントにアバットメント（土台）を装着
- □ 歯肉を縫合

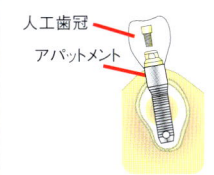

人工歯冠を装着
- □ 型取りを行い，インプラントに人工の歯を装着

定期検診
- □ 歯磨きが適切にできているかを確認
- □ 咬み合わせの確認

図2 インプラント治療の説明書（例）
説明書は，要点を箇条書き，図，絵を含める．☑チェックボックスは有用

## POINT

インプラント治療を希望して来院する高齢者患者のなかには自らを健康であると誤った認識をしている場合があり，術前検査を行うと異常値がでることは珍しくない．異常値から判明するインプラント治療の問題となる疾患は糖尿病が多い．専門科を受診せず，コントロールされていない疾患を合併している状態は，インプラント治療の成功を大きく妨げる．

## COLUMN
### フレイル

　要介護者の増加に伴い，健康長寿実現のため，「サルコペニア」と「フレイル」という言葉をよく耳にする．両者とも加齢に伴う機能低下を意味している．サルコペニアが筋肉量減少を主体として筋力，身体機能の低下を主要因として扱うのに対して，フレイル（虚弱）には移動能力，筋力，バランス，運動処理能力，認知機能，栄養状態，持久力，日常生活の活動性，疲労感など広範な要素が含まれ，フレイルのなかにサルコペニアが含まれる．フレイルの進行に伴って，投薬や医療行為が患者にとって害になることがある．ベネフィット・リスクのバランスを考慮した医療を行うことが肝要となる．
　高齢者の代表的な低栄養の要因として義歯不適などの口腔の問題が挙げられる．歯科医師は高齢者の経口摂取を維持し，低栄養状態に陥らないように口腔管理することを担うことが役割となる．

**Keyword ▶** 高齢者　医療面接　基礎疾患　コミュニケーション

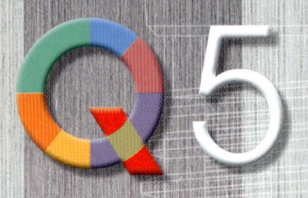

# Q5 インプラントの診断のために術前の CT 撮影は必要ですか？

## A5 必ず CT 撮影を行ってください．自院に歯科用 CT があれば即座に対応できますが，なくとも近隣施設の CT を利用するなどしてください．

### はじめに
　本書ではドーナッツ型の全身用 CT を「医科用 CT」と呼び（**図 1a**），歯科で用いられるアーム型 CT 装置を「歯科用 CT」と定義している（**図 1b**）．なお，「CT」と書かれている場合には，両者を区別することなく表現している．

**【補足】**昔，医科用 CT の X 線が扇形の「ファンビーム」だったことに対し，歯科用 CT の X 線は円錐形の「コーンビーム」であるため，「コーンビーム CT」「CBCT」と名付けられた（**図 2**）．しかし今では，8 列以上のマルチスライス CT が医科用 CT の大半を占め，X 線はコーン形状で再構成も「コーンビーム再構成」なので歯科用 CT だけが CBCT というわけではない．以上より本書では CBCT と呼ばず「歯科用 CT」と表現している．

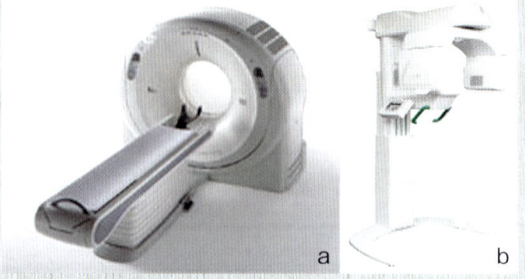

図 1　a：医科用 CT．b：歯科用 CT の例

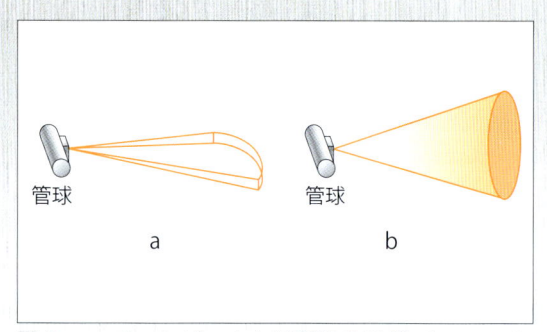

図 2　a：ファンビームとは扇形の X 線．b：コーンビームとは円錐形の X 線．ファンビームといわれたのは 4 列の CT まで．今では医科用 CT もコーンビームである．

### 骨量診断
　インプラント治療おける CT 診断では骨の形状（外形）はもちろん，上顎洞や下顎管など内部構造の解剖的な位置関係を把握できるため，「骨量診断」が可能である．2003 年のインプラント治療による下顎管損傷が原因で「知覚麻痺」を生じた判例を見ると，鑑定人が CT を用いて下顎管との接触関係を確認していることから[1]，現在の医療水準では CT 撮影は必須と考えられる．

### 骨質診断
　医科用 CT において，白黒を示す画像濃度値は「CT 値（ハンスフィールド値）」と呼ばれ，CT 値を利用することで「臨床的な骨質（≒骨密度）診断」ができる（⇒第 2 章 Q6）．しかし，歯科用 CT は一般的に「CT 値は出ていない」とされている[2]ので，「臨床的骨質診断」は不可能である．

表1 医科用CTと歯科用CTの比較．装置は日進月歩のためおよそのイメージを示す．

|  | 医科用CT | 歯科用CT |
| --- | --- | --- |
| 細かさ<br>（空間分解能） | 比較的粗い：約0.5mm<br>（しかしインプラントでは問題ない） | 細かい：約0.3mm<br>（特にエンド，ペリオなどにも有効） |
| 濃淡<br>（濃度分解能） | 優れている（軟組織も見ることができる） | 医科用CTに比べると若干劣るが，硬組織であれば問題はない |
| 被曝 | 大きい（頭部CT：約2.0mSv） | 小さい（約0.02〜0.6mSv） |
| CT値 | 出る | 一般的には出ない |
| 空気 | 黒く表現 | 黒または灰色になることもある |
| 画面上のノイズ | ほとんどない | ざらつく |
| 撮影時間 | 約1〜5秒（管球1回転＝0.3秒以下） | 約15〜40秒（＝管球1回転）* |
| 撮影体位 | 仰臥位 | 主に座位，立位 |

＊：ハーフスキャンやステッチ撮影などは含まない

### 医科用CT vs 歯科用CT

医科用CTと歯科用CTは若干その性格が異なる．簡単な比較表を**表1**に示す．

### 医科用CT

医科用CTの画像は若干粗いものの，インプラント治療では必要十分に骨量診断ができる．加えて医科用CTでは，CT値をMischの分類などで見ることによって「臨床的骨質診断」が可能である（⇒第2章Q6）．また歯科用CTに比べて被曝は大きいものの安全性のメリットが被曝のデメリットを上回り，自院に歯科用CTがなくとも医科用CTの撮影依頼には十分な有用性が見出せる．

### 歯科用CT

歯科用CT，特にパノラマとの併用機では設置面積が小さく，何といっても画素が細かいためにインプラントはもちろんエンドやペリオなどの一般歯科診療に最適である（**図3b**）．ただし，一般的には「CT値が出ない」といわれており[2]，医科用CTと同じようにMisch分類で「臨床的骨質診断」ができる装置はあまり見あたらない．

また，最近よく耳にするインプラント手術支援「ガイデッドサージェリー」のガイド作製では，空気を黒く表現できない（**図3d**）点を含めて「CT値が出ていない」ことや，また画像にノイズが多く三次元画像がざらついてしまうこと（**図3f**）などから医科用CT

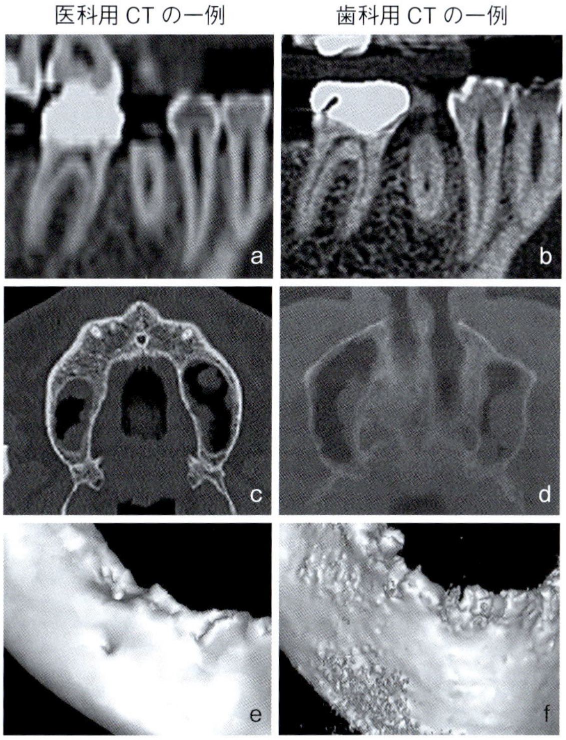

図3 a, b：bの根管のほうがよく見える．c, d：cは上顎洞内の空気が黒く表現され，粘膜の厚みがよくわかる．e, f：fはざらついた三次元画像を示す．

に比べて作製が困難になる．さらに，パノラマX線や医科用CTよりも撮影時間が長いため，撮影時に患者が動かないように一声かけておくとよい．

## まとめ

歯科用CTはいくつかの欠点もあるものの，安全と確実なインプラント治療，さらには一般歯科治療の向上を考えると，今後，歯科医療には欠かせない装置になっていくことは間違いないであろう．

### 文 献

1) 医療動向ウォチング，H15.7.11　名古屋地方裁判所　平成11年　損害賠償事件．
http://homepage3.nifty.com/medio/watching/hanrei/150711.htm
2) 日本歯科放射線学会・歯科放射線診療ガイドライン委員会：インプラントの画像診断ガイドライン 第2版．2008. http://www.dent.niigata-u.ac.jp/radiology/guideline/implant_guideline_2nd_080901.pdf

**POINT**
安全なインプラント手術のためにCT撮影は必須である．

**Keyword▶** 骨質診断　骨量診断　医科用CT　歯科用CT　CBCT

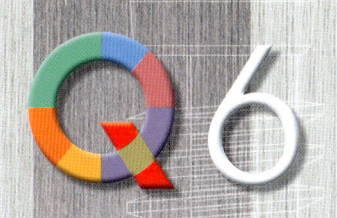

# Q6 CTで骨質を診断できますか？

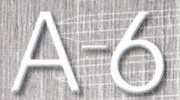

## A-6
医科用CTでは「CT値」を活用することでおよそのイメージができます．その際，Misch分類などで色付けをするとより直感的にわかります．

### 医科用CTの画像濃度値＝CT値

近年，CTによるインプラントの術前診査が一般的になってきた．そんなCT画像はデジタル画像であり，小さな正方形いわゆる「画素（ピクセル）」で表現されている（**図1**）．画素が表現している白黒の濃淡の値を「画像濃度値」「画素値」というが，医科用CTではその値を「CT値」と呼んでいる．

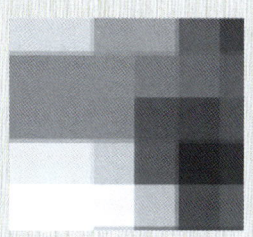

図1 CT画像は画素（小さな正方形）の集合体

CT値は水を原点の「0」とし，空気を最低値の「－1000」で定義される．CT値の単位は医科用CTの発明者の名前にちなんでハンスフィールドユニット（Hounsfield Unit; HU）で示される．

CT値は，被写体を透過するX線によって物質の「密度」に反映した値である．そのためCT値が高いと中味が詰まった高い密度を示し，CT値が最も低いのはX線が通り抜ける空気を示す．以上より，インプラントの術前診断においてCT値は「骨密度」を反映して「臨床的な骨質診断」ができる．

### Mischの分類

インプラントの「骨質診断」といえば「Lekholm & Zarbの分類」が有名であるが，主観的であり客観性に欠けるといわれてきた．そこでCT値を利用した骨質分類として近年「Mischの分類」がよく使われるようになった．CT値に応じて骨質をD1～D4の4つに分け，150HUより小さなCT値であれば「骨ではない」という分類である（**図2**）．

### 「問題なく埋入できる！」と思っていた症例

「5～7部のインプラントの埋入症例．医科用CTで，CT画像から骨幅や骨の高さといっ

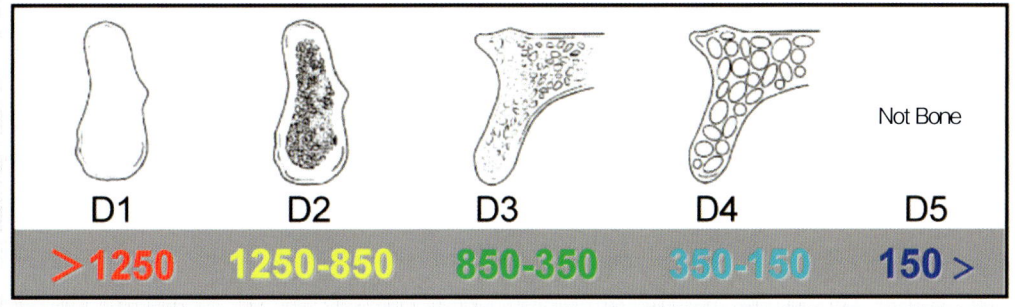

| D1 | D2 | D3 | D4 | D5 Not Bone |
|---|---|---|---|---|
| ＞1250 | 1250-850 | 850-350 | 350-150 | 150＞ |

図2 Mischの分類．アメリカの補綴医Dr.Mischは医科用CTのCT値を5つの領域に分け骨質を分類した（単位はHU）．

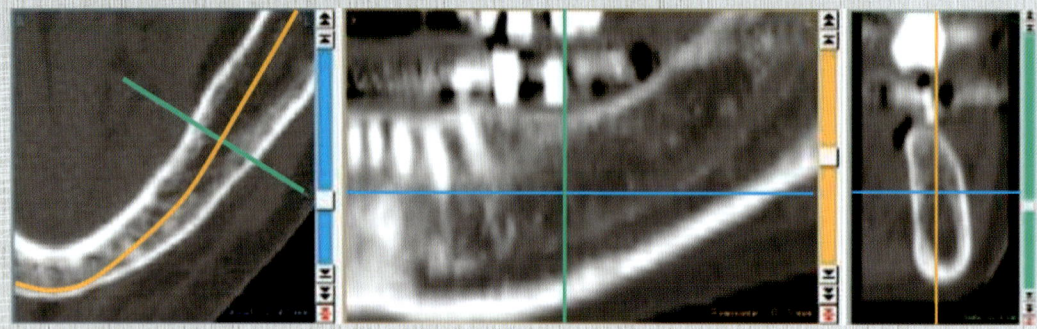

図3-1 白黒のCT画像で見ると，骨量，骨質とも問題はなさそうに思えた（大阪府ご開業　奥野幾久先生のご厚意による）．

た「骨量は十分だ」と診断．また歯槽頂から下顎管の間の海綿質部にもモロモロとした海綿骨が存在しているように見えたため「骨質も問題ない」と判断し（**図3-1**），インプラントの埋入を行った．しかし「7 部にインプラントを埋入すると，インプラント体が顎骨内に落ち込んでしまった（**図3-2**）．

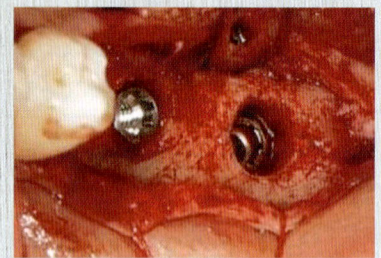

図3-2 埋入すると「7 部のインプラント体が骨内に落ち込んだ

## 顎骨に落ち込んだ理由

Mischの分類に対応させてCT画像の画素に赤色から青色までの色付けをすると，白黒画像にはない直感的な骨質がわかる（**図3-3**）．「7 部の骨は青色（**図3-3**；黄矢印），すなわちD5の骨質で「骨ではない」ことがわかった．ではこの海綿骨と思ったモロモロとした画像は何か？　150HUよりもCT値が低いので0HUの水よりもさらにCT値は低いことも考えられ，また，真黒に表現される-1000HUの空気よりも密度が高い組織を海綿質内で想像すると，油成分の「脂肪骨髄」と考えられ，そのためにインプラント体が顎骨に落ち込んだのではないだろうか（⇒第6章Q4）．

### 補足①：歯科用CTで「CT値」は出るか？

近年，普及している歯科用CT（いわゆるCBCT）において，「インプラントの画像診断ガイドライン・第2版（NPO法人日本歯科放射線学会・歯科放射線診療ガイドライン委員会，2008.9.1）」を見ると，「CBCTはCT値は計測できない」とされている．

確かに同じ被写体で医科用CTによるCT値の表現（**図4a**）と代表的な歯科用CTの表

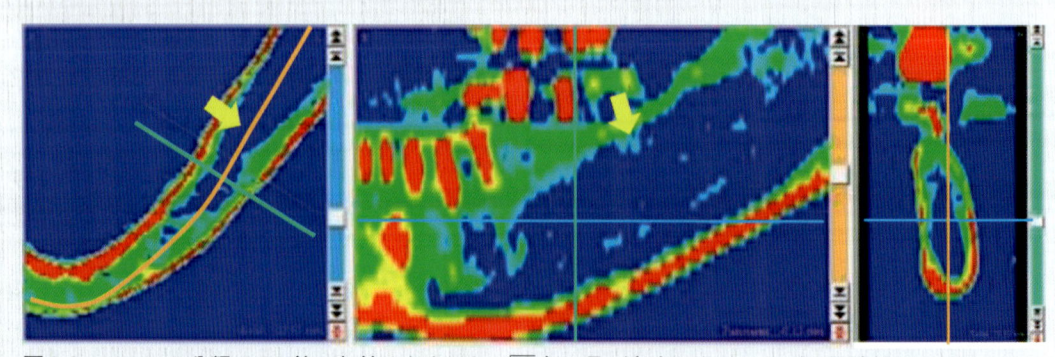

図3-3　Mischの分類でCT値に色付けをすると，「7 部は骨が存在しないことが一目瞭然でわかる．

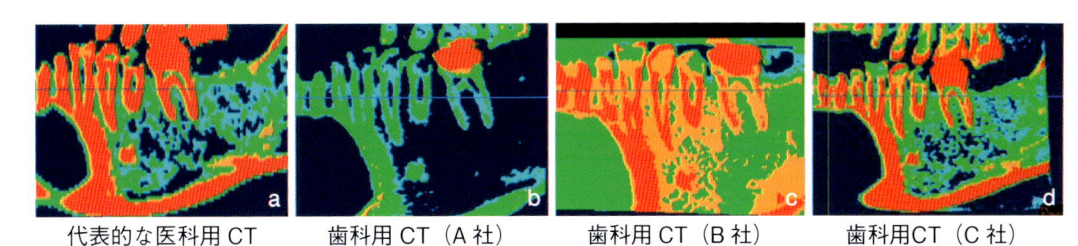

| 代表的な医科用CT | 歯科用CT（A社） | 歯科用CT（B社） | 歯科用CT（C社） |

図4 歯科用CT装置の大部分（A社，B社）は，医科用CTとCT値の表現がMisch分類で見るとまったく異なることがわかる．しかしなかには，ほぼ同じCT値の表現をする歯科用CT装置（C社）もあり，歯科用CTは検出器の素子が細かいためにCT値の表現はより細かく示されている．

現を比較すると，まったく違う様相を示している（**図4b，4c**）．

しかし，歯科用CTのなかにも医科用CTとほぼ同じCT値の様相を示す装置もあり（**図4d**），そのような歯科用CTであれば「臨床的骨質診断」はできると思われる．

### 補足②：Sogoの分類で上顎臼歯部を診断！

40人の上顎骨臼歯部の骨質をMischの分類で見ると，その体積の約8割がD3とD4で満たされていることがわかった．そのためMisch分類で骨質に色付けをすると，上顎骨臼歯部は2色のべったりとした表現となる（**図5a**）．そこで筆者はD3とD4をさらに2分して，少しでも硬い骨をD3a（850〜600HU）として骨支持に利用し，骨としては価値のないようなD4b（250〜150HU）を骨支持から排除するための分類を考え（**図5．Sogoの分類**)[1]．臨床的骨質診断に役立っている．

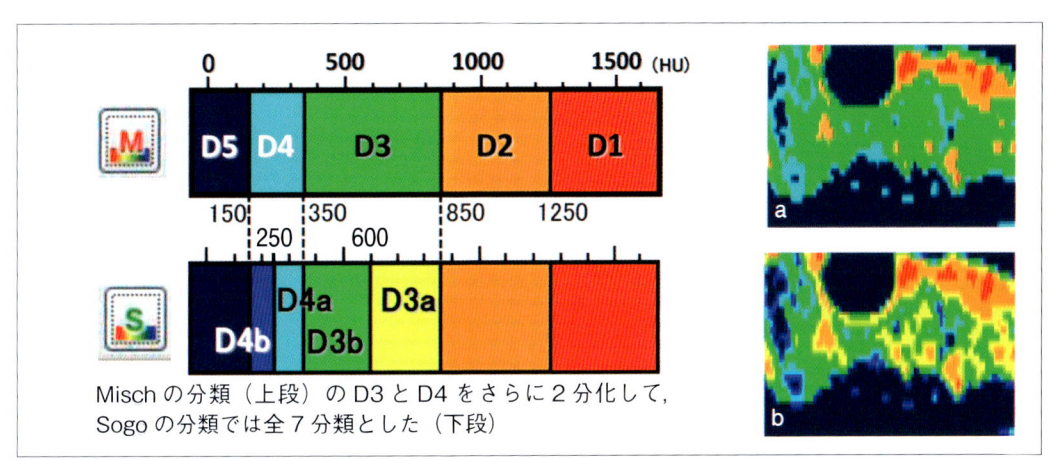

図5 Sogoの分類．Sogoの分類は上顎臼歯部に特に有効である．aはMischの分類，bはSogoの分類で骨質を表現した．

### 文　献
1) Sogo M, et al: Assessment of bone density in the posterior maxilla based on Hounsfield units to enhance the initial stability of implants. *Clin Implant Dent Relat Res.* 2012;**14** Suppl **1**:e183-187. doi: 10.1111/j.1708-8208.2011.00423.x. Epub 2011 Dec 16.

**Keyword** ▶ 骨密度　骨質診断　臨床的骨質診断　画像濃度値　CT値　Mischの分類

## Q7 CTの被曝について教えてください

**A-7** X線診査は必ず被曝があります．一般論では，医科用CTは電流，電圧，撮影範囲が大きいため被曝が大きく，歯科用CTは低被曝とされています．だからといって歯科用CTを短期間に何度も撮影してはならず，歯科医師はメリットとデメリットを天秤にかけてCT撮影の必要性を都度考慮しないといけません．

### はじめに

放射線医学総合研究所発行の「医学教育における被ばく医療関係の教育・学習のための参考資料（http://www.nirs.go.jp/publication/igaku_siryo/igaku_siryo.pdf）」（2012年4月）は非常によく書かれている．医学教育モデル・コア・カリキュラムに記載された「放射線防護」「被ばく医療関係」の項目をふまえ，大学における医学教育の現場で活用を念頭に，教育・学習の内容を体系的に整理した参考資料なのでご一読をお勧めしたい．

### 被爆ではなく「被曝」

原子爆弾などの核兵器に被弾することを「被爆」と表すが，放射線を浴びることは「被曝」と表す．「曝」の文字が異なる．

### ベクレル，グレイ，シーベルト

人に対する被曝の程度を示すものを「実効線量」という．単位はシーベルト（Sv）で，1/1000のmSvが医療現場ではよく使われる．

ちなみにベクレル（Bq）は放射線の強さを表し，ガイガーカウンターなどで計測される．またグレイ（Gy）は「吸収線量」の単位で，人を含む物質1kgあたりが1ジュールのエネルギーを吸収するとき1Gyと定義される．同じ1Gyでもα線やγ線など放射線の種類で人への影響は異なり，また同じ1Gyでも人は放射線の感受性が高い部位（水晶体，甲状腺，生殖器など）とそうでない部位があるため，吸収線量に係数をかけて求める「実効線量」（単位：シーベルト）が生まれた（**図1**）．

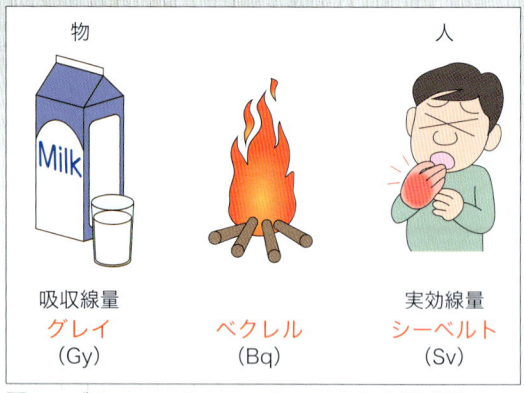

図1 グレイ，ベクレル，シーベルトの模式図

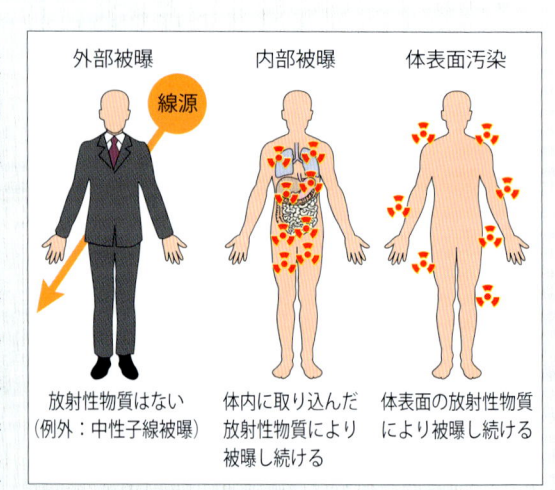

図2 外部被曝と内部被曝そして体表面汚染
（放射線医学総合研究所ウェブサイト http://www.nirs.go.jp/publication/igaku_siryo/igaku_siryo.pdf より）

## 外部被曝と内部被曝

被曝にはX線検査のように外から照射を受ける「外部被曝」と，体の内側から被曝を受ける「内部被曝」がある．

原発事故などで最初に注意すべきは，放射性物質による外部被曝で，汚染でいうと「体表面汚染」となる．しかしその後，チリやホコリに付着した放射性物質が体内に吸引されると肺や消化器に取り込まれることに注意が必要である．そのため，野外活動が1時間であっても，放射性物質が排出されるまで体の内側から被曝が長く続くことになる．一方，CTなどの外部被曝は「体に残らない被曝」といえる（**図2**）．

## 確定的影響と確率的影響

放射線による人の障害の現れ方は，二つのタイプに分かれる．一つは，ある線量以上の被曝を受けるとほぼ確実に発症する「確定的影響」である（**図3a**）．主に高線量被曝時にみられる障害で，脱毛を含む皮膚の障害，白内障，不妊，胎児被曝などの身体的影響が当てはまる．それ以下では障害が起こらない線量，すなわち「しきい値」のあることが知られている．

もう一つは，被曝線量がゼロでない限りどんな低線量でも小さい確率ではあるものの発症すると考える「確率的影響」である（**図3b**）．「白血病」や「がん発生」などの身体的影響や遺伝的影響（生殖腺が被曝した場合の子孫への影響）が当てはまる．「1個の細胞に生じたDNAの傷が原因となってがんが起こりうる」，という非常に単純化された考えに基づいて，影響の発生確率は被曝線量に比例するとされている．しかし実際には，広島・長崎の原爆被爆者を対象とした膨大なデータにおいても，100mSv程度よりも低い線量では発がんリスクの有意な上昇は認められず，これよりも低い線量域で発がんリスクを疫学的に明示することは難しい．

### 1）確定的影響の例

「確定的影響」における代表的な患者さんからの質問の一つに，胎児への影響がある．胎児の器官形成に対して被曝の「しきい線量」は100mGyである．そのため，日常的に行われているX線検査の影響は「ほぼ無視できる」と考えられている．

### 2）確率的影響の例

「確率的影響」における代表的な質問の一つに，複数回のX線検査によるがんへの不安がある．確率的影響には「しきい線量」はなく，被曝量に比例すると仮定されている（直

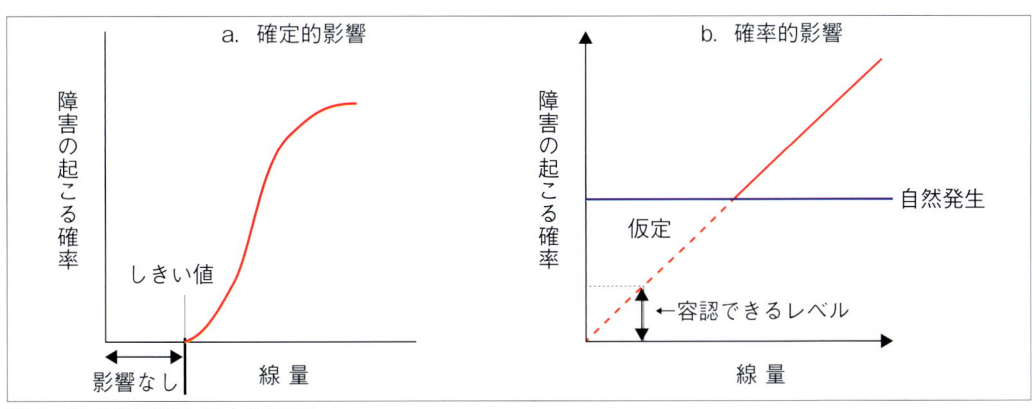

図3 確定的影響と確率的影響

線しきい値なし仮説＝LNTモデル）．直線しきい値なし仮説によると，被曝がある限り影響の確率は0にはならないが，日常的なX線検査での被曝量ではがんなどは発生せず，極端な回数の検査をしない限り大きな心配をする必要はない．

**医療被曝**

「確率的影響」を考慮すれば，患者さんが「被曝をしない」「放射線を浴びない」に越したことはない．しかし歯科医師は，その検査が本当に必要か，すなわち病変の早期発見やインプラント治療においては安全性の確保といったメリットが被曝というデメリットを上回るのか判断を行う（正当化の原則）．そしてCT撮影が必要だと判断された場合だけ，余分な被曝を避けて（防護の最適化の原則＝ALARAの原則に従って）適正に検査を実施する．

1）ALARAの原則

ALARAとは「As Low As Reasonably Achievable」の略で，「合理的に達成可能な限り被曝量を低減する」という原則を示す．

2）歯科医師の責任

国際放射線防護委員会（ICRP）は，医療被曝において「線量限度」を**適応していない**．その理由は線量限度があると必要な診断情報が得られなかったり，また治療が行えない場合も生じるためだといわれている．だからといって，歯科医師は安易に「歯科用CTは放射線量が少ないのでいくら撮っても大丈夫」などといってはならず，1回1回のCT撮影に大きな責任が課せられている．

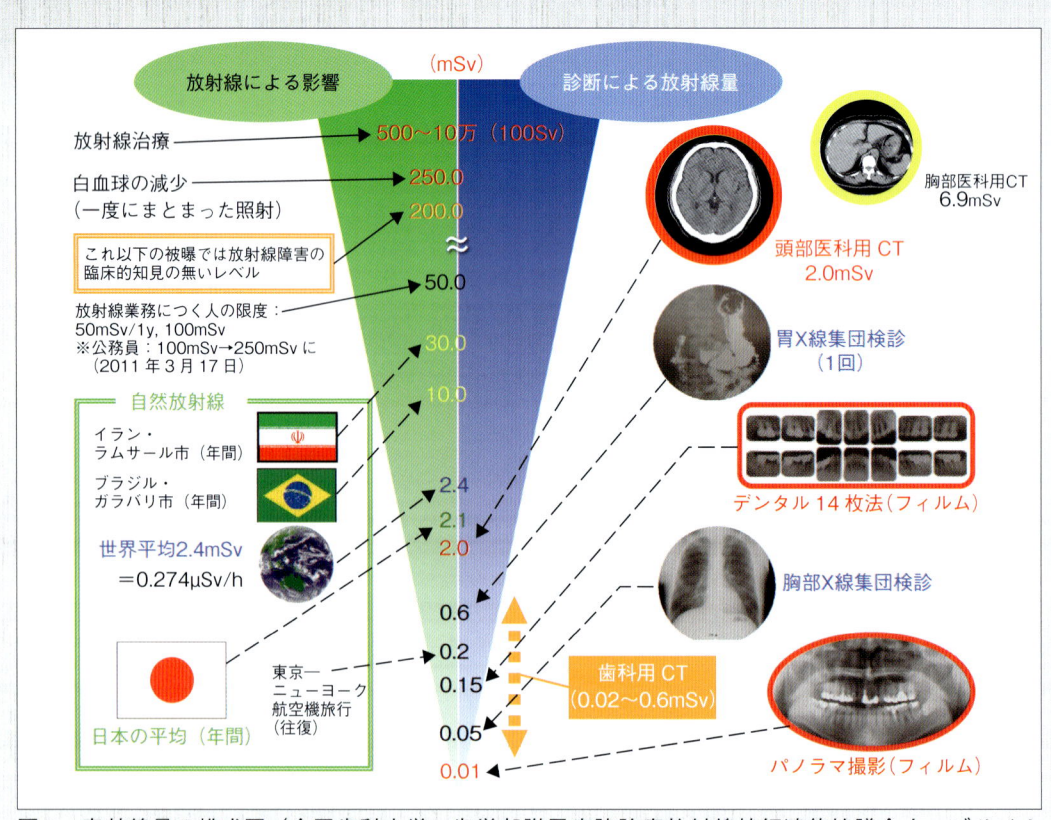

図4　実効線量の模式図（全国歯科大学・歯学部附属病院診療放射線技師連絡協議会ウェブサイト http://jort.umin.jp/img/sv_hikaku_a.pdf の掲載資料を基に筆者作成）

**被曝（実効線量）の模式図**

　患者が不必要な不安を抱かずにすむようなわかりやすい被曝の説明が必要である．前述の「歯科医師の責任」を理解したうえで，**図4**のような資料を参考に説明を行う．**図4**は「全国歯科大学・歯学部附属病院診療放射線技師連絡協議会」のウェブサイト（http://jort.umin.jp/img/sv_hikaku_a.pdf）上の掲載資料をベースに，さまざまな値を筆者が加えて作成したものである．

　注目すべきは自然被曝である．医療被曝をまったく受けていなくても1年間に日本で受ける被曝は平均で年間2.1mSv，飛行機に乗って東京〜ニューヨーク間を移動すると宇宙からの放射線で0.2mSvの被曝を受ける（1時間換算すると15μSv）．またブラジルやイランには，大地からの放射線で年間10mSvや30mSvもの被曝を受ける地域がある．しかしこれらの地域では被曝を嫌って鉛の服を着て生活しているわけではなく，また死亡多発地帯でもない．

　このような生活上で受ける「自然被曝」の事実を把握したうえで，CTの被曝について患者に説明を行う．医科用CTの頭部撮影が2.0mSvであるのに対して，歯科用CTは機種によって異なるが比較的小さな被曝（0.02〜0.6mSv）といえる．

　また図には示していないが，国立がん研究センターのウェブサイトによれば，100〜200mSvの放射線によるがん罹患のリスクは，受動喫煙，野菜不足のリスクとほぼ同等で，さらに1,000〜2,000mSvの放射線によるがん罹患のリスクは喫煙，大量飲酒のリスクとほぼ同等であるとされている．

### POINT

本当にCT撮影は必要か？常に被曝のデメリットを考えたうえで，撮影の必要性を判断する．歯科用CTで被曝が小さいからといって，頻繁にCT撮影をしてよいものではない．

### COLUMN
#### 被曝を考慮して来月に撮影？

　撮影範囲（FOV）の小さな歯科用CTは低被曝装置である．そのため，「今日は右奥歯をCT撮影しますが，被曝を考慮して反対の左側は来月に撮影します」と説明する先生がいるが，同日に撮影しようと時間を少し空けて撮影しようと，ほぼ変わりはない．

### COLUMN
#### 防護エプロンは必要？

　近年のX線装置は散乱線が少なく「防護エプロンはあまり意味がない」という考え方もある．しかし，少しでもいいので患者さんへの被曝量の低減や，患者さんの被曝への不安を考えると，防護エプロンの使用は悪くないと思う．ただ背中の曲がったおばあさんなどのパノラマ撮影では，襟元の鉛が画像内への写り込むことがあり，そのため再撮影になる可能性があるなら防護エプロンなしの1回撮影のほうがよいだろう．

**Keyword** ▶ 被曝　シーベルト　自然被曝　内部被曝

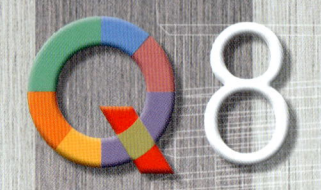

## Q8 近隣の地域医療機関との連携はどのようにすればよいですか？

**A-8** 地域包括ケアシステムの将来像を見据えながら，日頃から医療関係者との情報交換を緊密に行う必要性があります．

**超高齢社会の到来で，地域包括ケアシステムの構築は待ったなし**

　日本は諸外国に例をみないスピードで高齢化が進行している．特に，大都市部では高齢者が急増していく．団塊の世代が75歳以上となる2025年以降は，国民の医療や介護の需要がさらに増加する．

　このため，厚生労働省は，2025年を目途として，重度な要介護状態となっても住み慣れた地域で自分らしい暮らしを人生の最後まで続けることができるよう，住まい・医療・介護・予防・生活支援が一体的に提供される「地域包括ケアシステム」の構築を推進している．今後，認知症高齢者の増加が見込まれることから，認知症高齢者の地域での生活を支えるためにも，地域包括ケアシステムの構築が重要とされている．

　地域包括ケアシステムを実現するためには，在宅医療の推進と多職種連携が必要で，これは**インプラント治療を受けた患者も例外ではない**．むしろ，口腔の管理が難しい場合には，歯科へのニーズが高いため，連携への参加は不可欠になる．

　今後は，情報の共有・交換システムが構築され，そのような状況のなか，歯科医師は口腔のスペシャリストとして，医師をはじめとした医療関係者から情報提供を受けたり，歯科治療や口腔ケアを行うだけではなく，口腔に関する情報（使用したインプラントの種類や部位，固定方法など）を積極的に提供する必要に迫られることが多くなると考えられる．「医科から歯科」だけでなく「歯科から医科」へも情報を提供することで，はじめて情報の共有・交換が成立する．

**インプラント治療における地域医療機関との連携の流れ**

**1）インプラント施術医から「かかりつけ医科」へ問い合わせ（診療情報の提供依頼）．**

　連携の最も基本となる診療情報提供に関する文書は適切に書きたい．積極的に書いて慣れることが肝要である（**図1**）．

* 「手術を行ってよいですか？」という可否を尋ねることは，医科担当医を困惑させる．外科医が，麻酔医や内科医に問い合わせをすることは珍しくないが，最終的に手術の可否を決定するのは外科医である．
* 医科担当医は歯科治療の内容については詳しくないことに留意する．
* 患者の病状の変化の早い場合もあり，検査データも含めて照会状の有効期限は1ヵ月程度と考えておきたい．

**2）歯科高度医療機関へのコンサルテーション**

　基礎疾患がある，インプラント埋入手術のリスクが高い患者などの手術依頼，静脈内鎮

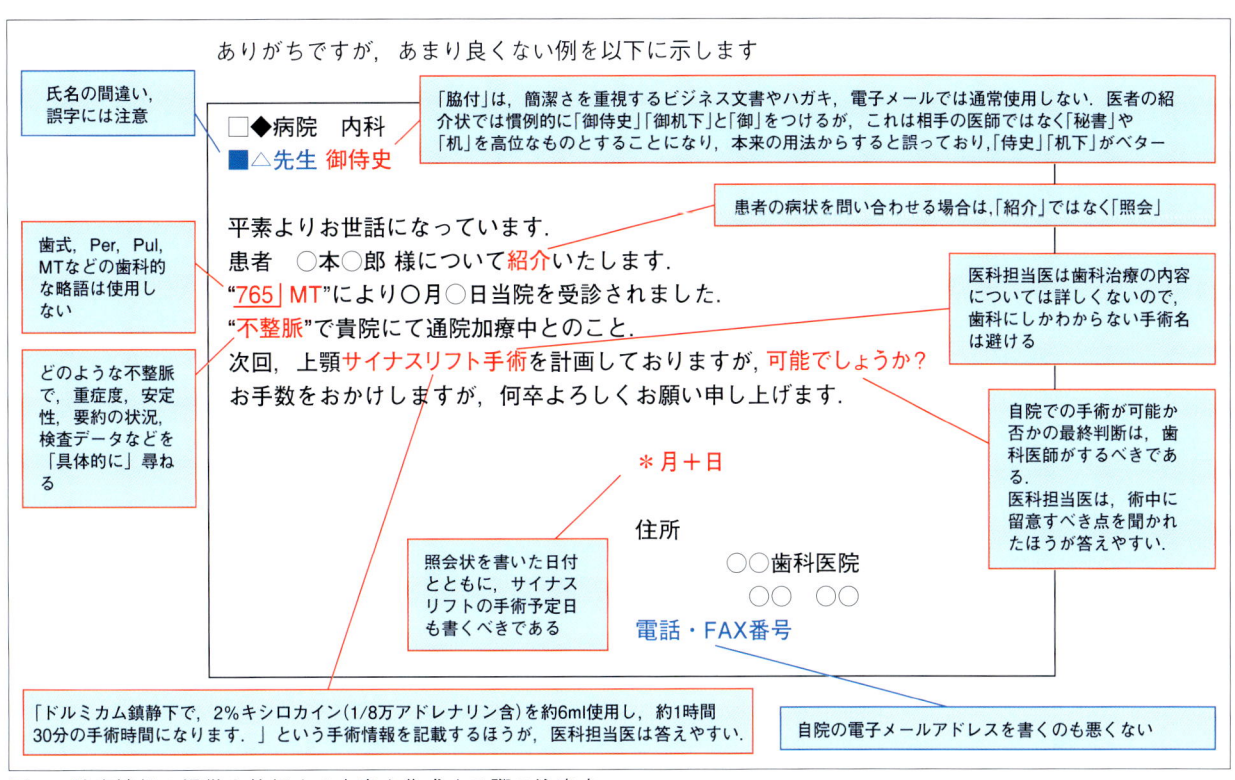

図1 診療情報の提供を依頼する文書を作成する際の注意点

静を依頼など，コンサルテーションができる歯科高度医療機関があれば，できるだけ連携する．これにより手術リスクを軽減することができる．ただし，手術だけがリスクではなく，メインテナンスが可能かどうかも含めて判断する（⇒第1章 Q10）．

### 3）インプラント治療後も診療情報の提供を行う

医科担当医に，インプラントの治療開始前に問い合わせを行ったなら，その後の経過も報告すべきである．インプラント治療後は，インプラント周囲炎を生じるリスクを高める糖尿病やステロイド薬の内服などがあれば，その管理も厳重に依頼する．逆に，インプラントを含めた歯科治療を提供することで，歯周炎の炎症が抑えられ，上部構造の装着で咀嚼力が上がり，健康になることを期待できるが，好きなものを食べられるようになった喜びから，食生活が乱れ，糖尿病などの生活習慣病が悪化するケースもまれにある．

医科担当医に口腔機能の変化（改善・悪化ともに）についても理解してもらうことが必要である．医科担当医と情報交換を行うことで，歯科側の知識もレベルアップしていく．

### 4）医科担当医からの情報提供

骨吸収薬抑制薬の投与開始，骨代謝に影響する因子の悪化や易感染性など，何か患者の状態に変化があれば情報提供を依頼する（⇒第1章 Q3, 8）．情報交換が根付き，医科担当医が自発的に情報提供をする環境が理想である．

### 5）上部構造の交換

MCI（軽度認知障害）や初期の認知症と診断されたら（歯科で気づくこともあり得る），「寝たきり」になる前に「インプラントの上部構造の改変が必要ではないか」などの評価をする（⇒第1章 Q10）．

「固定性の上部構造の鼓形空隙やポンティック形態を，審美性を低下させてでも，清掃しやすく修正する」，「非可撤式上部構造から可撤式上部構造（オーバーデンチャー）に交換する」など，本人および歯科以外の医療関係者が対応しやすくするほうがよい．

### 6）訪問診療の対応

いよいよ寝たきりになったら，必要に応じて，インプラント施術医も訪問歯科診療を行う覚悟で情報交換を行う．

> **POINT**
> 地域医療機関からの情報交換は積極的な姿勢が必要である．受け身では情報は入ってこない．

**Keyword ▶** 照会状　地域包括ケアシステム　在宅医療　認知症　軽度認知障害（MCI）　寝たきり

# 第3章

## 手術の準備，術前・術後の注意

Q 1～6

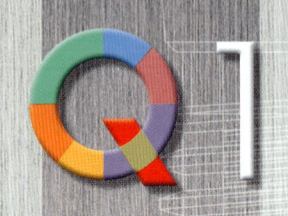

# Q1 局所麻酔のみ，鎮静，全身麻酔で対応する基準について教えてください

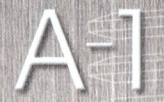

## A-1 手術所要時間，基礎疾患，異常絞扼反射，患者の希望を考慮して決定します．

### 鎮静や全身麻酔が望ましい患者とは？

「インプラント手術は全例，静脈内鎮静法で」という考え方もあるが，手術時間が短時間の場合や，低侵襲で患者も希望しなければ，局所麻酔とモニター管理のみでインプラント手術を安全に施行できる．しかし，異常絞扼反射（＝催吐反射 gag reflex，咽頭反射）が強い，インプラント手術に対して恐怖心の強い患者，軽症ではない基礎疾患をもつ患者，予定手術時間が長い場合は，静脈内鎮静や全身麻酔も考慮にいれるべきである（**表1**）．

特に，循環動態を安定させたい患者（高血圧症，心疾患）は適応症である．たとえば，高血圧症患者は，治療中の過度の精神的緊張状態は異常高血圧を生じる．重篤な合併症を引き起こさないように静脈内鎮静や全身麻酔は有用である．

①**局所麻酔のみ**：局所麻酔のみで手術を行う場合，患者に意識があるため，術中に追加で説明（術式の追加・変更など）をしたり，歩いてレントゲン室に行き，パノラマX線撮影を行うことも可能，という利点がある．また，麻酔に必要な機器が少なく，全身麻酔より安価である．ただし，静脈路確保は局所麻酔下でも薬剤を必要時にただちに静脈内投与することが可能になるため，安全な手術の担保に有用である．

②**鎮静**：鎮静下による手術（局所麻酔下で鎮静薬を併用）を選択すれば，起きているような眠っているようなボーッとしたような状態であり，患者の術中のストレスは緩和できる．鎮静には，吸入鎮静法と静脈内鎮静法がある．笑気ガスによる吸入鎮静法は，笑気

表1 静脈内鎮静法と全身麻酔法

| 麻酔方法 | 意識下鎮静 | 深鎮静 | 全身麻酔 |
| --- | --- | --- | --- |
| 使用薬剤 | ミダゾラム／ジアゼパム／プロポフォール／デクスメデトミジン | | セボフルラン／デスフルラン／プロポフォール |
| 意識 | 眠くなるが意識あり | 一時的に意識消失<br>疼痛刺激によって反応 | 意識なし |
| 気道 | 基本的に補助不要 | 補助（酸素投与：鼻カヌラ等で）が必要 | 呼吸が止まるので気管挿管が必要 |
| 入院の必要性 | 必要なし | 必要なし（施設による） | 入院の必要なことが多い |
| メリットとデメリット | 簡便な鎮静<br>術中パノラマX線撮影可能<br>低酸素症に注意<br>鎮静状態が弱ければ患者の満足度は低い | 全身麻酔に準じているので術者は手術に集中できる<br>歩行困難なので術中パノラマX線撮影不可<br>低酸素症に注意<br>十分なモニター監視が必要 | 麻酔医が全身管理<br>術者は手術に集中できる<br>全身麻酔機器が必要<br>費用がかかる<br>十分なモニター監視が必要 |
| 症例（具体例） | やや恐怖心が強い<br>下顎片側に3本程度まで埋入を予定 | 異常絞扼反射が強い<br>サイナスリフトと広範囲インプラント埋入を予定 | 基礎疾患（狭心症，心房細動など）をもつ<br>サイナスリフトと広範囲インプラント埋入を予定 |

が術後の悪心嘔吐の原因の一つと考えられており，手術室のガス汚染や環境汚染（オゾン層破壊）の問題が指摘され，使用頻度は激減している．最近は静脈内鎮静法が主体となってきている．

③**全身麻酔**：全身麻酔のメリットは，無痛，健忘，無意識，不動状態とされている．つまり，寝ている間に痛みを感じることなく手術が終わってしまい，嫌な記憶が残らない．また，術者が手術しやすいこともメリットの一つに挙げられる．全身麻酔は適切なモニター下で麻酔医が行うため，安全性が非常に高い．まれであるが，気管挿管に伴う反回神経麻痺など声帯の障害の可能性がある．

## 鎮静の分類

①**意識下鎮静**：患者の意識を消失させない程度に中枢神経系を抑制して，治療に対する不安感や恐怖心を取り除き，精神的な安静状態をもたらすことを期待した手段で，意識下鎮静（conscious sedation）という名称が用いられている．ADA（American Dental Association）およびASA（American Society of Anesthesiologists）ガイドラインにおけるminimal sedationとmoderate sedationに相当する．

②**深鎮静**：実際の臨床では，ある一定時間意図的に意識を消失させるような深い鎮静法も実施されるようになり，深鎮静（deep sedation）と呼ばれている[1]．インプラント手術は，術野と気道が同一部位であり，注水により口腔に水分が貯留しやすいので，意識や上気道の反射を保つことはきわめて重要である．

意識下鎮静では自主的な気道確保が可能であり，身体の刺激や口頭での指示に対して適切に反応する．したがって，異常絞扼反射が非常に強い患者を除いて，深鎮静よりは，意識下鎮静または全身麻酔が適当であると考えられる．

鎮静においては，まれに呼吸不全から心停止にいたる重篤な合併症を引き起こす．十分なモニター管理下でないと，呼吸不全を見逃し，低酸素から心停止を起こす可能性がある．たとえば呼吸予備力の低下した患者や上気道閉塞に関連する疾患（高度肥満，小顎症，扁桃肥大，睡眠時無呼吸症候群）は適応でない．また，全身麻酔はもちろん，鎮静下での手術も，入院設備のない一般歯科診療所では，帰宅時の判断は慎重でなければならない．やはり，深鎮静，全身麻酔下でのインプラント手術は，入院設備のある病院歯科口腔外科へ依頼するのが妥当である．

文　献
1）日本歯科麻酔学会：歯科診療における静脈内鎮静法ガイドライン．2009．（http://kokuhoken.net/jdsa/publication/file/guideline/guideline_intravenous_sedation.pdf）

**POINT**
**恐怖心が強い患者に対して，緊張感，不安・恐怖をなくして手術を行うことは，合併症予防のために重要である**

**Keyword** 局所麻酔　静脈内鎮静　全身麻酔　異常絞扼反射

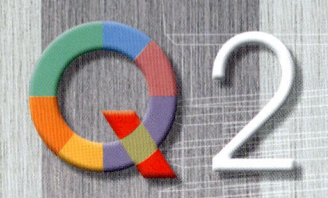

# Q2 最近の手術時の手洗いは，どのように行いますか？

## A-2 ウォーターレス法（ラビング法）と呼ばれる，液体石鹸による衛生的手洗いと速乾性擦式手指消毒薬による新しい手術時手指消毒法が推奨されています．

### 滅菌グローブを装着しても手洗いは必要

インプラントは異物であるため，インプラント埋入後の感染を予防するには，手洗いは大変重要である．滅菌グローブを装着するから手洗いは不要と思ったら大きな誤解である．手指に付着する通過菌を除去し，さらに皮脂腺など定着した常在菌まで可能な限り減少させ，手術中に手袋が破損した場合でも，手袋内に増殖した菌によって術野が汚染されるリスクを最小限にすることが手術時手洗いの目的である．創部感染を引き起こす原因をなるべく減少させることが肝要である．

### ブラシと滅菌タオルが不要な新しい手洗い

手術時手洗いは，抗菌性スクラブ剤とブラシを用いたブラシ法（ヒュールブリンガー変法）が行われてきたが，ブラシを用いた長時間の手洗いによる皮膚損傷の問題が指摘されている．最近では，ブラシを用いず液体石鹸で素洗い後，ペーパータオル（未滅菌で可）で十分に乾燥させ，グルコン酸クロルヘキシジン配合の速乾性擦式手指消毒薬（**図1**）で消毒するウォーターレス法（ラビング法）が推奨されている（**図2**）．

これは従来のブラシを使う方法より手技時間が短く，ブラシによる手荒れ（手の菌種を増加させる）が少なく，コストも低いなどの特徴があり，消毒効果も従来と同等以上であるためCDC（米国疾病管理予防センター）のガイドラインで推奨されている．

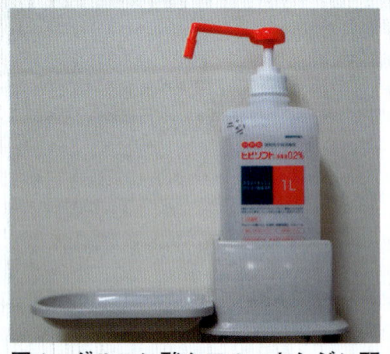

図1　グルコン酸クロルヘキシジン配合の速乾性擦式手指消毒薬

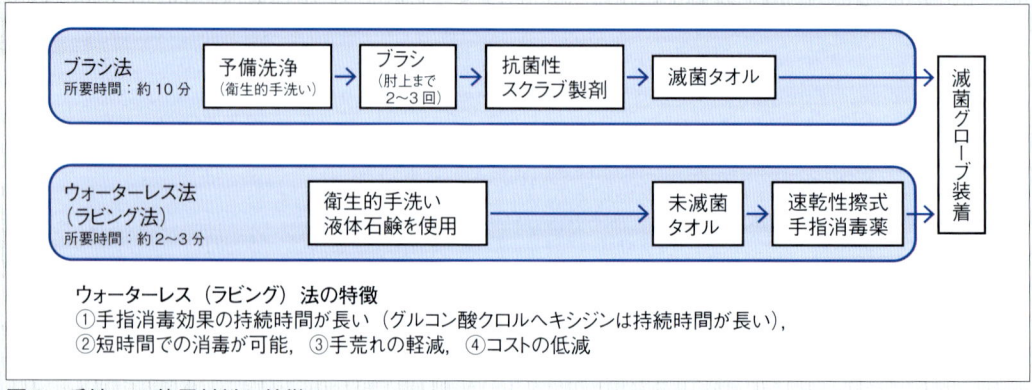

図2　手洗いの使用材料と特徴

ブラシ法 所要時間：約10分 → 予備洗浄（衛生的手洗い）→ ブラシ（肘上まで2〜3回）→ 抗菌性スクラブ製剤 → 滅菌タオル → 滅菌グローブ装着

ウォーターレス法（ラビング法）所要時間：約2〜3分 → 衛生的手洗い 液体石鹸を使用 → 未滅菌タオル → 速乾性擦式手指消毒薬 → 滅菌グローブ装着

ウォーターレス（ラビング）法の特徴
①手指消毒効果の持続時間が長い（グルコン酸クロルヘキシジンは持続時間が長い），
②短時間での消毒が可能，③手荒れの軽減，④コストの低減

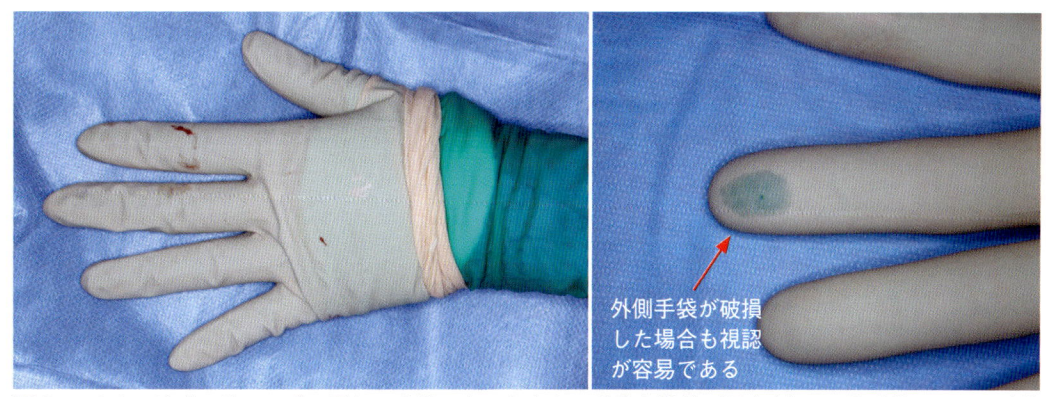

外側手袋が破損
した場合も視認
が容易である

図3-1, 3-2　ダブルグローブ．緑色の手袋の上から白色の手袋を装着（写真左）．二重手袋により，手袋破損によるリスク（医療従事者の防護，術野への汚染）は低減する（写真右）

### ダブルグローブとは

　長時間（2時間以上）の手術の際は，手術手袋の破損のリスクが増大する．手袋が破損した場合，患者からの細菌や血液由来の病原体からの感染症に対する防護機能はなくなり，また手指による術野の汚染が問題になる（⇒第3章Q4）．このリスクを低減するため，手袋を二重に装着することが推奨されている（**図3-1，3-2**）．二重による手袋の厚みの違和感は慣れる．

> **POINT**
> 　速乾性擦式手指消毒薬は，手指全体に薬液が行き渡る十分な量を使用することが必要である（特に爪・指先はしっかりと刷り込む）．液状製剤は3ml，ゲル状製剤でも2ml以上とされている．
> 　速乾性擦式手指消毒薬は，消毒効果はあるが，汚れを落す効果はない．汚れは液体石鹸と流水による衛生的手洗いで落とす．

**Keyword ▶**　ブラシ法　ウォーターレス法（ラビング法）　グルコン酸クロルヘキシジン　ダブルグローブ

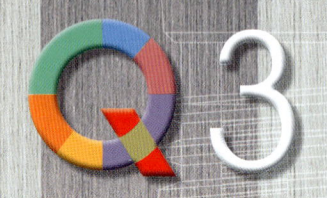

# Q3 インプラント手術時，モニタリング機器は準備しておくべきですか？

## A-3

鎮静を行う場合は絶対に必要ですが，行わない場合でも，ドレープで顔の表情が見えなくなるため，少なくとも血圧計，パルスオキシメーターは使うべきです．

### バイタルサインをモニタリングする

バイタルサインとは「生命維持に必要な徴候」という意味で，血圧，脈拍，呼吸数，体温の4つで，人の生命にもかかわる最も重要な情報である．基本的なモニタリングは，これらの生命維持の基本となるものが対象となり，循環器系の血圧，脈拍，呼吸器系の経皮的酸素飽和度（$SpO_2$），可能なら心電図を含めた4種類である（全身麻酔の場合は体温のモニタリングも必要）．術中の全身的偶発症の予防，あるいは発症したときの状態把握と基本的な対応のために，これらのモニタリングは必須である．

### 1）循環器系

歯科治療に起因した死亡統計では，過半数が心不全，脳血管障害よるものである．術中は痛みやストレスを反映し，血圧が上昇し，心拍数は増加する．また，血管迷走神経反射による血圧低下も起こりえる偶発症である．不整脈患者の手術を行う場合で，歯科麻酔専門医等に術中全身管理を依頼する際は，心電図も測定できる複合機（生体情報モニター）を準備することが適切である（図1）．生体情報モニターは，設定された間隔で自動的に血圧を測定でき，データ記録，アラーム機能などの機能性に優れている．

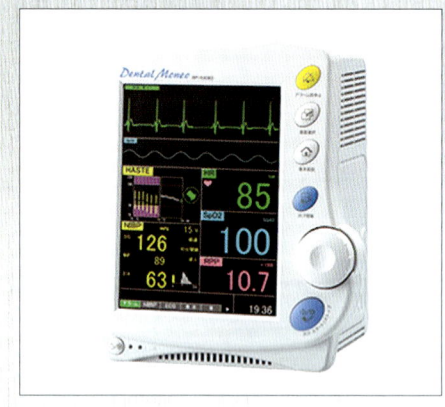

図1　生体情報モニター

### 2）呼吸器系

静脈内鎮静下で手術を行う際，$SpO_2$測定は低酸素症の早期発見のため必要である．

### 血圧計とパルスオキシメーター

血圧計，パルスオキシメーターは安価であり必ず準備したい（図2-1，2-2）．

### 1）血圧計

☐ 上腕で測るタイプの場合，カフ（腕帯）を上腕に巻く．その際，素肌か，薄い肌着のような状態の上に巻く．厚手の服はたくし上げると血管を圧迫し，正確に測定できない．

☐ カフを巻く位置は心臓と同じ高さで，肘関節にはかからないようにする．コードの付け根が上になるように装着．

☐ 実際に手術を行う体位（仰臥位）で測定してみる．計測中はしゃべらず，体や腕も動かさず（腕に力をいれない），リラックスした状態で行う．

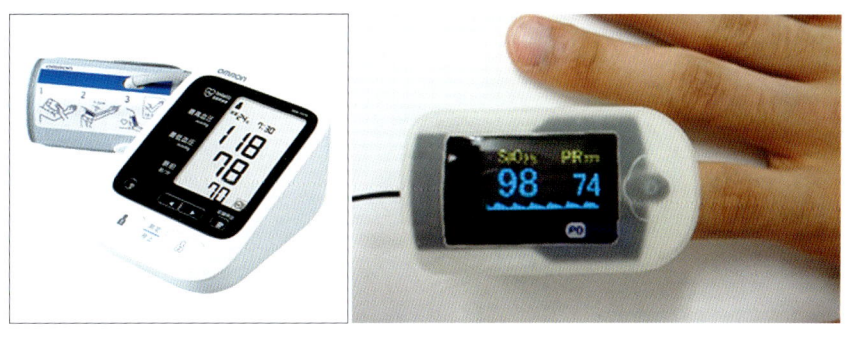

図 2-1，2-2　血圧計およびパルスオキシメーター

**血圧の変動**：血圧の上昇は，痛み刺激やストレスによることが多い．血圧の低下は血管迷走神経反射（⇒第 3 章 Q5）の可能性があり，収縮期血圧 60mmHg 未満はショック状態で緊急事態である．意識，呼吸，体温，脈拍の確認を行う．

### 2）パルスオキシメーター

☐ $SpO_2$ とは，赤血球に含まれるヘモグロビンの何%に酸素が結合しているか，皮膚を通して（経皮的に）調べた値で，呼吸状態を評価できる．正常値は 96% 以上，90% 以下は低酸素症である．

☐ 鎮静が深くなり呼吸抑制が生じると $SpO_2$ は低下する．

☐ 赤色光があるほうを指の爪側に向けて装着（どの指でも OK だが，マニキュアを塗布していると正確に測定不可の場合がある）．

☐ 血圧測定を行う腕と反対側の腕の指で測定する．カフの圧迫による血流不良のため血圧測定時は測定できない．

**$SpO_2$ の低下**：鎮静下では鎮静深度が深くなり呼吸抑制が起きていることが多い．93% 以下で酸素投与準備の必要性がある．

### POINT

安全，安心なインプラント治療が求められているなか，今後，さらに高齢者治療の機会が増加するため，モニタリング機器の準備はしておきたい．準備するだけでなく，実際に RPP と $SpO_2$ を確認してみることが必要である．

### COLUMN

#### RPP（Rate Pressure Product）：収縮期血圧×心拍数

心筋の酸素需要量を推定する指標．酸素需要が増大すると心拍数と心拍出量が増加して RPP は増加する．RPP を低く保ち心筋保護に努めたい．術中は 12,000 以下でコントロールする．20,000 以上で心筋虚血を起こしやすい．

血圧 200/110mmHg，脈拍 100 回 / 分の場合．RPP = 200 × 100 = 20,000

**Keyword** ▶　血圧計　パルスオキシメーター　生体情報モニター

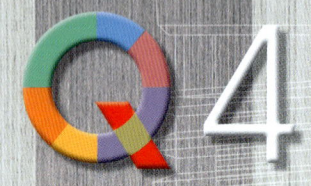

# Q4 インプラント手術と歯科小手術とで,異なるところは何ですか?

## A-4 インプラントという人工物を骨に埋入するため,より厳重な感染予防対策が必要です.

### バイオフィルムは難治性感染症の原因

　歯科用インプラントや人工関節,心臓の人工弁のような体内に留置する異物の感染は,「バイオフィルム感染症」と考えられている.齲蝕や歯周病の原因であるプラークがバイオフィルムの性質を有していることは歯科では常識であり,バイオフィルム中の細菌には抗菌薬や消毒薬が効きにくく,骨髄炎や上顎洞炎のような難治性感染症の原因となる.

　インプラント埋入時に,インプラント体が菌で汚染されると,骨内でバイオフィルムを形成し,将来的な感染につながるリスクがある.このため,整形外科での人工関節手術では,他の手術よりも高度な手術室の清潔環境が要求される(**COLUMN** 参照).

　抜歯即時埋入では,特にこのリスクを十分に考慮しておく必要がある(⇒第5章Q16).また,臨床的,X線写真的には問題なく治癒しているように見える骨(**図1-1～1-3**)でも,骨髄に抜歯時からあったバイオフィルムが残っている場合がある.

　準清潔手術であるインプラント手術では,周術期の抗菌薬の投与の有無で,「手術直後の縫合部の感染率に差がない」,というのが定説である.しかしながら,インプラントの残存率を比較すると,予防的に抗菌薬を投与した群のほうが成績が良好であり,これは手術中の汚染を抗菌薬がカバーしているものと推測している(⇒第4章Q2).インプラントを汚染する菌に抗菌薬が必ず効くとは限らないため,インプラント埋入時に,できる限りインプラント体が菌で汚染されない工夫を重ねる必要がある.

### COLUMN
#### 手術室の環境とその基準

　手術中の清潔環境を維持するために,フィルターを介した空調管理,温度・湿度管理,手術室内の清掃が必要である.手術室は空調システムによって手術室の空気圧を廊下よりも高く維持されている.これにより空気の流れが手術室から外に向かうようになり,外部からの雑菌を含んだ空気の侵入を防いでいる(**表1**).

表1 室内環境の清浄度区分

| 清浄度クラス | 名称 | 該当室 | 基準 |
| --- | --- | --- | --- |
| Ⅰ | 高度清潔区域 | バイオクリーン手術室 | 10CFU/m³ 以下 |
| Ⅱ | 清潔区域 | 一般手術室 | 200CFU/m³ 以下でなるべく小さな値 |
| Ⅲ | 準清潔区域 | ICU,未熟児室など | 200CFU/m³ 以下 |

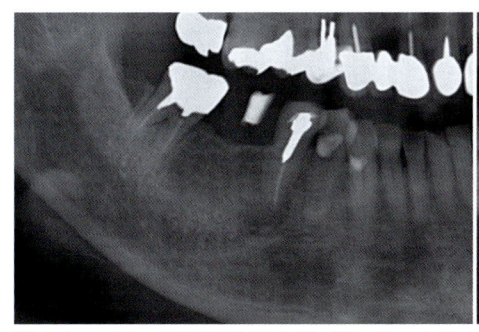

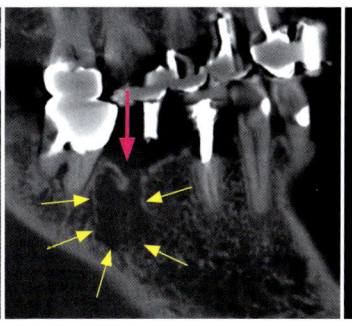

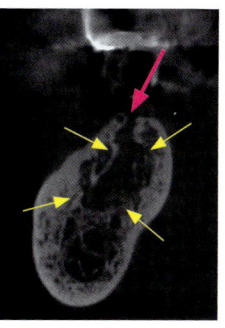

図 1-1 〜 1-3　線維性治癒の例（63 歳，女性．抜歯後 2 年）

### インプラント体が菌で汚染される要因

　インプラント手術の成功率が，たとえば 98.5％と 97％とでは，大して違わないような印象を受けるであろう．しかし，これを「失敗率」として，1.5％と 3％と考えれば，後者は 2 倍の割合で失敗していることになる．インプラント手術の失敗には，上下顎の差，つまり骨質をはじめとする解剖学的要因による影響が大きいと思われるが，成功と失敗を分けるわずかの差に「菌による汚染の要因」もあるだろう．

　1）器具類と 2）術野の面を中心に考えてみる．

**1）器具類**

- **注水関連は必ずディスポ製品を使用する**：リユースの洗浄針では，オートクレーブやガスで滅菌しても，内部がバイオフィルムで汚染されているリスクが高い（**COLUMN 参照**）．

#### COLUMN
#### オートクレーブは魔法の箱ではない！

　一般の歯科用オートクレーブ（クラス N；重力置換式）では，中空構造（ハンドピースなど）の器具や，滅菌パックに器具を入れて滅菌すると，滅菌不良を生じるリスクが指摘されている．医科の手術室での「ハイスピード滅菌」はクラス N であり，整形外科で使用するインプラント類の滅菌は禁じられている．プレバキューム機構のあるクラス B 相当のオートクレーブの使用が望ましい（**図 2**）．

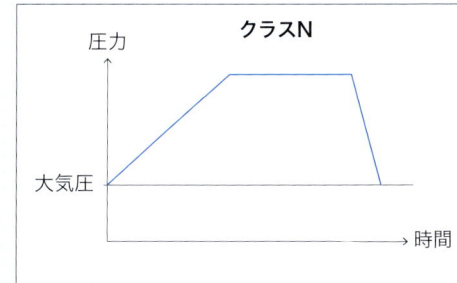

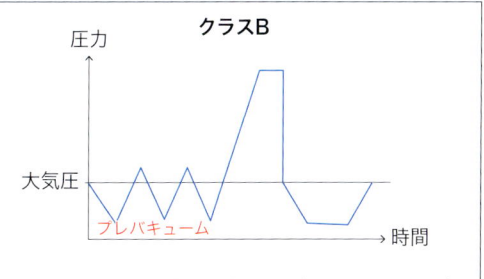

**クラス N**

蒸気と空気の重量の違いを利用してチャンパ内の空気除去を行う方式
- 包装されていない固形物の滅菌は可能
- 滅菌後はただちに使用する必要がある

**クラス B**

滅菌前にチャンパ内に真空状態（プレバキューム）を作り出すことで，蒸気が細部まで行き渡る方式
- 固形，中腔，多孔性物（ドレープ等）の滅菌が可能
- 非包装，包装の両方に対応し，包装して滅菌したものは保管が可能

図 2　クラス N とクラス B

- **ユニットから注水は使用しない**：歯科用ユニットからの注水は，一般に汚染のリスクがきわめて高いため，インプラント埋入手術では絶対に使用しない．

2) 術野
- **皮膚消毒**：手術時に口唇周囲の皮膚を消毒するが，消毒効果の持続時間は長くない．10％ポビドンヨードよりも，0.5％グルコン酸クロルヘキシジンのほうが持続性はある．鼻孔周囲は特に汚染が強い部位であり，手術中に触れないように注意すべきである．Nasal Mesh（もしくはNasal Cap）という小孔の開いたガードを鼻孔部つけたり（図3），鼻カヌラを装着したうえで，滅菌ドレープで口周囲の皮膚を鼻孔も含めてカバーすることが試みられている．

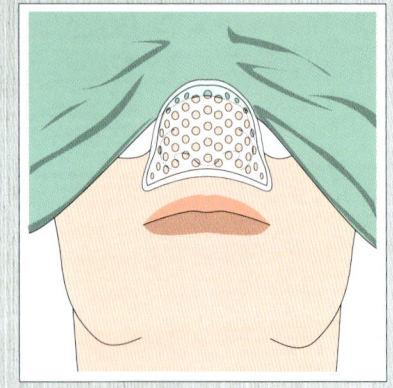

図3　Nasal Mesh

- **ダブルグローブ**：グローブが破損すると，グローブ内で繁殖した菌による汚染を生じるリスクがあるため，ダブルグローブが推奨されている（⇒第3章Q2）．
- **唾液中の口腔常在菌**：唾液には$10^{7〜9}$/mLの口腔常在菌がおり，無菌にすることは困難である．$10^{7〜9}$と幅があるのは，歯へのプラークの付着度の影響が大きいと思われる．プラークを除去したうえでの，手術直前の抗菌性薬液での洗口は悪くない．
- **隣在歯に付着したプラーク**：プラークは糞便に相当する菌濃度である（$10^{11}$/g）．インプラント体と隣在歯との接触には注意していても，切開や剥離時の器具にプラークが付着すれば，抗菌性薬液による洗口などの効果は一瞬にして吹き飛んでしまいかねない．
- **抜歯部分の治癒状態（抜歯即時埋入には一定のリスクを伴う）**：不良肉芽は掻爬できるが，骨中に存在する菌へはアクセスできない．

**POINT**

> 抜歯などの小手術では，術後感染を生じても，不可逆的なトラブルを生じることは少ない．一方，インプラント手術での失敗率は高くないものの，失敗の背景には，術中の菌によるインプラント体の汚染の可能性があるため，厳重な感染予防対策を実践すべきである．

**Keyword ▶** バイオフィルム　手術室　オートクレーブ　滅菌　ダブルグローブ

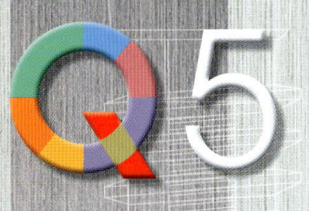

# Q5 救急薬品，器具等はどのようなものを準備しておくべきですか？

## A-5
インプラント処置だけでなく観血的処置時の患者さんの急変に対応できるように救急薬品，器具の準備は必要です．

　全身的偶発症は，そのほとんどは，局所麻酔や侵襲の大きい処置によるストレスが原因である．インプラント埋入手術の際，患者は不安な状態になっていることが多く，全身的偶発症を生じる可能性が他の一般的な歯科処置よりは高くなると思われる．それらの多くは予防可能であり，発症を未然に防ぐことが大切であるが，一旦，発症した場合，歯科医師が不得意な分野であるものの対処しなければならない．

### どのような偶発症が起こるのか？
　歯科治療における全身的偶発症で頻度が多いものを挙げる．
　1）血管迷走神経反射，2）異常血圧上昇，3）過換気症候群，
　4）局所麻酔薬アレルギー，5）虚血性心疾患の急性増悪
　これらの全身的偶発症は，患者に既存の疾患に関係なく発症する疾患（1，3，4）と既存の全身疾患が治療を契機に増悪した場合（2，5）に分けられる[1]．
　全身的偶発症の代表的な血管迷走神経反射を生じた場合は頭部を下げて下肢を挙上する，過換気症候群の場合は袋を鼻と口にあてて呼吸させて対応したりなど，救急薬品を投与せずに改善できる場合も多い．
　全身的偶発症には下記のような初期症状があり，これらを見逃さないことが重要になる．
　1）胸痛，2）気分不良，3）顔面蒼白・紅潮，
　4）頻呼吸，5）顔面神経麻痺・ろれつがまわらない

### 死亡に至る原因となりうる偶発症
　放置した場合，生命にかかわる全身的偶発症こそ，救急薬品の投与や救急車の要請が必要となる．歯科診療における死因分類とその原因となりうる偶発症の頻度の多いものを挙げる．
　1）心不全，2）脳血管障害，3）気道閉塞，4）局所麻酔薬アレルギー，
　5）器具の誤嚥，6）喉頭けいれん
　気道閉塞は，下顎骨へのインプラント手術の際の重篤な口底出血に伴うものが代表として挙げられ，これに対しては救急器具が必要となる．それ以外の全身的偶発症は救急薬品の投与が必要な場合がある．緊急時は，まず，静脈路確保を行い薬剤の投与を行う．静脈内鎮静下で手術を行っていた場合はすでに静脈路が確保されているが，一般的に歯科医師が緊急時に静脈路を確保するのは容易でない（そのため局所麻酔下での手術の場合も静脈路が確保されているほうが安全である）．

その他の薬剤投与手段としては，経口または筋肉内投与（筋注）が挙げられる．経口投与は，意識が鮮明でない場合は困難であったり，誤嚥の危険を伴う．そこで，最高血中濃度到達時間は約30分程度要するものの，緊急時は筋注を推奨したい．アトクィック®やエピクィック®などのプレフィルドシリンジ（薬剤充塡済み注射器）が使用しやすい．準備すべき救急薬品を筋注対応を中心に**表1**に示す．急変対応しながら，悪化時は救急要請（関連・提携病院または119番）を行う．

### 心肺蘇生

心肺蘇生法（Cardiopulmonary Resuscitation：CPR）のうち一次救命処置（Basic Life Support：BLS）は，一般市民が実行できるようなものなので，歯科医師は当然として，歯科医院スタッフ全員ができるようにしたい．歯科医師には日本救急医学会が実施しているICLS（Immediate Cardiac Life Support）コースの受講を勧める．一次救命処置，自分の力量にあった気道管理法，自動体外除細動器（Automated External Defibrillator：AED）などについて学ぶことができる．各歯科医院で緊急対応できるように年1回はスタッフ全員で訓練しておきたい．

### 器具の準備

① AED（**図1**）
② 酸素吸入装置一式（酸素マスク，鼻カヌラ等）
③ 経鼻・経口エアウェイ（**図2**）：意識障害による舌根沈下や口底の腫脹（⇒第5章Q5）で気道閉塞の恐れがある場合に挿入する．絞扼反射（＝催吐反射　gag reflex，咽頭反

表1　全身偶発症と治療薬の例（成人の場合）（文献2を基に作成）

| 全身的偶発症の種類 | 治療薬物（*付きは商品名） | 投与量・投与方法 |
|---|---|---|
| 徐脈・血管迷走神経反射 | アトロピン硫酸塩水和物 0.5mg<br>アトロピン注* | 0.5mgを筋注 |
| 血圧低下 | エチレフリン塩酸塩 10mg<br>エホチール* | 2～10mgを筋注 |
| 血圧上昇 | ニフェジピン（カプセル：5mg）<br>アダラート* | 1カプセルを内服 |
| 過換気発作・全身けいれん | ジアゼパム 10mg，ミダゾラム 10mg<br>セルシン*，ドルミカム* | 5～10mgを筋注 |
| 狭心症発作 | ニトログリセリン（スプレー剤）<br>ミオコール*<br>発作時使用のため患者が持っている | 舌下に1～2回噴霧 |
| アナフィラキシーショック | アドレナリン 1mg<br>アドレナリン注* | 0.2～1mgを筋注 |
| 脳梗塞・心筋梗塞 | アスピリン 100mg<br>バイアスピリン* | 口腔内で噛み砕いて内服 |
| 気管支喘息 | サルブタモール硫酸塩（吸入エアゾール剤）<br>サルタノールインヘラー*<br>発作時使用のため患者が持っている | 成人は2回<br>小児は1回吸入 |
| 低血糖発作 | 20%ブドウ糖液 | 20mlを静注または経口投与 |
| ショック・抗アレルギー | ベタメタゾンリン酸エステルナトリウム<br>リンデロン* | 2～8mgを静注（筋注） |

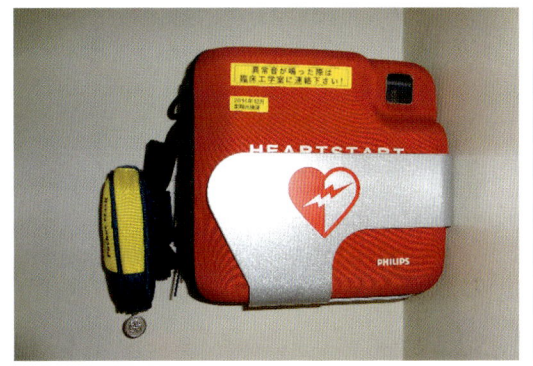

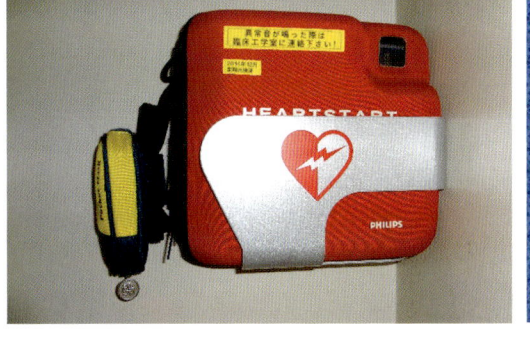

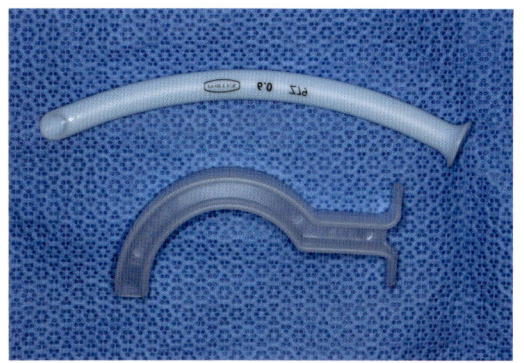

図1 自動体外除細動器（AED）　　　　図2 経鼻エアウェイ（上）と経口エアウェイ（下）

　射）などで経口エアウェイが使用できない場合は経鼻エアウェイを使用するが，鼻出血のリスクがある．
④**輸液セット**：できれば点滴静注を行う際のセットは用意しておきたいが，少なくとも筋注の際を含めて多様に使用可能なディスポ注射器（2.5ml 23G 針付き，5ml 22G 針付き，10ml 21G 針付き）は準備しておく．

文　献
1) 佐藤雅仁：歯科治療中の偶発症とその対策．岩医大歯誌．2005；30：146-157.
2) 松浦信幸, 一戸達也：救急薬品は何をそろえばよいですか？　日本歯科評論．2015；75（2）：144-145.

Keyword ▶　偶発症　救急薬品　心肺蘇生　自動体外除細動器（AED）　エアウェイ

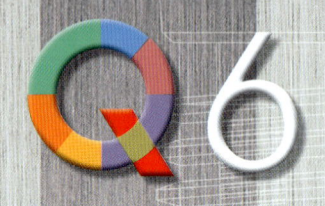

# Q6 手術後の注意，術後のアポイントの取り方などについて教えてください

## A-6

出血，疼痛，腫脹についての説明を行い，術後にしびれが残存している場合は早急に連絡をとるよう指示します．通常，一次手術後の抜糸のアポイントメントは約7〜10日後にとります．

### 当施設で渡している文書の具体例

**インプラント埋入手術を受けられた方へ**

1. 傷口（手術創）に当ててかんでいるガーゼは，圧迫により手術後の出血を止めるために行っています．20〜30分はしっかりかんでおいて下さい．
2. 手術後うがいを何度もしたり，唾を吐いたり，傷口を吸ったりすると，血が止まりにくくなりますのでやめて下さい．唾液に血が混じり，多く出血している様に見えることがありますが，心配いりません．
3. 麻酔注射のため手術後2〜3時間は，唇や舌が少ししびれますが心配いりません．再び痛みだしましたら，痛み止めが処方されていますので指示通り内服して下さい．食事はしびれ感が消えてから始めて下さい．
4. 埋め込んだインプラントに食物や入れ歯によって力が加わることを避けなければいけません．上下でかみ合う歯が残っている場合は傷口部分でかまないように注意しながら召し上がってください．また傷口が開くおそれがありますので，創部は絶対に触らないで下さい．
5. 手術当日，たばこ，飲酒，入浴（シャワー程度は問題ありません．），激しい運動は出血の原因になりますので控えて下さい．たばこは傷の治りを悪くする原因となり，また，インプラントの長期成績にも悪影響を及ぼす可能性がありますので，これを機に禁煙をお願いします．飲酒は出血，痛みの原因になりますので，手術当日から3〜4日控えてください．
6. 手術後，痛みや腫れがあっても，冷やすのは当日のみにして下さい．氷を用いていただくとよいです．出血が続いているときには，清潔なガーゼを傷口に当てて30分くらい圧迫して下さい．
7. 手術後2〜3日目が最も腫れ，約1週間で元の状態に戻ります．指示通り薬を服用していただければ腫れはあっても，痛みはあまりない場合がほとんどです．皮下出血班が出現した場合，約2〜4週間続くこともあります．
8. 化膿止め（抗菌薬）は決められた時間通りに必ず服用して下さい．もし，じんましんなどのアレルギー反応，下痢などの副作用が出た場合は，ご連絡下さい．必要に応じて薬を追加変更いたします．

困ったこと，わからないことがありましたら，ご遠慮なくお問い合わせ下さい．

連絡先
平日9：00〜19：00，土曜9：00〜12：00
Tel：●●●●-●●-●●●●
夜間・日曜・祝日
緊急Tel：●●●-●●●●-●●●●（携帯電話）　　　　　　●●歯科医院

*一次手術後のすぐの義歯使用によるインプラント体への負荷にも注意！*

⇒第4章 Q1，2

*リスクの高い患者の術後は連絡のつきやすい状況にしておく．*

### POINT

インプラント手術に限らず，初めて手術を受ける患者は大変不安に思っている場合が多い．手術の翌日，洗浄については必ずしも必要ではないが，一次手術を行った当日夜もしくは翌日に患者に電話で病状を聞くことも信頼関係構築のうえで重要である．

通常の一次手術後は抜糸を約7〜10日後に行うが，骨造成を行った場合，創部の離開のリスクを考慮し，抜糸を約10〜14日まで延期することも考慮する．

**Keyword▶** 出血　疼痛　禁煙　緊急Tel

# 第4章 投薬

1～4

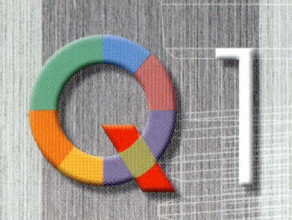

# Q1 鎮痛薬・ステロイド薬の効果的な使用法について教えてください

## A-1

手術直前，もしくは麻酔が切れる前にアセトアミノフェンを投与する先取り鎮痛（PEA）が効果的です．また，術後数日間のステロイド薬投与には腫脹軽減効果がありますが，オッセオインテグレーションへの悪影響は否定できません．

### NSAIDs よりもアセトアミノフェン！

現在，歯科領域で頻用されている代表的な鎮痛薬は，ロキソニン®やボルタレン®を代表とする NSAIDs（Non-Steroidal Anti-Inflammatory Drugs：非ステロイド性抗炎症薬）であるが，これらの薬剤は使用量が多くなると，副作用として，消化管障害（**内服でなくても坐薬や注射薬でも生じる**）だけでなく，腎障害（⇒第1章 Q7；**80歳の腎機能は30歳のおおむね半分**）を生じることが問題とされるようになってきた．また，NSAIDs は抗血小板作用も有することから，術後出血を助長するリスクもある．

一方，アセトアミノフェン（カロナール®など）は，古くからある鎮痛薬であるが，副作用が少ない（妊婦への第一選択）ものの，鎮痛効果が弱いため，インプラント治療後に使用されることは少なかった．しかし，2011年に用量が改訂され，十分量（1回300〜1,000mg，1日4,000mg）を投与できるようになったことで，十分な鎮痛効果を得ることができるようになり，特に高齢者に対しては第一選択の鎮痛薬といえるようになった（**図1**）．静脈ルートがある場合には，静注製剤（アセリオ®）を選択することもできる．

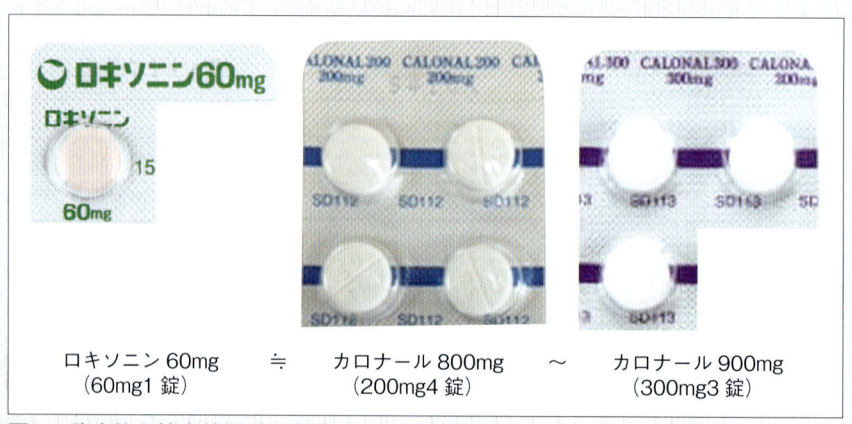

ロキソニン 60mg ≒ カロナール 800mg 〜 カロナール 900mg
（60mg1錠） （200mg4錠） （300mg3錠）

図1 臨床的な鎮痛効果の目安

### 先取り鎮痛（PEA）とは？

痛くなってから鎮痛薬を使用しても，効果を発現するまでに少なくとも20〜30分以上はかかる．一方，痛くなる前，つまり**手術直前，もしくは麻酔が切れる前から鎮痛薬を投与**するとよく効くことは容易に想像できる．術中は十分な局所麻酔（⇒第5章 Q3）を施したうえで，手術開始直前もしくは局所麻酔効果が完全に切れる前に鎮痛薬を投与し，

手術に伴う疼痛を感じさせないことで，**「痛みの記憶」を作らないことを目標**とする先取り鎮痛（pre-emptive analgesia：PEA）という方法が注目されている．

PEAによって，疼痛刺激が中枢に伝達する過程でブロックし，患者が感じる疼痛を最小限にすることが可能となる．患者の苦痛を少なくできるだけでなく，結果的に術後に使用する鎮痛薬の使用量を減らせるため，副作用を生じるリスクも少なくできる．

### 鎮痛薬が効く時間

鎮痛薬を内服して，効果を発揮するには，濃度がピークに達するまでの時間（Tmax）が重要で，ロキソニンやカロナールで30～50分程度である．そして，徐々に代謝され濃度がピークの半分になる時間（$t_{1/2}$）は，ロキソニンで1時間15分，カロナールで3時間弱である（**図2**）．

手術の侵襲の大きさによって痛みの程度は変わり，痛みの感じ方には個人差がある．したがって，絶対的な値で表すことはできないが，便宜的に軽，中，激の3段階の痛みがあるとする．軽はカロナールの濃度が3（μg/ml）になる約20分で効き始め（a），中では6にならないと効かないので，効き始めるまで約40分かかる（b）ことがわかる．激は非常に強いので，カロナールのこの量（500mg）では効かないことを示す（2倍の1,000mg内服すれば効く）．

軽では約20分から効き始め（a），血中濃度を下回る3時間過ぎまで効くことがわかる（d）．中では，約40分から効き始める（b）が，1時間半で血中濃度を下回る（c）ので，また痛くなってくる可能性がある．実際，「すぐにクスリが切れて，また痛くなった」ということもあるが，いったん鎮痛効果が得られると，精神的にも安定し（＝過敏な状態でなくなる），中の痛みが軽に下がる（＝疼痛閾値が上がる）ことが多い．そうすると，3時間過ぎまで効くようになる（d）．

PEAによって，「痛くなってから鎮痛薬が効くまで待つ」というストレスをなくし，軽もしくはそれよりも痛みが少ないレベルで経過すれば，鎮痛薬が8時間以上効いても不思議ではない．

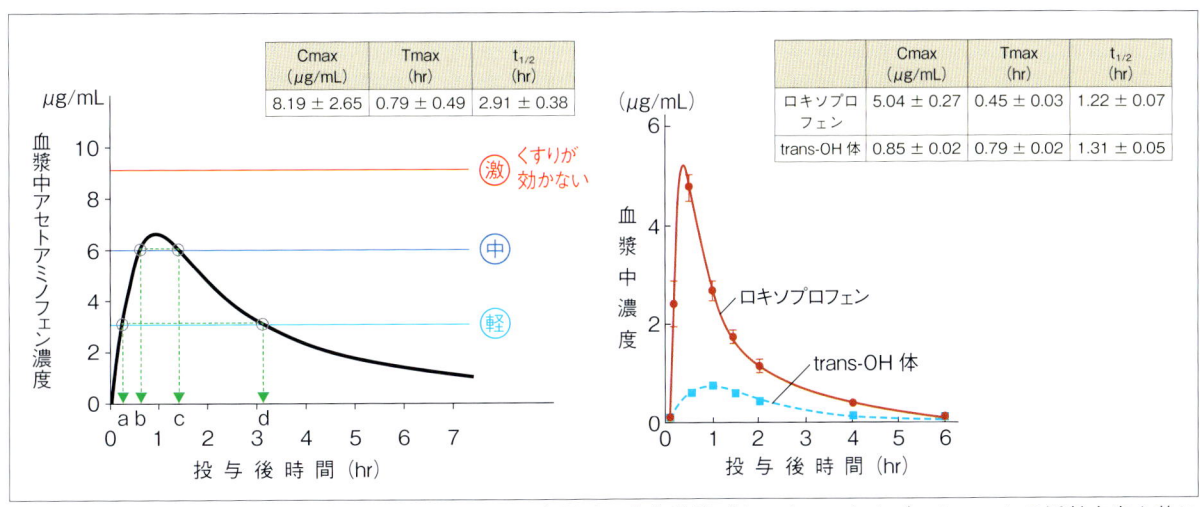

**図2** カロナール500mgおよびロキソニン60mgを内服時の薬物動態（カロナールおよびロキソニンの添付文書を基に作成）

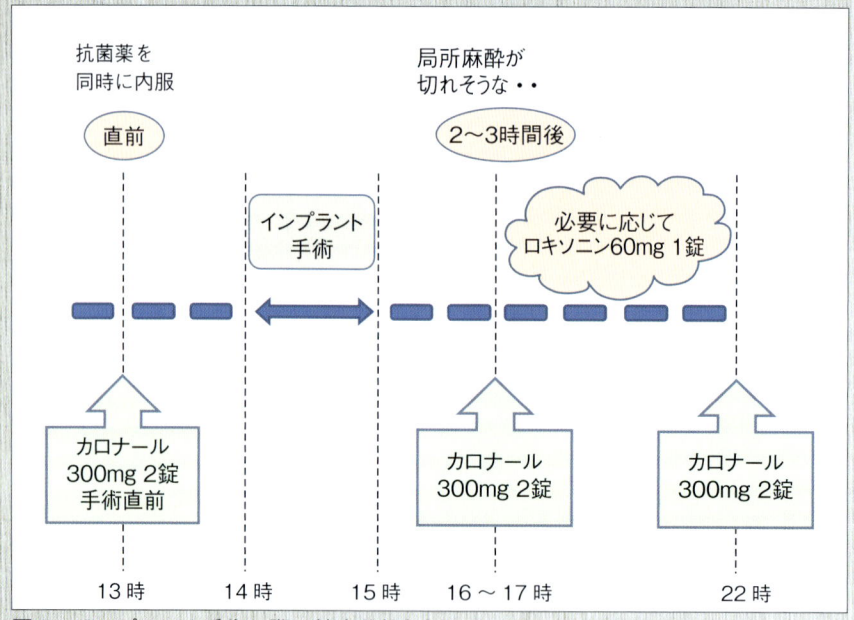

図3 インプラント手術の際の鎮痛薬投与例
14時から1時間のインプラント手術の場合
1回目：13時，2回目：16～17時（局所麻酔の効果が切れる頃），3回目：22時（就寝前），4回目：翌朝．ロキソニンの頓服が必要となる場合は少ない

### アセトアミノフェンの投与例

　薬理作用的に，NSAIDsにみられる胃腸障害や出血傾向のような副作用の心配がアセトアミノフェンにはほとんどなく，適切な用量で投与すれば，安全で鎮痛効果も良好で，有用性の高い薬剤である．具体的な投与例を**図3**に示す．この例ではカロナールの1回量を600mgとし，これでも痛い場合にレスキューとして，NSAIDsのなかでも即効性のあるロキソニンを頓用としているが，実際にはロキソニンのレスキューが必要となることは少ない．

　NSAIDsの鎮痛作用は**末梢性**で，抗血小板作用があるため手術のような出血を生じる場面での投与にはリスクを伴うのに対し，アセトアミノフェンの鎮痛効果は**中枢性**であり，抗血小板作用もないことから，**手術時のPEAには有利な鎮痛薬**である．

### ステロイド薬の使用

　ステロイド薬には強力な抗炎症作用があり，インプラントに関連する手術後の腫脹予防を目的に使用されることがある．手術後のある程度の腫脹は，生理的な炎症反応であるため，無理に抑え込む必要はないであろう．しかしながら，過剰な腫脹は，血腫形成によって感染源となる可能性がある他，神経の圧迫による知覚障害を生じる可能性もある．

　一方，ステロイド薬には，免疫抑制作用によって感染に対する抵抗力を減弱させる，糖新生促進作用によって糖尿病を増悪させる，そしてオッセオインテグレーションにかかわりの深い「骨形成抑制作用」など，負の側面もあり，安易な投与は避けるべきであろう．

　インプラント手術におけるステロイド薬の選択に関するエビデンスは乏しい．口腔外科領域では，下顎の智歯抜歯時にステロイド薬を使用することで，術後の疼痛や腫脹，開口障害の抑制に有効であった，とする研究は多数ある．しかしながら，ステロイド薬の種類

表1 主なステロイド薬

| 一般名 | 商品名 | 効力比 | 一般的な1回投与量 |
|---|---|---|---|
| ヒドロコルチゾン | コートリル | 1 | 20mg |
| プレドニゾロン | プレドニン | 4 | 5mg |
| メチルプレドニゾロン | メドロール | 5 | 4mg |
| デキサメタゾン | デカドロン | 25 | 0.5mg |
| ベタメタゾン | リンデロン | 25-30 | 0.5mg |

（プレドニゾロン，メチルプレドニゾロン，デキサメタゾン，ベタメタゾン，など），用法（術前単回〜術後数日，経口，筋注，静注，局所注入，など），用量もさまざまである（**表1**）．

したがって，インプラント手術に伴うステロイド薬投与の推奨方法を挙げるのは非常に難しいが，あえて挙げるとすれば，

1) 手術後の腫脹が非常に大きくなることが予想され，
2) 糖尿病などの易感染性の要因や，骨代謝異常がない，ことを前提に，
3) **抗菌薬の予防投与**を適切に併用し（⇒第4章 Q2），
4) ベタメタゾン（リンデロン®など）であれば 1.5mg/日，プレドニゾロン（プレドニン®）であれば 15mg/日，程度の低用量とし，
5) 長くても2日以内の投与にしておくべきであろう．

---

**Keyword ▶** 非ステロイド性抗炎症薬（NSAIDs）　先取り鎮痛（PEA）　アセトアミノフェン　ステロイド薬

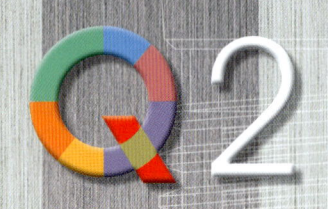

# Q2 インプラント手術時の適切な抗菌薬の投薬法について教えてください

## A-2
感染のない部分へのインプラント手術においては，術前に1回だけ，十分量を投与するのがベストです．本来，術後には不要ですが，感染防御能の低下がある場合などでは，長くても2日以内の投与が望ましいでしょう．

### 手術後の予防投与のトレンド

わが国では，歯科用インプラント手術後の感染予防を目的とした抗菌薬の投与方法についての統一した見解がなく，担当医によって投与方法が異なるのが現状である．他領域での手術後の予防投与での最新の考え方は，1）適切な抗菌薬を，2）手術直前から，3）手術後は不要か，長くても2日以内，となっている．

欧米での多くの研究を対象としたメタ解析で，インプラント手術前の抗菌薬の予防投与は，インプラントの手術直後の感染予防という点においてはその有効性は明らかではないが，長期的にみたインプラントの予後（残存率）という点においては効果的であるとされている[1]（**表1**）．メタ解析の対象となった多くのレジメンのなかで，どれがベストかを判断することはできないが，アモキシシリン（サワシリン®など）を，手術直前から，手術後は不要か，長くても2日以内，に当てはまるものが多い（**表2**）．

### 予防投与のメリット

前述のメタ解析において，準無菌手術であるインプラント手術では，抗菌薬の予防投与をしても，しなかった群（プラセボ）と比較して手術部位の術後感染（surgical site infection：SSI．通常は術後30日以内）の有無に差がなかった．つまり，予防投与は不要，ともいえる．しかしながら，予防投与群では有意に<u>インプラントの長期的な予後（残存</u>

表1 予防投与レジメンのメタ解析

| Study or Subgroup | Year | 抗菌薬使用 Events | Total | 抗菌薬不使用 Events | Total | Weight | Risk Ratio IV, Fixed, 95% CI |
|---|---|---|---|---|---|---|---|
| Abu-Ta'a et al. | 2008 | 0 | 128 | 5 | 119 | 5.4% | 0.08 [0.00, 1.51] |
| Esposito et al. | 2008 | 2 | 341 | 9 | 355 | 19.2% | 0.23 [0.05, 1.06] |
| Anitua et al. | 2009 | 2 | 52 | 2 | 53 | 12.1% | 1.02 [0.15, 6.97] |
| Esposito et al. | 2010 | 7 | 489 | 13 | 483 | 54.0% | 0.53 [0.21, 1.32] |
| Caiazzo et al. | 2011 | 0 | 119 | 2 | 29 | 4.9% | 0.05 [0.00, 1.01] |
| Tan et al. | 2014 | 0 | 249 | 1 | 80 | 4.4% | 0.11 [0.00, 2.63] |
| Total（95%CI） | | | 1,378 | | 1,119 | 100.0% | 0.37 [0.19, 0.72] |
| Total events | | 11 | | 32 | | | |

Heterogeneity：$Chi^2$=5.32, df=5（$P$=0.38）；$I^2$=6%
Test for overall effect：Z=2.93（$P$=0.003）

|  | 薬剤 | 投与方法 |
|---|---|---|
| Esposito et al. | アモキシシリン | 手術1時間前に2g投与 |
| Abu-Ta'a et al. | アモキシシリン | 手術1時間前に1g投与＋術後2g/日を2日間投与 |

表2 予防投与レジメンの例

率）が良好であったと結論づけられている．

予後（残存率）が良好となるメカニズムは明らかにされていないが，1）抜歯前にあった根尖病変などに由来する顎骨に存在した菌が，手術時にもバイオフィルムを形成して残存，2）手術中にドリルやインプラント体が汚染，などであろうと推測している．これらは，施術者がないように注意しているはずだが，気づくことは難しい．

### 予防投与のデメリット

アナフィラキシーショックのような重篤なものから，下痢などの胃腸障害などの副作用の他，歯科では認識が少ないが，長期（4日以上）に投与した場合に「耐性菌の選択」のリスクがある（**図1**）．抜歯後感染などでも経験するように，抗菌薬を投与していても感染を生じることはあり得る．これは，感染の原因菌（起炎菌）に対して，そのときに投与していた抗菌薬が効いていない状況であるが，効かない抗菌薬を投与し続けることは，効果がゼロなのではなく，起炎菌以外の菌を減少させ，起炎菌にとって有利な環境を作る，つまり**マイナスの効果**をもたらす可能性がある．

### 抗菌薬の選択

まず，すべての菌に効く抗菌薬はない．菌の耐性度，つまり抗菌薬の効きにくさの状況は，国よっても異なる（←抗菌薬の使用方法が異なるため）ので，海外のデータをそのまま準用するのは危険である（例：海外では有用とされるセファレキシンは，わが国では乱用され耐性化が進んだ）が，ペニシリン系のアモキシシリンはわが国でも有効である．経口のセフェム薬（フロモックス®やメイアクト®など）はわが国の歯科臨床で最もポピュラーであるが，血中濃度や組織移行性などが必ずしも良好ではないのが問題とされる．また，ペニシリン系やセフェム系に代表されるβ-ラクタム系にアレルギーがある場合は，マクロライド系のクラリスロマイシン（クラリス®など）もしくはリンコマイシン系のクリンダマイシン（ダラシン®）を用いる．

インプラント手術でSSIは少ないが，もしSSIを生じた場合には，**ペニシリン系とは系統の異なる**ニューキノロン系のシタフロキサシン（グレースビット®）や，カルバペネム系注射薬などが有効である．では，感染を生じた際に「切り札」的に使用するニューキノロン系やカルバペネム系を最初から使用すれば感染しないか，というと，「すべての菌に効く抗菌薬はない」ため，やはり感染の可能性はあり，ペニシリン系よりも感染する確率を下げることもできない．

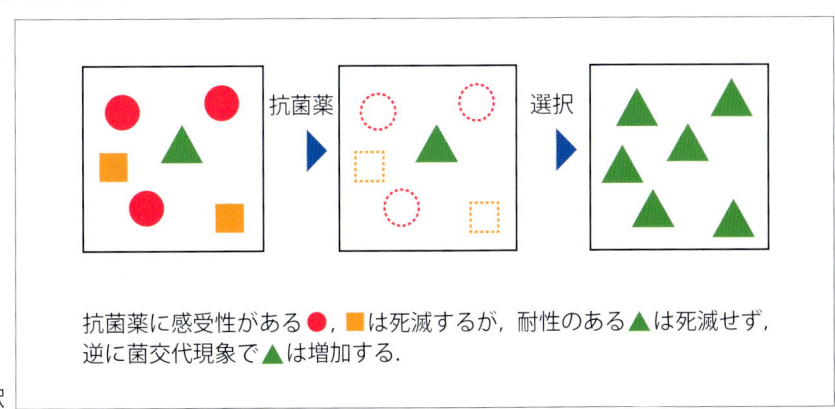

図1 耐性菌の選択
抗菌薬に感受性がある●，■は死滅するが，耐性のある▲は死滅せず，逆に菌交代現象で▲は増加する．

```
【基本】アモキシシリン（サワシリンなど）1～2g を手術 1 時間前に経口投与（単回）
    │
    ├─ 静脈ルートがある場合
    │  → アンピシリン（ビクシリンなど）1g 点滴静注（30 分～1 時間）
    │
    ├─ ペニシリン系やセフェム系にアレルギーがある場合
    │  → クラリスロマイシン 400mg を手術 1 時間前に経口投与
    │       │
    │       └─ 静脈ルートがある場合
    │          → クリンダマイシン（ダラシンなど）600mg 点滴静注
    │
    └─ 感染防御能の低下がある，術中汚染が疑われる，侵襲が大きい場合のみ
       術後 → アモキシシリン 1～2g 分 4×1～2 日
              └─ ペニシリン系やセフェム系にアレルギーがある場合
                 → クラリスロマイシン 400mg 分 2×1～2 日
```

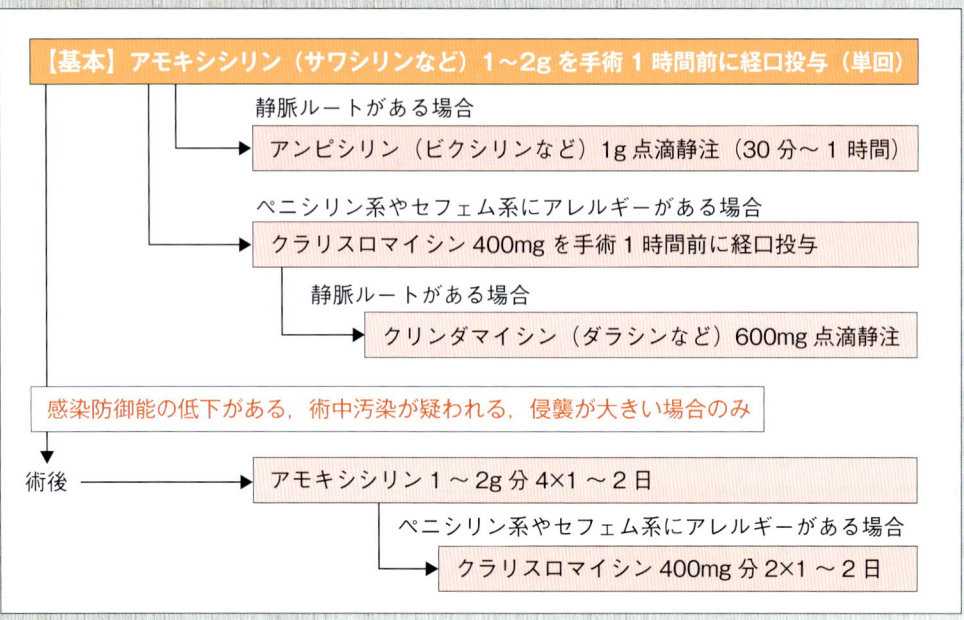

図2　抗菌薬の選択と投与期間の例

### 投与期間の考え方－早起きは三文の得，術前の 1 回は術後 3 回分の価値

基本は，「術前のみの単回投与で術後は不要」であるが，術後にも最大 2 日間投与を継続する対象として，1) 感染防御能の低下がある（⇒第 1 章 Q10），2) 術中の汚染が疑われる（抜歯即時埋入など），3) 侵襲が大きい（長時間もしくはサイナスリフトや GBR を伴う），4)（医学的知識の乏しい）患者が強く希望する場合，などが挙げられる．術後から抗菌薬を開始するよりも術直前から開始することが非常に重要で，科学的ではないが，経験上「術前の 1 回は術後 3 回分の価値」はあると考えられる．

なお，手術の 3 日前から予防的に開始，というような投与は，前述の「耐性菌の選択」のリスクがあるため望ましくない．また，「前夜，当日朝，手術前」というように 3 回内服しても，血中濃度は上がらないので，これらをまとめて「手術直前に大量」がリーズナブルである．

### わが国の現状での投与例

静脈ルートのありなし，ペニシリン系・セフェム系アレルギーのありなしに応じた，わが国での投与例を**図2**にまとめた．

#### 文　献
1) Chrcanovic BR, et al：Prophylactic antibiotic regimen and dental implant failure：a meta-analysis. *J Oral Rehabil*. 2014；**41**（12）：941-956. doi：10.1111/joor.12211. Epub 2014 Jul 8.

**Keyword ▶** 予防投与　抗菌薬　SSI　耐性菌

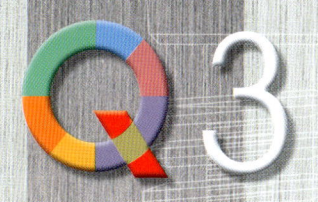

## Q3 インプラント患者にお薬手帳をどのように活用すればよいですか？

### A-3
患者が他院で処方されている薬を確認することは，インプラント治療の安全性を高めるために不可欠です．インプラント治療のリスクとなる疾患・併用薬の有無とともに，周術期に処方する薬剤との重複や併用禁忌がないかを確認します．

### インプラント治療のリスクとなる疾患・併用薬に気づけるように

インプラント治療前に，基礎疾患やアレルギー歴などの確認は非常に重要である．問診票に記入されていなかった疾患の存在を，「お薬手帳」の確認で発見できることもある（⇒第2章Q4）．通常は，初診時のみに確認することが多いと思われるが，別の診療科への受診など，処方内容が変化していることも多いため，手術前には必ず再確認すべきである．また，メインテナンス期で手術が必要でなくても「お薬手帳」の確認は大切である．

#### 1) インプラントに限らず手術全般
- 易感染性となる疾患・併用薬（⇒第1章Q4，6）
- 出血傾向となる疾患・併用薬（⇒第1章Q5）
- 循環，呼吸で緊急対応を要する可能性がある：狭心症，異常高血圧，喘息発作などニトロ製剤，降圧薬，喘息用スプレーなど携帯しているものがあれば，歯科受診時に必ず持参するように指示

#### 2) インプラント治療において重要
骨への侵襲が加わり，かつ長期的なメインテナンスが必要なインプラント治療においては，通常の歯科小手術以上に細かい配慮が必要である（⇒第3章Q4）．
- 骨代謝関連［糖尿病，腎疾患，骨粗鬆症など］（⇒第1章Q3，6～8）

### 同効薬を重複処方しないように気をつける

院外処方であれば薬剤師が担当する重複処方や併用禁忌薬の有無のチェックを，自費診療であるインプラント治療では，院内処方となるため自院で行わなければならない．保険診療で院外処方に慣れている歯科医院では，特に注意が必要である．

#### 1) 抗菌薬
一般名も知っておくことは大切で，見落とすと重複処方するリスクがある（**表1**）．

#### 2) 鎮痛薬
先発品および一般名からは，想起しにくいジェネリック薬が処方されていることがある．鎮痛薬の重複は出血や腎障害，胃腸障害を生じるリスクがあるため，特に慎重にチェックする（**表2**）．

#### 3) 胃腸薬
多くの薬剤が処方されている患者では，すでに胃腸薬も処方されていることが多い．処方頻度の高い抗潰瘍薬の先発品と，その一般名は知っておくほうがよい（**表3**）．

表1 抗菌薬の一般名と代表的な商品名

| 薬剤 | | |
|---|---|---|
| 分類 | 一般名 | 商品名 |
| ペニシリン系 | アモキシシリン | サワシリン |
| セフェム系 | セフカペンピボキシル | フロモックス |
| | セフジトレンピボキシル | メイアクト |
| | セフジニル | セフゾン |
| マクロライド系 | アジスロマイシン | ジスロマック |
| | クラリスロマイシン | クラリス,クラリシッド |
| ニューキノロン系 | レボフロキサシン | クラビット |

表2 鎮痛薬の一般名・先発品・後発品

| 一般名 | 先発品 | 後発品 |
|---|---|---|
| ロキソプロフェンNa | ロキソニン | ロキソマリン,ロキソート,ロキプロナール,コバロキニン,サンロキソ,オキミナス,ロブ,ウナスチン,スリノフェン,ロゼオール,ノブフェン,など |
| ジクロフェナクNa | ボルタレン | ダイスパス,チカタレン,ボラボミン,サンナックス,アデフロニック,など |

表3 胃腸薬の一般名・先発品・後発品

| 一般名 | 先発品 | 後発品 |
|---|---|---|
| テプレノン | セルベックス | テプレノン,セルテプノン,デムナロン,アンタゴスチン,など |
| レバミピド | ムコスタ | レバミピド |
| ファモチジン | ガスター | ファモチジン,ガスリック,ガスセプト,ストマルコン,クリマーゲン,チオスター,など |
| ランソプラゾール | タケプロン | ランソプラゾール,タピゾール,タイプロトン,など |

表4 クラリスロマイシンとの併用禁忌薬(クラリスの添付文書より作成)

| 一般名 | 商品名 | 禁忌の理由 |
|---|---|---|
| ピモジド | オーラップ | QT延長,心室性不整脈(Torsades de pointesを含む)等の心血管系副作用が報告されている. |
| エルゴタミン(エルゴタミン酒石酸塩,ジヒドロエルゴタミンメシル酸塩)含有製剤 | クリアミン ジヒデルゴット | 血管攣縮等の重篤な副作用を起こすおそれがある. |
| タダラフィル | アドシルカ | タダラフィルのクリアランスが高度に減少し,その作用が増強するおそれがある. |
| アスナプレビル | スンベプラ | アスナプレビルの血中濃度が上昇し,肝臓に関連した副作用が発現,重症化するおそれがある. |
| バニプレビル | バニヘップ | バニプレビルの血中濃度が上昇し,悪心,嘔吐,下痢の発現が増加するおそれがある. |
| スボレキサント | ベルソムラ | スボレキサントの作用が著しく増強するおそれがある. |

## 併用による相互作用

　抗菌薬のクラリスロマイシンには併用禁忌薬,併用注意薬が多いので注意する(**表4,5**).

表5　クラリスロマイシンと併用注意である主な薬（クラリスの添付文書より作成）

| 一般名 | 商品名 | 一般名 | 商品名 |
| --- | --- | --- | --- |
| ジゴキシン | ジゴシン | カルシウム拮抗剤　ニフェジピン，ベラパミル塩酸塩 | アダラート　ワソラン |
| スルホニル尿素系血糖降下剤　グリベンクラミド　等 | オイグルコン | ジソピラミド　ワルファリンカリウム 等　オキシコドン塩酸塩水和物　フェンタニルクエン酸塩 | リスモダン　ワーファリン　オキノーム　フェンタニル |
| カルバマゼピン　テオフィリン　アミノフィリン水和物　シクロスポリン　タクロリムス水和物 | テグレトール　テオドール　ネオフィリン　ネオーラル　プログラフ | アピキサバン　リバーロキサバン　ダビガトランエテキシラート　エドキサバントシル酸塩水和物 | エリキュース　イグザレルト　プラザキサ　リクシアナ |
| アトルバスタチンカルシウム水和物　シンバスタチン | リピトール　リポバス | イトラコナゾール　HIV プロテアーゼ阻害剤　サキナビルメシル酸塩，リトナビル等 | イトリゾール　インビラーゼ　ノービア |
| コルヒチン | コルヒチン | | |
| ベンゾジアゼピン系薬剤　トリアゾラム，ミダゾラム 等 | ハルシオン　ドルミカム | | |
| | | リファンピシン | リファジン |

　ＡとＢの２つの薬剤間での併用による影響は明らかになっているものが多いが，3剤以上の薬剤の組み合わせでは未知の悪影響が生じる可能性を否定できない．したがって，歯科での小手術時に，抗菌薬や鎮痛薬と併せて出されることのある胃腸薬や消炎酵素薬（プロナーゼ，塩化リゾチームなど）などを漫然と処方すべきではない．

### COLUMN
### 注射薬に注意！

　「お薬手帳」では，院外処方での内服薬と外用薬を確認できる．他院での院内処方，特に抗がん剤や骨吸収抑制薬（ビスフォスフォネート系薬，抗 RANKL 抗体，⇒第１章Q4，8）のような「注射薬」は，お薬手帳には記載されていないため，照会状を作成して問い合わせる必要がある（⇒第２章Q8）．

**Keyword ▶**　お薬手帳　抗菌薬　鎮痛薬　胃腸薬　相互作用　併用禁忌　処方　重複処方　併用注意

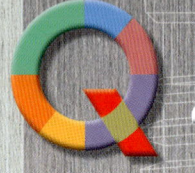

# Q4 術後，知覚神経障害を生じたらどうすればよいですか？

## A-4 知覚神経障害の部位，程度を確認のうえ，必要であればCT撮影を行って原因を解明します．

### 神経損傷の分類

Seddonの分類が有名であり，その特徴を把握しておきたい．

①**一過性局在性伝導障害**（neurapraxia）：軸索は健常であるにもかかわらず生じる一過性の局所の伝導障害．触覚，痛覚などの完全な知覚脱失はなく，異感覚，錯感覚などの知覚異常を認めるが，約3週間以内に感覚異常は完全に回復する．

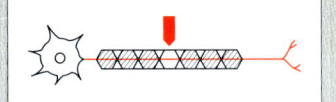

原因）神経露出，超音波メスによる軽い接触，血腫や浮腫などによる圧迫

②**軸索断裂**（axonotmesis）：軸索は断裂しているが，神経幹の連続性は保たれている．損傷部より末梢の軸索は完全に変性（Waller変性）するが，その他の神経線維の構造は残存しているため再生は良好で，機能もほぼ回復する．

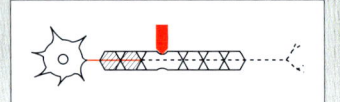

原因）インプラントによる圧迫，抜歯時の歯根による圧迫，フラップ形成時の骨膜剥離子による圧迫

③**神経幹断裂**：（neurotmesis）：神経幹の完全な断裂．障害部位より末梢はWaller変性する．

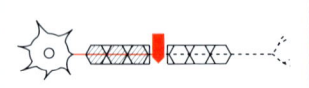

原因）インプラントのドリリング時の損傷，メスやハサミによる損傷

### 問診による障害部位の確認

インプラント関連手術後の知覚神経障害で臨床的に問題となるのは，眼窩下神経，下歯槽神経（オトガイ神経），舌神経である．まずは，患者が訴える障害部位とそれぞれに支配領域との一致を確認する．そして，障害の程度を，大まかに，1）痛みも触っていることも何も感じない（痛覚脱失），2）触っているのはわかるが鈍い（「皮膚に膜がはった感じ」など患者の表現の記録も重要），3）触れると痛い（痛覚過敏），などと分類して記録する．

### 検査・診断

#### 1）パノラマ，CT検査

インプラント関連の手術後の知覚神経障害は，そのほとんどが下歯槽神経領域で発生する．術後に神経麻痺を生じており，パノラマX線写真で下顎管やオトガイ孔との近接が疑われた場合，CTを撮影して，インプラントとの近接度やドリル切削痕などを三次元的に評価する．

### 2）感覚検査

高次医療機関へ問い合わせる．口腔顔面神経機能学会の口腔感覚異常検査のプロトコールが参考になる．

①**主観的診断法**：Frey触毛，SW知覚テスター，痛覚検査，二点識別閾，温度覚（冷覚，温覚），電気閾値など
②**客観的診断法**：知覚神経活動電位の導出など

### 対応策

神経損傷を治療するうえで最も重要なことは早期の治療開始である．神経修復手術のゴールデンタイムは48時間であり，損傷直後では80～90％程度の回復が望めるが，遅くなると回復率は低下する．遅くとも3～6ヵ月以内に行わなければならないとされている[1]．損傷後1年以上経過した神経幹断裂症例は手術の適応ではない．全ての高次医療機関で手術を行えるわけではないので，あらかじめ問い合わせをする必要がある．

手術により症状をかえって悪化させる場合もあり，客観的評価が比較的困難な知覚神経障害は文字通り，ナーバスな問題で，実際，早期に手術で対応した症例の報告はほとんどみたことがない．ただし，早期に専門医の対診を行ったほうがトラブルを未然に防げる．

埋入したインプラントが下顎管を圧迫しているようであれば，除去するか，1～2mm上げる，もしくは短いインプラントに変更してみる．

痛覚脱失を疑う程度なら早期に専門医療機関へ受診させることが必要であるが，少し感覚が鈍い程度なら，患者と相談しながら投薬で様子をみていくことで問題はないと考える（**図1**）．異常感覚が強い場合は，神経障害性疼痛の適応であるプレガバリンなどの薬物療法や星状神経節ブロックを含めた治療が行える専門医療機関（歯科麻酔科，ペインクリニックなど）への紹介も考慮する．

### 治療

①**投薬（図1）**：ステロイド薬（初期），ビタミン$B_{12}$，$B_1$，$B_6$，ATP製剤
②**理学療法**：ソフトレーザー，マッサージ，温罨法
③**口腔外科的治療**：神経修復手術（損傷部位や範囲，損傷後の経過時間，年齢，術者の技量（対応可能な施設は限られる））
④**歯科麻酔科，ペインクリニックによる治療**：星状神経節ブロック，薬物療法（プレガバリン，トラマドール）

| メチコバール 3T（1T：500μg） | 分3×7日 |
| --- | --- |
| アデホスコーワ顆粒 120-180mg（1回量40～60mg） | 分3×7日 |
| リンデロン 2T（0.5mg×2錠） | 分2×2日 |

図1　投薬例

#### 文献
1) 日本口腔外科学会：特集2：インプラントによる神経損傷をあらためて考える．別冊 Quintessence 口腔外科 YEARBOOK 一般臨床家，口腔外科医のための口腔外科ハンドマニュアル '13．70-87．2013．

**POINT**
舌神経が最後臼歯の歯槽頂付近を走行することがあるため，最後臼歯部の切開線は頬側寄りとし，舌側方向への縦切開は控える．

**Keyword**　知覚神経障害　神経損傷　下歯槽神経　痛覚脱失　神経修復手術

# 第5章

## インプラント
## 一次手術・
## 二次手術

1〜17

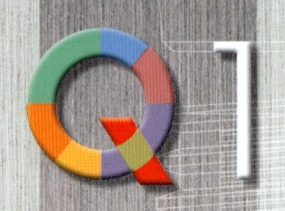

# Q1 手術日の前日，当日に体調が思わしくないと患者からの訴えがあった場合は？

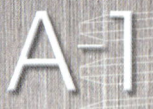

## A-1
手術を延期したほうがよいと考えます．インプラント手術に緊急性はありません．無理に手術を勧めることは避け，内科への受診を勧めるなど，適切な対応をとることが大切です．また，受付に任せるのではなく，歯科医師が直接対応するのが望ましいと考えます．

### 微熱でも注意
　体調不良の原因として，高血圧症などの循環器疾患，消化器系の疾患，かぜ症状を伴うウイルス性の疾患などがある．特に多いのが熱発である．微熱であっても上昇傾向の時期は注意が必要である．消化器系疾患ではノロウイルスなど，ウイルス由来のものも多く，免疫力が低下している可能性がある．インプラント手術には多くの予約時間や準備を必要とするが，無理をしても良い結果にはつながらないと考えている．

すみません，
どうも体調が悪くて…

それはいけませんね．内科は受診されましたか？
手術は延期しましょう．こちらのことは気にせず，
体調が良くなられたらご連絡ください．

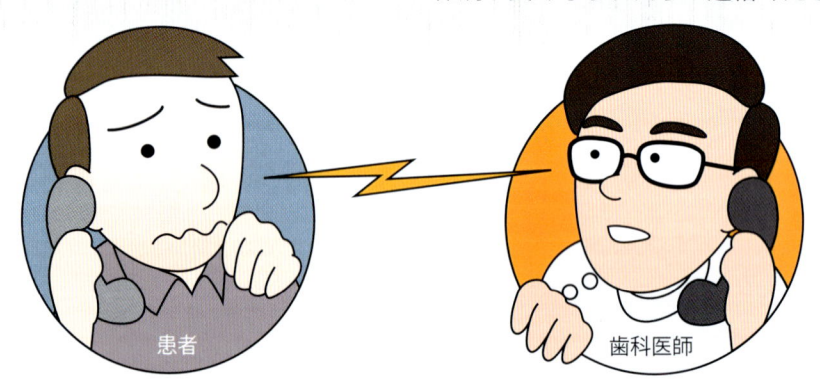

患者　　　　歯科医師

### POINT
手術に対するインフォームドコンセントが十分に得られていない場合，あるいは家族の同意がないケースなどで，実際は体調が不良ではないのに，体調不良を理由に手術の延期や中止を希望する患者もいる．後日改めて説明を行い，納得していただいた後に，手術を行うことをお勧めする．

**Keyword ▶** インフォームドコンセント

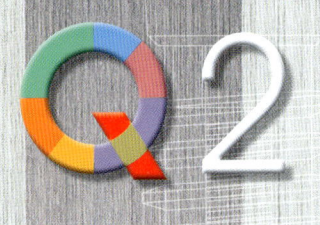

# Q2 インプラント手術前の口腔清掃はどのような方法で，いつ，誰が行うのがよいですか？

## A-2 できれば信頼関係を確立している担当歯科衛生士が行うのがよいでしょう．

### 手術はプラークコントロールが良好になってから

どのような原因で歯が喪失したにせよ，インプラント埋入術前にはプラークコントロールが良好でなければならない．天然歯でプラークコントロールができなければ，インプラントでもできないことを認識するのが重要である．

特に，歯周病は予知性に多くの影響を与える．担当歯科衛生士を決め歯周基本治療を行い，プラークコントロールが良好に安定することが，手術を行う前提条件である．術直前のクリーニングも担当の歯科衛生士が責任をもって行うようにしたほうがよい．

筆者の医院では，手術前30分から歯科衛生士による口腔全体の清掃を行う（手術チェアとは別のチェア）．歯ブラシ，ワンタフトブラシ，歯間ブラシ，フロス等でインプラントを埋入する隣在歯だけでなく，すべての歯を清掃し，プラークが残っていないかチェックする．最後に舌，粘膜に付着している細菌の量を減少させる目的で，抗菌性洗口液を30秒ほど口腔内に含ませる（図1〜3）．

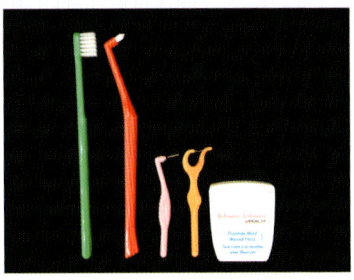

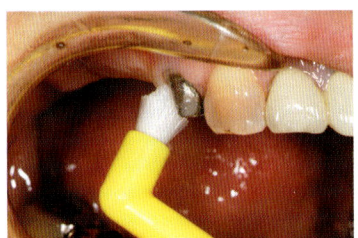

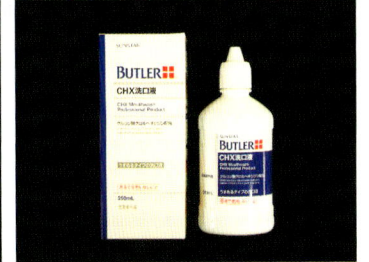

（注：海外で使用されているグルコン酸クロルヘキシジン製剤と比較して，きわめて低濃度であるため，同等の効果を期待するのは難しいと思われる）

図1〜3 当院で使用している清掃器具，薬剤

**Keyword ▶** 担当歯科衛生士　プラークコントロール　グルコン酸クロルヘキシジン

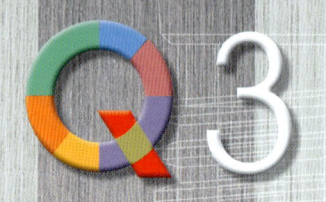

# Q3 術中，患者が疼痛を訴えたら，どう対処すればよいですか？

## A-3
疼痛の原因部位を確認し，粘膜の場合は浸潤麻酔を追加します．骨からの疼痛に対しては伝達麻酔が有効です．

### 手術中の追加麻酔は効きにくい

術中，疼痛が起こらないように十分量の麻酔を施行しておくことが大切だが（図1），手術時間の延長などにより，患者が疼痛を訴えることがある．麻酔の追加が必要だが，手術時は骨膜を剝離していることが多く，局所麻酔を奏功させるのが困難なことがある．特に下顎では，浸潤麻酔の追加だけでは疼痛のコントロールが難しいため，下顎孔への伝達麻酔が有効となる（図2）．また，ドリリングやタップの途中，インプラント埋入中に疼痛を認めた場合，骨髄に少しづつ圧を加えながら，ゆっくりと麻酔液を注入する方法もある（図3）．ただし，下顎管に近い場合は注意が必要である．

### 静脈路の確保

術前の外科処置や患者の既往で，麻酔が効きにくいのがわかっていれば，静脈内鎮静下にて手術を行うことを勧める．静脈ルートが確保されていれば血管からの鎮痛薬（アセリオ®，ロピオン®など）投与も可能になる（⇒第3章Q1）．

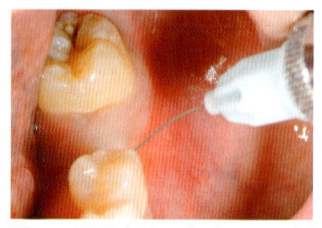

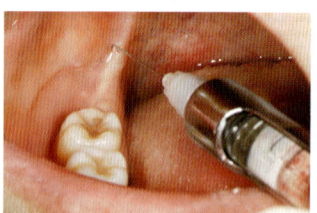

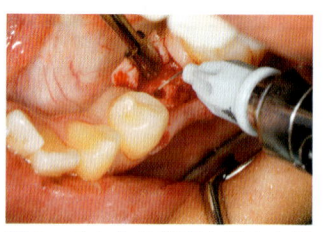

図1 浸潤麻酔の奏功には，刺入点を変えず，一つの刺入点より，ゆっくり，確実に骨膜へ浸透させることが大切．

図2 下顎孔伝達麻酔．30Gの浸麻針を用い，翼突下顎隙近心に向け15〜18mmの深さで刺入し麻酔液を入れる．

図3 骨からの疼痛を認めた場合，骨髄に針先が食い込むのを確認し，麻酔液を注入する．

### POINT

術中，患者が疼痛を訴えると手術がスムーズに行えなくなる．インプラント治療成功の条件の一つは，麻酔をしっかりと奏功させ，無痛下での処置を行うことである．下顎孔伝達麻酔は，皮質骨が厚く浸潤麻酔が奏功しにくそうな症例や，長時間の手術が予測される症例に用いれば便利である．また，咽頭反射，舌の異常習癖のある患者に対して，下顎孔伝達麻酔により舌神経もブロックしておけば比較的スムーズに手術が行えることも経験している．
ただし，抗凝固薬，抗血小板薬を服用中の患者に，下顎孔伝達麻酔は禁忌である．

**Keyword** ▶ 浸潤麻酔　伝達麻酔　静脈内鎮静

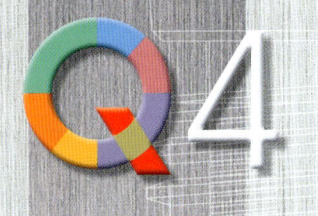

## Q4 テーパードタイプインプラント埋入時に、トルクがかかりすぎて埋入できなくなった場合は？

### A-4 一度逆回転させ、もう一度埋入する操作を繰り返します。またはタップを切り直します。

**テーパードタイプは埋入トルクが高くなりやすい**

テーパードインプラントは初期固定が強く、即時埋入あるいは即時荷重には適している。しかしながら、垂直方向への遊びがなく、推進力により埋入するため強いトルクがかかり、周囲骨の虚血を招いたり、埋入時にアタッチメントが破折する事故がパラレルタイプと比較して多くなっている（**図1**）。

埋入途中、あと少し（1～2mm）で規定の埋入位置まで到達する場合は、一度逆回転させ、もう一度埋入する操作を繰り返せば、ほぼ規定の位置まで埋入できる。しかし、それ以前に強いトルク（40N以上）がかかり、進まなくなった場合は、タップを切り直しするか、最終ドリルを用い、上下運動させながら抵抗がなくなるまでインプラント周囲の骨を広げる必要がある。

また、歯槽頂の皮質骨の幅が厚い症例では、皮質骨削合用ドリル（コーチカルミル等）を形成窩まで入れ、ある程度大きめに骨削除を行わねば埋入が困難な場合もある（**図2, 3**）。

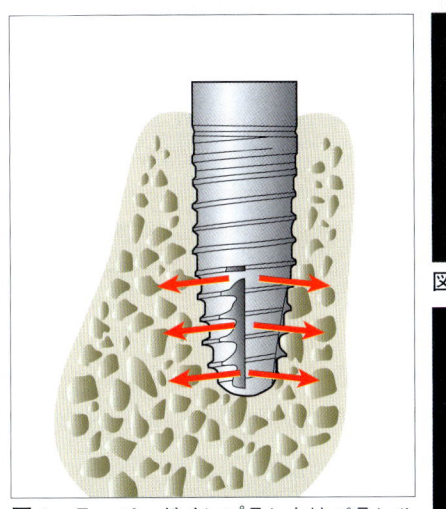

図1 テーパードインプラントはパラレルインプラントに比べ埋入トルク値は高くなりやすい．

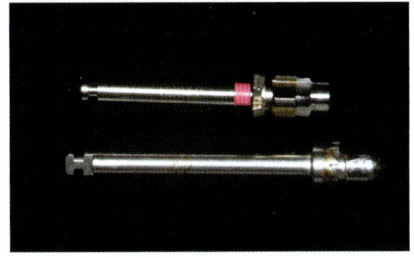

図2 皮質骨削合用ドリル

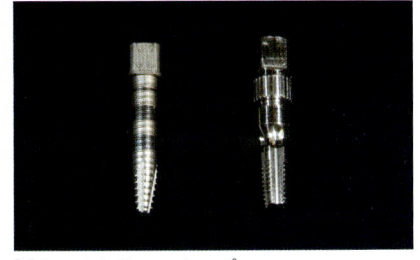

図3 スクリュータップ

**POINT**
初心者はテーパードインプラントより、パラレルインプラントのほうが操作しやすい．

**Keyword ▶** テーパードインプラント　推進力　皮質骨削合用ドリル　スクリュータップ

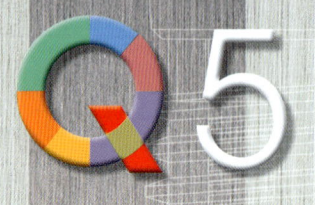

## Q5 インプラントの術中・術後，口底に腫脹が起こった場合はどうすればよいですか？

**A-5** ドリルや器具で下顎舌側の骨を穿孔し，口底に腫脹が起こり始めたときは，まず，局所の圧迫や経鼻エアウェイの挿入を試みるとともに，救急車による搬送の準備を行ってください．

### 腫脹を生じたときの緊急対応

口底の腫脹の原因は，舌下動脈やオトガイ下動脈，あるいはその分枝の血管の損傷による可能性が高い．したがって，もし口底にドリルが穿孔した場合は，出血や腫脹が生じないか，術中・術後に十分な経過観察を行い，不幸にして出血による腫脹が起こり始めたら，気管挿管可能な施設への搬送のための準備が必要である．急激に症状が進むようであれば救急車の依頼を考える．また同部位での出血では，術後7時間経過して症状が出現した症例も報告されており，帰宅後も安静を指示し，緊急時の連絡先を伝えておくなど数時間の経過観察が必要であると考えられる．

院内でできることは，まず口腔外からの圧迫（**図1**），そして$SpO_2$モニター（**図2**）を装着し，数値が低下していくようなら，酸素投与を行う．この状態で口底を開けて止血するのはよほど訓練された口腔外科医以外は難しい．$SpO_2$値が低下するあるいは呼吸苦を訴え始めたら，経鼻エアウェイがあれば鼻孔より挿入する（⇒第3章Q5）．

### 輪状甲状靱帯穿刺

一般歯科医院では挿管や気管切開は行いにくいが，窒息を生じたような緊急の場合は，できるだけ太い径の針（18G以上）を輪状甲状靱帯に数本突き刺し，気道を確保する，という知識は最低限持っておく必要がある（**図3**）．

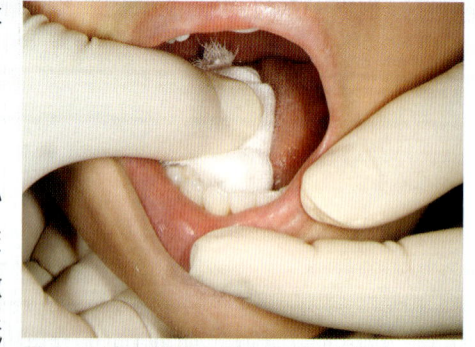

図1 口底に腫脹の増大を認めた場合，緊急搬送の準備とともに徒手にて口腔内外から強く圧迫する．

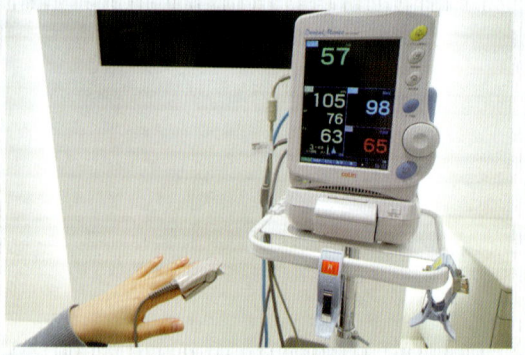

図2 $SpO_2$の低下を認めれば赤信号．緊急搬送の準備が必要である．

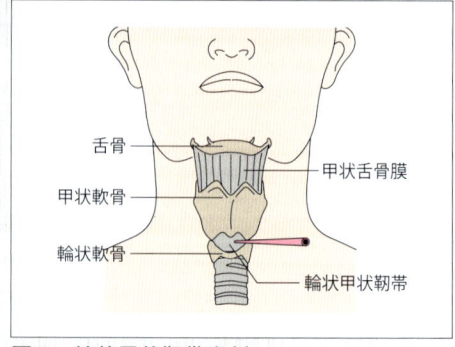

図3 輪状甲状靱帯穿刺

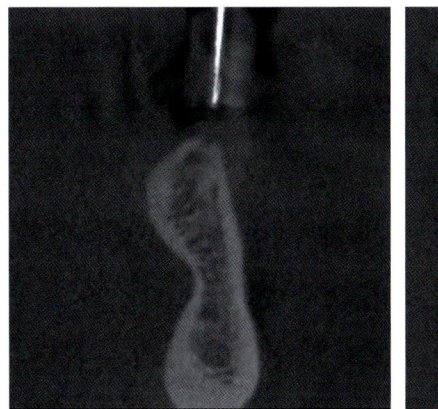

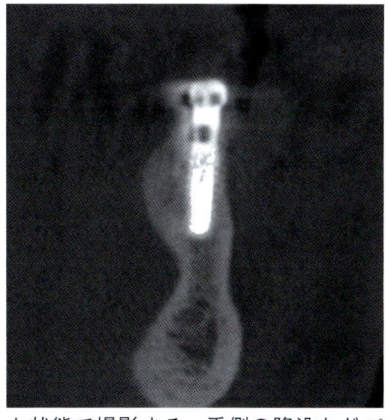

図4-1, 4-2　CTは必ずステントを入れた状態で撮影する．舌側の陥没などパノラマX線ではわからない落とし穴があるので注意が必要である．

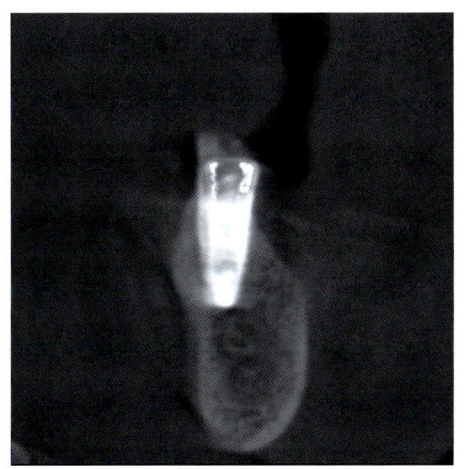

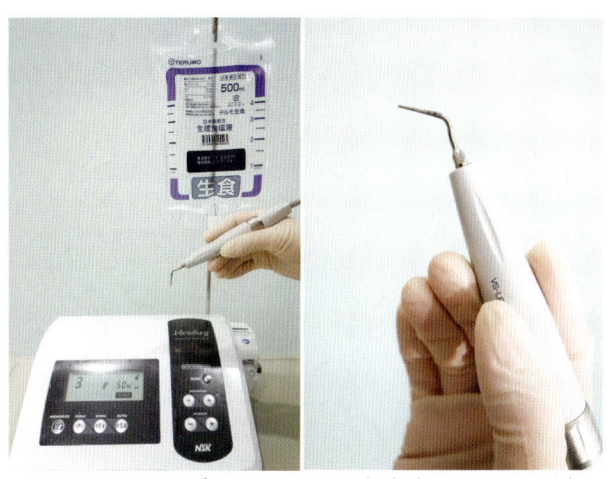

図5　舌側皮質骨や下顎管に近い部位を形成する必要がある症例では，ピエゾサージェリーを使用すれば比較的安全に形成できる．

図6-1, 6-2　ピエゾサージェリー．超音波により骨を形成するため，血管や神経を損傷させる危険が減少する．

### 骨外穿孔の予防

　骨外穿孔などの事故を未然に防ぐためには，ステントを入れた状態でCT撮影を行い，作業長を確実に測定する（**図4-1, 4-2**）．ドリリング時はできるだけストッパーを装着し，舌側皮質骨の近くを形成する必要がある症例では，ピエゾサージェリーを使用すると安全である（**図5, 6**）．

**Keyword ▶**　舌下動脈　オトガイ下動脈　$SpO_2$　輪状甲状靱帯　ピエゾサージェリー

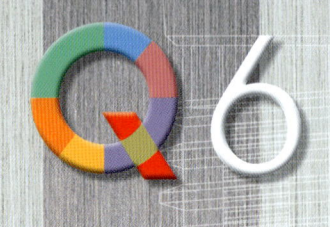

## Q6 術中，インプラント形成窩より，出血が止まらなくなったらどうすればよいですか？

### A-6 骨内からの出血であれば必ず止血します．あせらずに挿入可能な器具を選択し，形成窩に挿入します．

#### 出血部位の確認
出血の原因が骨内からの出血なのか，骨外からの出血なのかを判断することが重要である．方法として，ガイドピン，デプスゲージを挿入して骨の感触を確かめる（撮影可能な状況，条件であればCT撮影を行う）．

#### あせらずに対処
形成窩からの出血は，ほとんどが骨内からであり，その多くが細動脈や細静脈損傷によるものと考えられる．仮に下歯槽動脈ほどの大きな血管を損傷したとしても，適切な圧迫ができれば止血可能である．

ただ，ドリリングした小さな形成窩を圧迫止血するのは簡単ではない．リッジエキスパンダーやボーンスプレッダー，ドリル等，挿入可能な器具を選択し，形成窩に緊密に挿入する必要がある．にじみ出るような出血であれば，浸潤麻酔を骨髄に注入したり，同部位の形成を進め，インプラント体埋入により止血させるのも一つの方法である．

### 症例

筆者は以前，直径1.6mmのドリルで上顎前歯部を形成中に噴出性の出血を経験した（**図1**）．口腔内が瞬く間に血液で満たされ，ガーゼで圧迫しても止血できなかった．そこで，狭窄顎堤を広げるために用いるリッジエキスパンダーを形成窩に押し込み，形成窩を完全に塞ぐことにより止血が可能となった（**図2，3**）．この状態で約10分間待ち，リッジエキスパンダーを外していくと出血は完全に止まっていた．

大出血の経験はそれだけであるが，しばしば下顎へのドリリング時にも出血を認め，術野を妨げることがある．そのような症例には，リッジエキスパンダーを用いた止血が利便性が高い．また，骨ろうを利用する場合もあるが，残存すると骨形成が起こらず，治癒を阻害するため，同部への埋入は避ける，あるいは骨ろうを十分に除去して埋入するなど，使い方に注意が必要である（**図4-1，4-2**）．

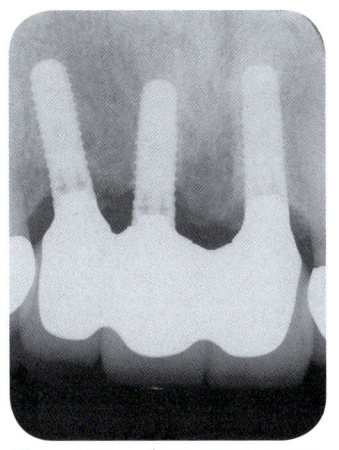

図1　1.6mm径のドリルでインプラント窩形成途中，2|部に噴出性の出血を認めた．

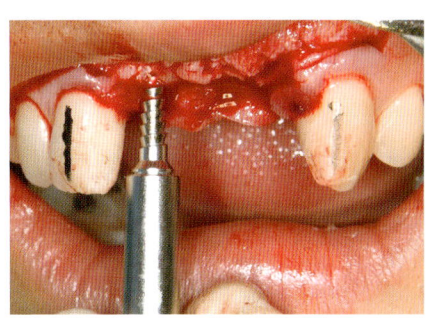

図2　リッジエキスパンダーを形成窩に挿入し止血させる（図1とは別症例）．

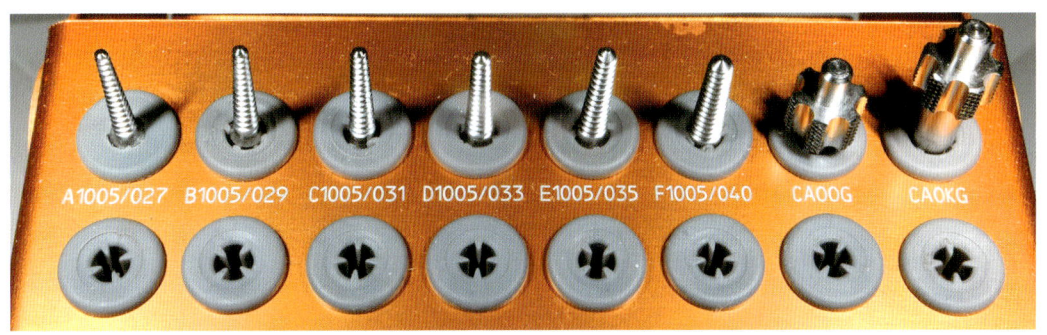

図3　リッジエキスパンダー（MEISINGER）

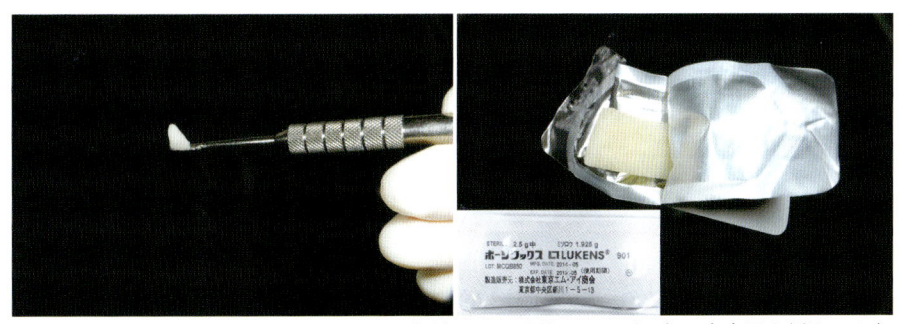

図4-1，4-2　骨ろう．骨髄からの出血に有効で，下顎枝やオトガイ部，自家骨を採取した部位などが適応である．非吸収性のため，残存させた状態でのインプラント埋入は禁忌である．

**Keyword ▶** 圧迫止血　リッジエキスパンダー

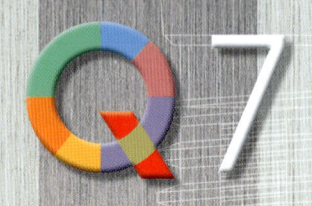

## Q7 減張切開時の筋肉からの出血への対応はどうすればよいですか？

### A-7 出血部位の確認を行い，ピンセットで把持し電気メスで凝固させます．

**あせらず出血点の確認を**

インプラント手術では，出血で困るような事態にはほとんど遭遇しない．ときに，GBR施行時，減張切開部から術野を妨げるような出血を認めることがある．ほとんどの場合，ガーゼ（生理食塩水で湿らせておく）で圧迫すれば止血するが，ポイントから出血しているような場合は，電気メスによる止血を第一選択としている．

アドソンなどの有鉤ピンセットで出血点を確実に把持し，電気メスをFMO（止血モード）にて使用し，プローブをピンセットに当てて止血させる．そのとき，アシスタントがしっかり口唇を排除し，熱傷を防ぐよう注意しなければならない（**図1，2**）．

また，滲出性の出血は，レーザーによっても止血できる（**図3**）．

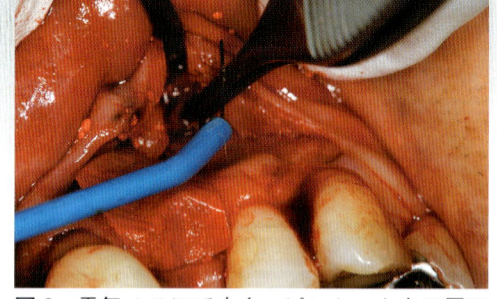

図1　電気メス．FMO（止血）モードにて使用

図2　電気メスにて止血．ピンセットを口唇に当てないように注意（熱傷防止）

**減張切開のポイント**

粘膜骨膜弁をしっかり伸展させ，骨膜のみに切開を入れれば出血は最小限に抑えられる（⇒第6章Q2）．

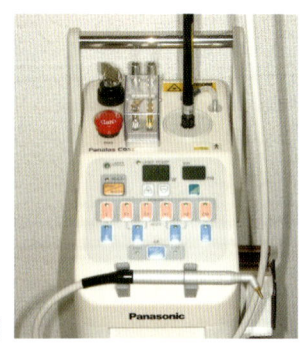

図3　$CO_2$レーザー．CWモードにて使用

### POINT
術後の腫脹を最小限にするため，止血確認後に縫合する．

**Keyword ▶** 減張切開　電気メス　$CO_2$レーザー

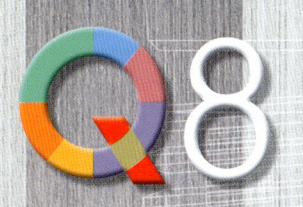

# Q8 骨が硬く，出血が少ない場合はどうすればよいですか？

## A-8 ラウンドバーや超音波器具などを用い，骨面からの出血を促します．

### オッセオインテグレーション（骨結合）には血液が必要

インプラントは骨の創傷治癒過程のなかで骨結合を起こすため，骨が硬く（D-1 ⇒ 第2章 Q6）出血が少ない症例は条件的に不利である．可能ならば周囲の骨を穿孔させ出血を促すが，ドライソケット時と同様，出血を認めないことが多い．静脈血などを形成窩に入れる方法も紹介されているが，すぐに吸収されるため効果的な方法とは考えにくい．

### 皮質骨に新鮮面を形成

特に骨の幅径が小さく，周囲が皮質骨に囲まれており，ボーンスプレッダーやタップを用いて埋入する場合は，埋入前にドリルやピエゾサージェリーを用い，骨に新鮮面を形成し，埋入トルク値を上げすぎないようコントロールする必要がある（**図1**）．また，このような症例に対しては，ドリリング時の過熱に注意が必要である（**図2-1，2-2**）．

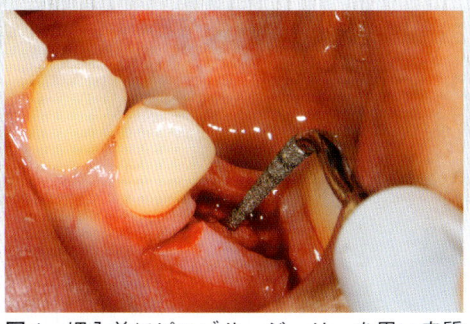

図1　埋入前にピエゾサージェリーを用い皮質骨を一層削ることによって，埋入トルク値をコントロールする．

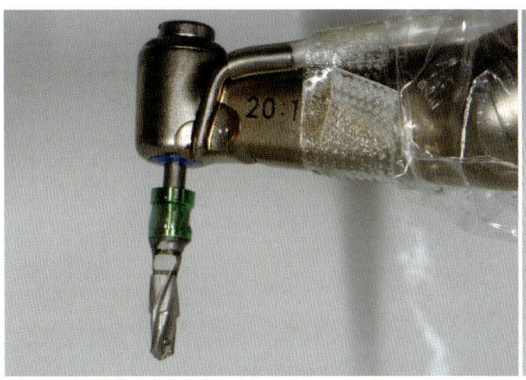

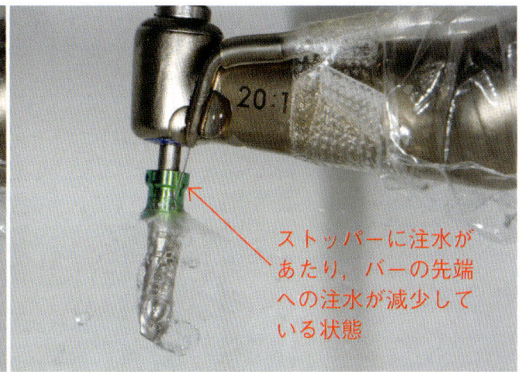

ストッパーに注水があたり，バーの先端への注水が減少している状態

図2-1，2-2　隣接歯や吸引器に妨げられず，骨面に注水できているか確認する必要がある．思わぬ所に熱傷の落とし穴があるかもしれない．

### POINT
・埋入トルク値を高く設定しない（可能なら40N以下）
・出血が少ないため，特に埋入時に唾液の混入に注意

**Keyword ▶** 新鮮面　埋入トルク値

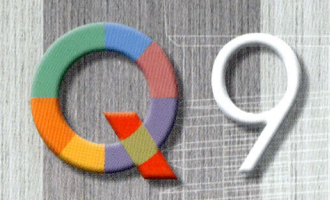

## Q9 骨が軟らかく，初期固定が獲得しにくそうな場合はどうすればよいですか？

### A-9 ボーンスプレッダー，テーパードインプラントを利用しましょう．

骨の硬度の検査は，今のところCTに頼らざるをえない．しかしながら歯利用CTでは，基本的にはCT値は測定できないため（⇒第2章Q6），皮質骨の厚さや透過性で判断するほかない．

### 術前の準備が大切

術前に骨質が軟らかいと診断した症例では，それに対応する準備が必要である．
- ドリリングシステムを変更（通法より一つ手前のドリリングでストップ）
- ボーンスプレッダーを使用（**図1**）
- テーパードインプラントを埋入（**図2**，⇒第5章Q4）
- インプラント体の表面性状を選択

最近のインプラント体は，表面性状の進歩により，初期固定が強くなくても，オッセオインテグレーションが獲得できる可能性が高くなってきている（HAやブラスト処理，酸エッチング等）．

### 皮質骨の削りすぎに注意

骨が軟らかい症例でも上下顎で特徴がある．上顎は皮質骨も薄く，手指感覚としては均一に軟らかい感じがするのに比べ，下顎では硬い皮質骨からいきなり疎な組織に入るような感覚があり，下顎管が近い症例では注意を要する．また皮質骨で維持させる必要があるため，同部を削りすぎないようにドリリングしなければならない（**図3，4**）．

### 初期固定

筆者は，初期固定の許容範囲として，ドライバーで回転させて多少動いても問題ないと

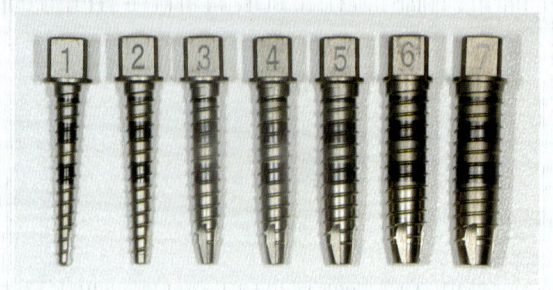

**図1** ボーンスプレッダー．骨の硬さに応じて使い分ける．軟らかい骨の場合，一つあるいは，二つ手前の号数で終了し，インプラント体を埋入する．

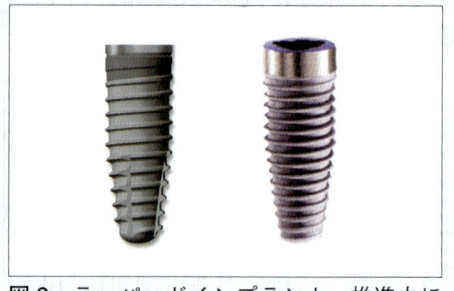

**図2** テーパードインプラント．推進力により埋入するため初期固定力が強い．

考えているが，上下あるいは側方に動くようだと，サイズを上げるか一度閉鎖し，6ヵ月以上期間をあけてもう一度手術を行うようにしている．

## 症例 1

患者：55歳，女性．|5 の抜歯後6ヵ月のCT画像では，歯槽頂に皮質骨様の不透過像を確認するが海綿骨の不透過性は低い（**図3-1**）．CT撮影の2ヵ月後（抜歯8ヵ月後）にインプラント体埋入手術を行うも，ドリリング時，皮質骨を越えると急に抵抗がなくなった（**図3-2**）．皮質骨削合用ドリルは使用せず，インプラント体はブラスト処理されたテーパードインプラントを使用した．このような症例では通法通りに埋入操作を進めてもよいが，皮質骨削合用のドリル（コーチカルミル，カウンターボア等）の使用は避けるべきである．

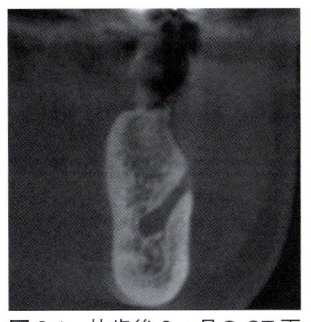

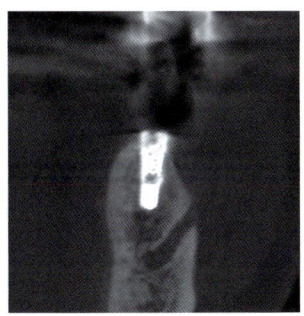

図3-1 抜歯後6ヵ月のCT画像
図3-2 インプラント埋入時のCT画像

## 症例 2

患者：67歳，女性．|6（抜歯時期不明，少なくとも8年以上経過）の骨が非常に軟らかかったため，ボーンスプレッダーを使用し，HAコーティングされたテーパードインプラントを埋入した（**図4-1**）．問題なく4年経過している（**図4-2**）．

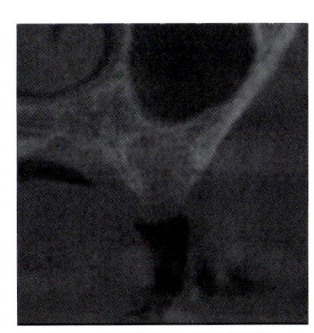

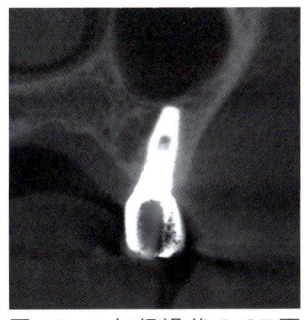

図4-1 初診時のCT画像
図4-2 4年経過後のCT画像

> **POINT**
> 初期固定が十分でないときは，可能なかぎり骨縁，または骨縁下で埋入し，舌や義歯による圧がかかるのを防止する．

**Keyword ▶** 初期固定　CT値　ドリリングシステム　ボーンスプレッダー　表面性状

# Q10 インプラント体埋入後の疼痛が治まらない場合はどうすればよいですか？

## A-10 感染，熱傷，神経の圧迫が考えられます．2週間以上疼痛の改善傾向を認めない場合は，インプラント体の除去を検討します．

### インプラント手術では疼痛は長期化しない

　GBRなどを伴う場合は別にして，インプラント体を埋入した後の疼痛は，通常，術後当日，翌日がピークであり，筆者の経験では約半数は術直後1回の鎮痛薬投与のみで，それ以後の服用はなくても疼痛なく経過している．腫脹など炎症反応のピークを過ぎた術後5日目以降，強い疼痛を認めた場合は，治癒過程で何か異常があると考えねばならない．

### 疼痛の原因を診断

　まず疼痛の原因が粘膜にあるのか，骨から発生しているものなのかを判断する必要がある．縫合部周囲の粘膜に炎症所見を認める場合では鎮痛薬，感染の徴候があれば抗菌薬を投与し，炎症の消失を待つ．まれにストレス性口内炎，麻酔刺入点からの潰瘍を併発し疼痛を惹起している症例もあるので鑑別が必要である．

　骨からの疼痛では，感染，熱傷，神経の圧迫が原因の症例が多いが，いずれかを特定するのは困難であり，これらが複合して発症する症例もある．また上顎では上顎洞炎を発症する症例（特にソケットリフト時）があり，CTによる診断が必要になる．筆者はインプラント体埋入後約2週間経過しても疼痛が軽減しない場合，原因が特定せずともインプラント体の除去を考えている．

### 症例

　患者：28歳，男性．咀嚼障害にて来院．上顎臼歯部にインプラント治療を計画（**図1-1, 1-5**）．

　|56 抜歯，ソケットプリザベーション（β-TCP使用）後8ヵ月の治癒期間を待ち，|6 部にソケットリフト法にてインプラント体埋入（**図1-2, 1-3**）．人工骨（β-TCP）を使用するが，手術時に洞粘膜穿孔の所見は認めなかった．術後6日目，疼痛（自発痛）が消失しないため来院．術部頬側歯槽粘膜に圧痛を認めるも顔面の腫脹，鼻漏等の所見は認めず，抗菌薬，鎮痛薬を投与した．

　術後12日目，症状に著変を認めないため来院．手術部相当の頬側歯槽粘膜の触診にて圧痛の強い|6 部のインプラント体を除去した（**図1-4**）．インプラント窩からはわずかに出血を認めたが，膿の流出はみられなかった．インプラント窩を徹底的に洗浄し，β-TCPを除去した．術後15日，疼痛はやや軽減するも，自発痛が持続している．CTにて左側上顎洞に著明な不透過像を認める（**図1-6**）．

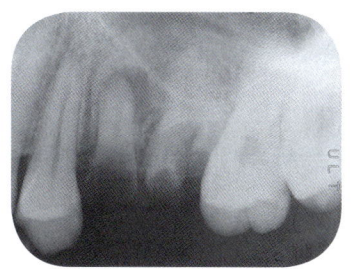

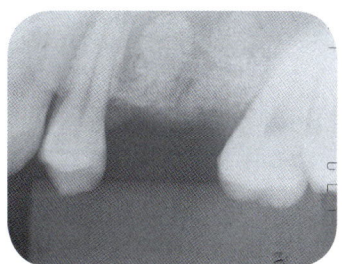

図1-1 術前のデンタルX線写真　図1-2 インプラント体埋入術前のデンタルX線写真　図1-3 インプラント体埋入時

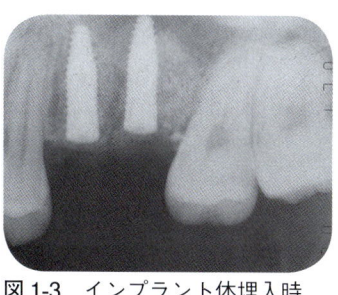

図1-4 ⌊6 部インプラント体除去時

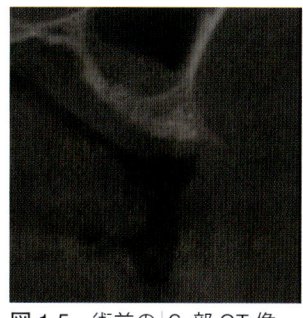

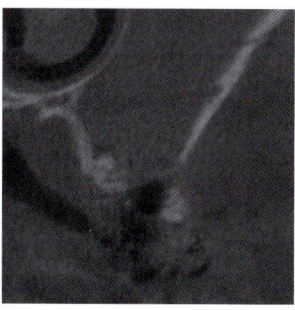

図1-5 術前の⌊6 部CT像　図1-6 術後15日の⌊6 部CT像

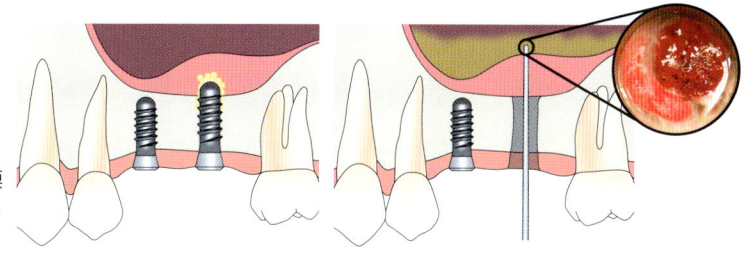

図1-7 肥厚した上顎洞粘膜の上部からは血液の混じった膿が吸引された．

　肥厚した洞粘膜の上部に膿が貯留しているのではないかと考え，浸潤麻酔下にて洞粘膜穿刺（23G針），抵抗感がなくなった瞬間，血液の混じった膿が吸引された．針を18Gに変え再度吸引，約12ccの膿が排出された．その後，疼痛は劇的に消失していった（**図1-7**）．

### 感染源は何か？

　この症例は，術部の骨あるいは洞粘膜に元々感染源が存在していた（**図1-1，1-5**），もしくは術中に唾液やβ-TCPにより感染を生じた，と考えられる．筆者は前者ではないかと考えている．推測であるが，ソケットプリザベーションに用いたβ-TCPが感染源になったか，抜歯前から，もしくはその後の経過中に感染した洞粘膜にソケットリフトで侵襲が加わったため，上顎洞炎の急性化を生じたものと考えている．

> **POINT**
> インプラント体埋入時の所見をカルテに記載することは，原因を特定するための貴重な資料となる．骨の硬さ，出血，埋入トルク値，あるいは手術中気になったことをカルテに書き留めておけば，後にトラブルが発生したとき役立つことが多い．

**Keyword▶** 疼痛　炎症反応　感染　ソケットプリザベーション

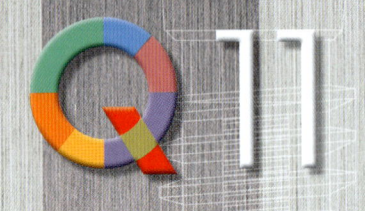

# Q11 インプラント一次手術後，しばしばカバースクリューが露出します．縫合法について教えてください

## A-11 インプラント手術の縫合は通常，水平マットレス縫合と単純縫合の組み合わせで行います．

### 縫合は創面と創面を合わせる

カバースクリューの露出は，骨面よりカバースクリューが突出しているとき，また骨の幅に対し大きいカバースクリュー（太い径のインプラント体埋入）を装着したときに起こりやすい．まず，切開，剝離を的確に行うことが大切である（**図1～3**）．切開線が短く，剝離が不十分であればカバースクリューの露出は起きやすい．

また，GBR時のように減張切開を行っていなくてもマットレス縫合を行い，創面と創面をしっかり縫合させることが必要となる．

基底面を広くする台形用のフラップデザイン．縦切開は歯槽粘膜を越えるところまで設定する（下顎はオトガイ孔の位置に注意）．

水平マットレス縫合と単純縫合を組み合わせて縫合する．

水平マットレス縫合

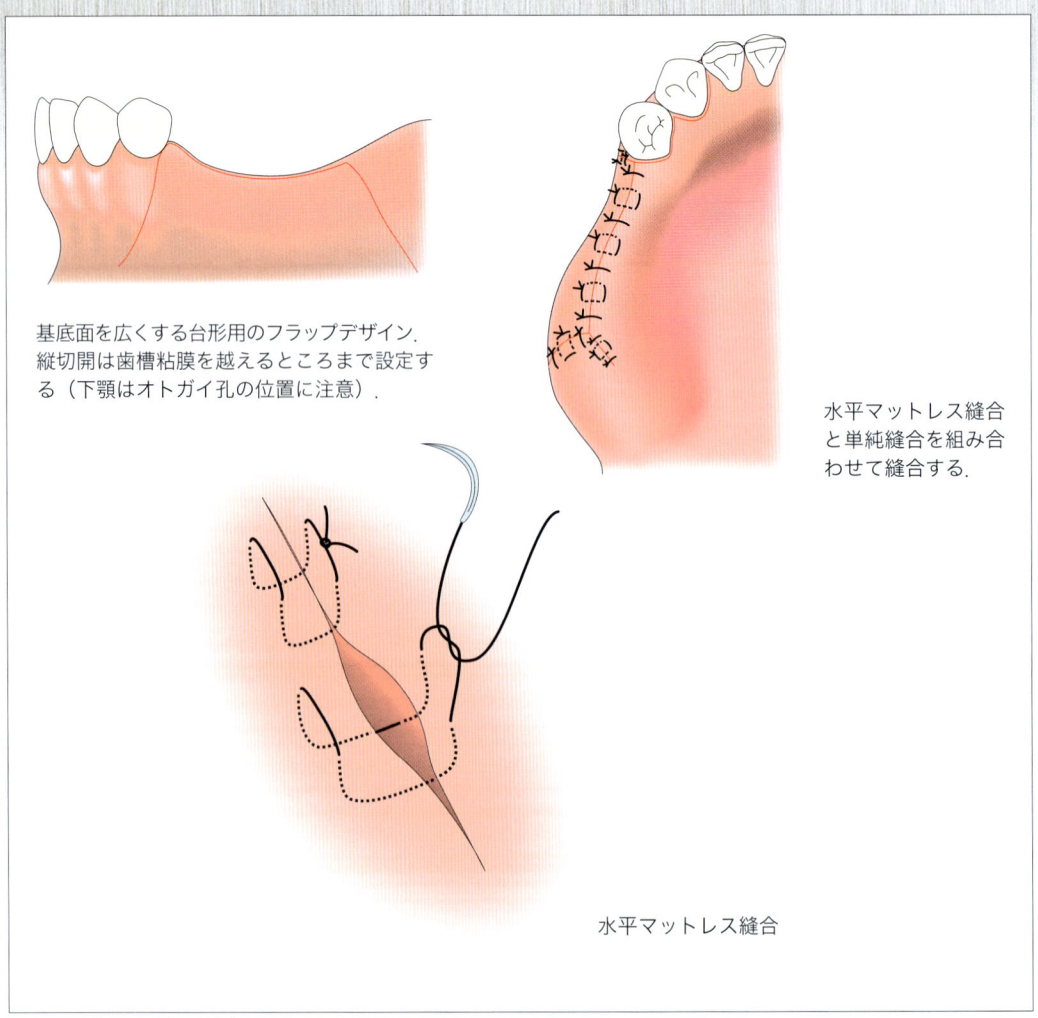

図1　適切な切開と縫合の例

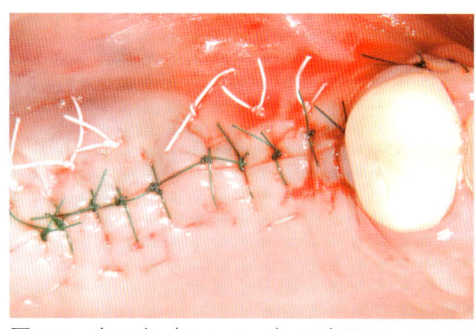

図2-1 白い糸（Cytoplast）は水平マットレス縫合．緑の糸（GCソフトレッチ）は単純縫合．

図2-2 2週間後の抜糸時の写真．切開部がきれいに治癒している．

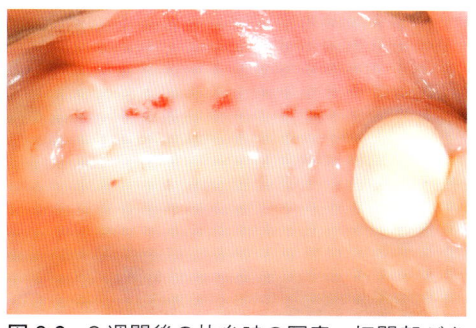

図3 インプラント手術において筆者が使用している縫合糸．左上 Cytoplast（d-PTFE），左下 GCソフトレッチ（ナイロン），右 GORE-TEX（e-PTFE）．

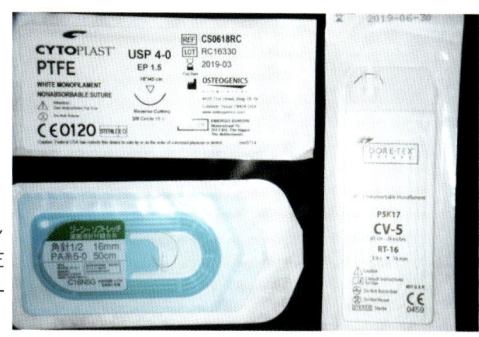

## POINT

埋入時にインプラント体が骨面より突出した場合，減張切開をしっかり行い閉鎖するか，インプラント体にヒーリングアバットメントを装着し，1回法として歯肉縁上での治療形態へ移行するかのどちらかである．中途半端な縫合は感染の原因になりやすい．

**Keyword** カバースクリュー　水平マットレス縫合

# Q12 インプラント一次手術後，カバースクリューが露出したら，どうすればよいですか？

## A-12
洗口液，タフトブラシ等でのセルフケアを指導し，1〜2週間毎の経過観察を行います．周囲歯肉粘膜に炎症を認めれば，ヒーリングアバットメントに交換します．

### 基本は原因の確認をしたうえでのセルフケア指導と経過観察

カバースクリューが露出しても大きなトラブルに発展することは少ないが，原因については認識しておく必要がある．カバースクリューが骨面より突出している，あるいは軟組織の厚さが少なく，縫合が不完全であることが多い．再縫合を行ってもかなりの減張切開を行わねば閉鎖は難しく，積極的には行わない．筆者は，洗口液，タフトブラシ等でセルフケアをしてもらいながら，感染が起こっていないか1〜2週間毎に経過観察を行っている．

### 早期にヒーリングアバットメントへの交換が必要な場合もある

リスクがあるのは，歯肉の厚い症例で，一度露出したスクリューが見かけ上もう一度閉鎖してしまった場合である．内側の死腔が原因で感染を生じると骨吸収を起こしてしまうため，そのような症例においては，早期にヒーリングアバットメントへの交換が必要である（**図1，2**）．ただし，カバースクリューを外すときに除去方向に力がかかるため，洗浄等を続けながら露出後6週以降に行ったほうが安全である．治療期間の義歯の装着については，全部床義歯や前歯部の審美的な配慮が必要とされるもの以外は，できるだけ装着は避けていただいている（義歯装着患者のヒーリングアバットメントへの交換は被圧変位等の配慮が必要である）．

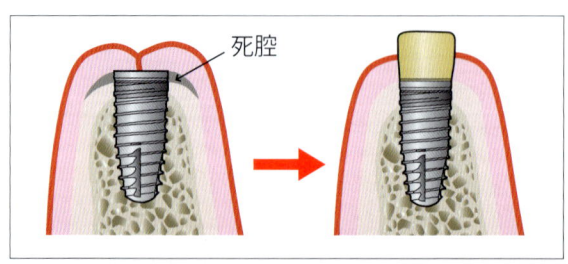

図1　見かけ上の治癒（左）．死腔に細菌が入り込み，感染するリスクが増える．早期にヒーリングアバットメントへ交換（右）．

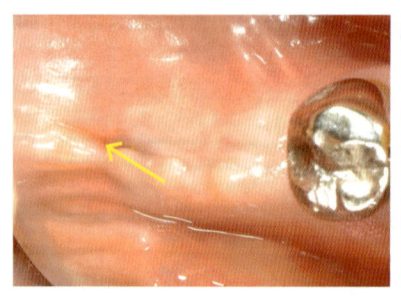

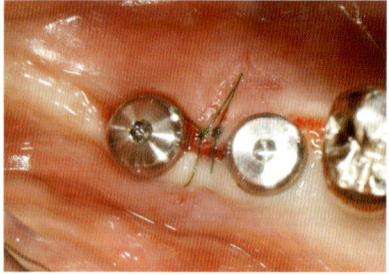

図2-1，2-2　閉鎖しているように見えるが，エアーを当てると黄矢印の粘膜が開き，カバースクリューの一部が露出する．1週間毎の経過観察を行い，一次手術後，約9週でヒーリングアバットメントに交換した．

**Keyword ▶** カバースクリュー　経過観察　死腔　ヒーリングアバットメント

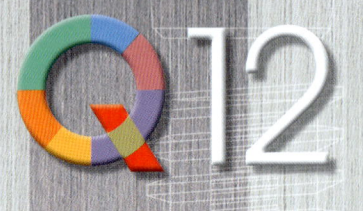

# Q13 インプラントのパーツを飲み込ませたときの対処は？

## A-13
確率的には，食道・胃へ落ちた（誤飲）の可能性が高いですが，気管・肺へ誤嚥している場合があります．咳がなくても必ず胸部X線写真で確認しましょう．

### 誤飲か誤嚥かの確認を！

インプラントのアバットメントやカバースクリューのようなパーツや，ドライバー類の誤飲や誤嚥が報告されている．

飲み込ませたとき，まず窒息の可能性がないかを判断するが，「咳がないから誤嚥はしていないだろう」と，安易に考えるのは危険である．気管に異物が入ると通常は咳を生じるが，気管支まで落ちると，咳反射が低下して，咳が出ないこともある（**図1**）．特に，脳血管障害を有する高齢者では，咳反射の低下を認める場合が多い．

したがって，X線診断が不可欠だが，金属でないレジンなどX線透過性のものではCTやMRIによる確認が必要な場合がある．

### 対処法

誤飲であれば，自然排出されたことを確認するだけでよい場合が多いが，誤嚥では無症状でも，原則として摘出を要する．

予防に，「ガーゼを咽頭部に置くこと」は，落としたものを捕捉しやすいようにするだけでなく，嚥下反射を生じにくくする効果も期待できる（ガーゼがなく，パーツが咽頭に落ちると，反射的に嚥下してしまうため）．

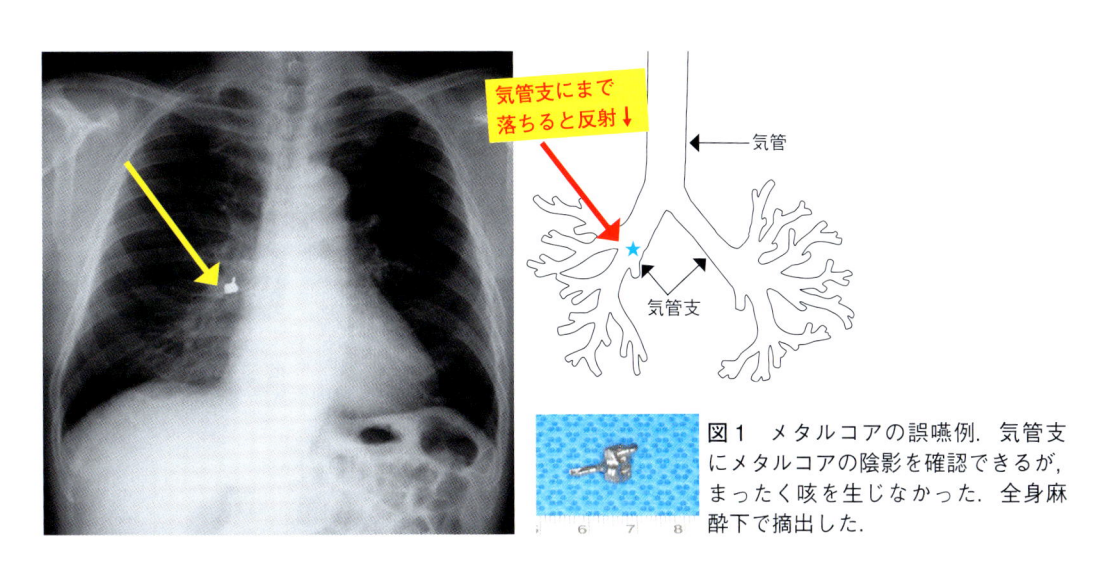

図1　メタルコアの誤嚥例．気管支にメタルコアの陰影を確認できるが，まったく咳を生じなかった．全身麻酔下で摘出した．

Keyword ▶　誤飲　誤嚥　気管支　咳反射

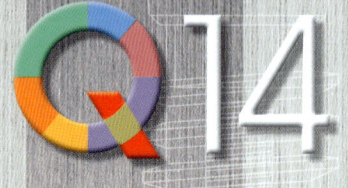

## Q14 インプラント二次手術時，遊離歯肉移植，結合組織移植の際，出血が止まらない場合は？

### A-14
シーネを作製し，圧迫すると有効です．出血時は浸潤麻酔後，圧迫止血，その後パックにて創面を被覆します．

### 口蓋部の切開は出血を覚悟

　通常，二次手術での異常はほとんど認めないが，付着歯肉を獲得するための遊離歯肉移植，歯肉のボリュームを確保するために用いる結合組織移植では，供給側で多量の出血を認めることが，しばしばある．この手術では大口蓋動脈の分枝を切断するため，当然，出血は多くなる．出血が多くなると精度の高い手術が困難になるため，電気メスやレーザーを用い，しっかり止血させる（⇒第5章 Q7）．また，術野と大口蓋孔の間に浸潤麻酔を行い，止血している間に処置を進めていく．

### 遊離歯肉移植ではシーネが有効

　移植が終了し，縫合後も出血が続くようなら，同様に浸潤麻酔を行い，止血している間に，サージセル®（図1）やヘムコンデンタルドレッシング®（図2）などの局所止血薬を用い圧迫する．結合組織移植の場合は創を閉鎖できるため，出血が止まっていればパックは必要ないが，遊離歯肉移植では開放創になるため，術後，食事や舌によって血餅が破壊され，再び出血することもあるので，パックを行い，術前に作製したシーネによる被覆を行ったほうがよいであろう（図3-1〜3-5）．

　知っておきたい局所止血薬と全身止血薬の一覧を表1にまとめたので，参照して欲しい．

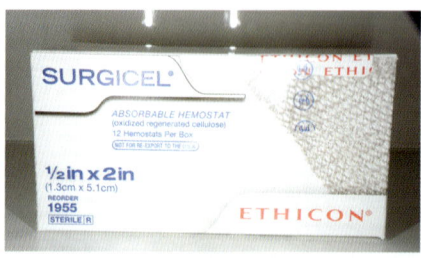

図1　サージセル（酸化セルロース）

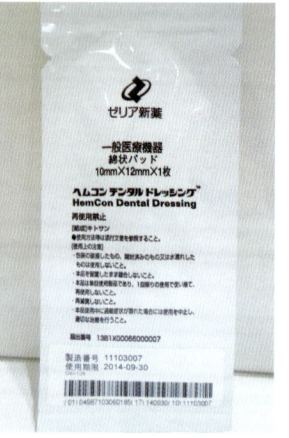

図2　ヘムコンデンタルドレッシング（キトサン）

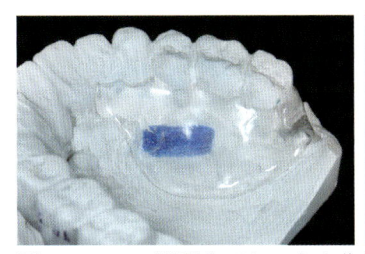

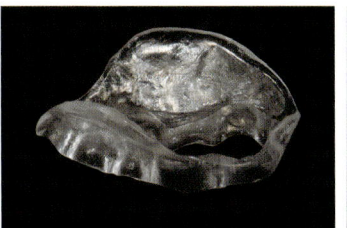

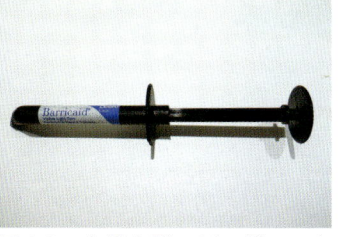

**図 3-1，3-2** 模型上でシーネを作製．あらかじめ作製しておくことが大切で，術中に印象を取り作製するには時間がかかり，また術野に汚染の問題も生じる．

**図 3-3** 光重合型レジン製パック バリケード

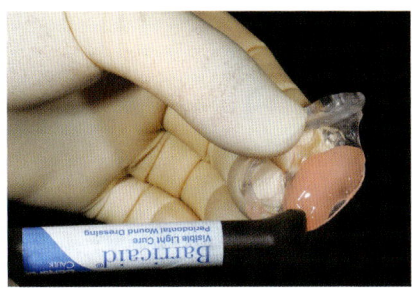

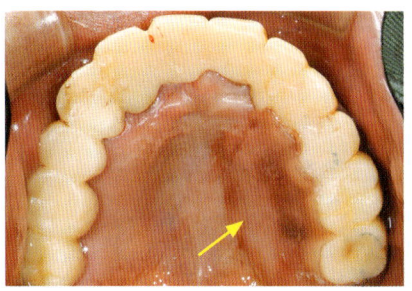

**図 3-4** シーネに光硬化型パックを盛る．

**図 3-5** シーネ（黄矢印）を創部に圧接．シーネの上から光重合させる．

表1 局所止血薬と全身止血薬．局所で止血効果を発揮するフィブリン接着剤もあるが，血液製剤のため「特定生物由来製品」の同意書が必要である．

| | | | |
|---|---|---|---|
| 局所止血薬 | 吸収性 | 酸化セルロース | サージセル<br>オキシセル<br>デントセル |
| | | ゼラチン | スポンゼル<br>ゼルフォーム |
| | | コラーゲン製剤 | テルダーミス・テルプラグ<br>コラテープ・コラコート<br>アビテン |
| | | キトサン | ヘムコンデンタルドレッシング |
| | 液性 | トロンビン | トロンビン液（モチダ） |
| | | 塩化アルミニウム | ＴＤゼット |
| 全身止血薬 | | 血管壁強化 | アドナ |
| | | 抗プラスミン | トランサミン |
| | | 酵素系 | レプチラーゼ |

## POINT

筆者は口蓋からの移植手術を行うときは，午前中か午後の早目の時間に行い，術後の出血に対応できるようにしている．また夜間の出血は微量でも患者は不安になるため，筆者の携帯電話の番号を伝えている（今までに2回，深夜の電話を経験している）．抗凝固薬や抗血小板薬を服用している患者は，原則禁忌と考えている．

**Keyword ▶** 出血　大口蓋動脈　シーネ　止血薬

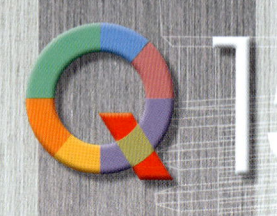

# Q15 インプラント治療時に皮下気腫が起きた場合，どのように対応しますか？

## A-15
インプラント治療における手術時，印象採得時，レーザー照射等の処置時などに皮下気腫を生じる可能性があります．その場合には，創部の安静を保ち，すみやかに近隣の二次医療機関を受診させます．

### 原因－さまざまな治療場面で起こりうる

どんな状況においても急激なエアー処置は禁忌である．顎顔面領域に発生する皮下気腫の原因としては，歯科治療，顎顔面領域の外傷，外科的侵襲などが挙げられる．インプラント治療では，手術時，印象採得時，レーザー照射等により，圧縮空気が皮下組織内に侵入し，急激な腫脹を生じる可能性がある．

### 診断－比較的容易だが，詳細な把握にはCT検査が必要

診断は比較的容易なことが多く，皮下より腫脹部を触診するとプチプチと空気の捻髪音が感じられる．疼痛は認めないことが多いが，顔面の腫脹に伴い，患者の不安感が強くなり，適切に対処しないと歯科医師との信頼関係が悪化するケースもある．気分不快，呼吸困難感，胸痛，動悸等の全身症状を合併することもあり，すみやかに二次医療機関を受診させる．発熱や腫脹部の増大がある場合も二次医療機関を受診させたほうがよい．

**皮下気腫がどの範囲まで進展しているかの診断には，CT検査が有用である**（図1-1～1-4）．歯科治療が原因であっても，気腫が頸部から縦隔にまで広範囲に及ぶ可能性がある．そのため，頭頸部に限らず胸部までの精査を行う必要が生じる場合もある．

### 治療－自然消失が大半だが重篤化には注意

安静と感染予防のための抗菌薬投与が基本である．約1週間程度で気腫は自然消失するとされているが，まれに大量の空気が侵入し，心肺機能障害を併発したり，重篤な縦隔炎を併発して死に至った報告もあり，注意深い経過観察が不可欠である．

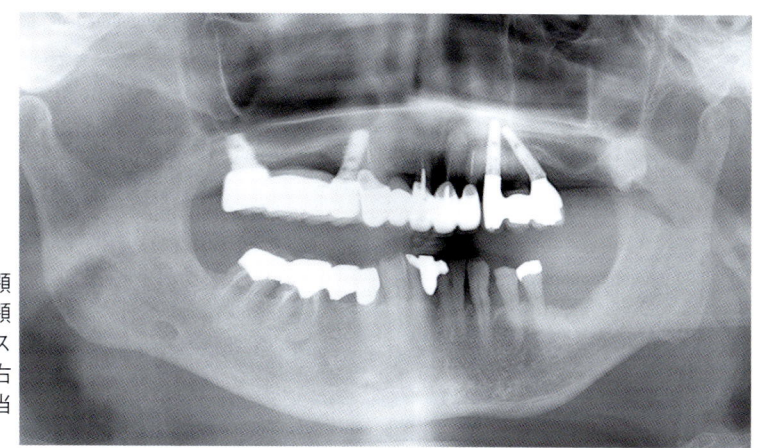

図 1-1 他院にて，右側上顎のインプラントを含めた全顎的な機械的清掃をエアースケーラーで行っている際，右側頬部の腫脹がみられ，当院へ救急搬送された．

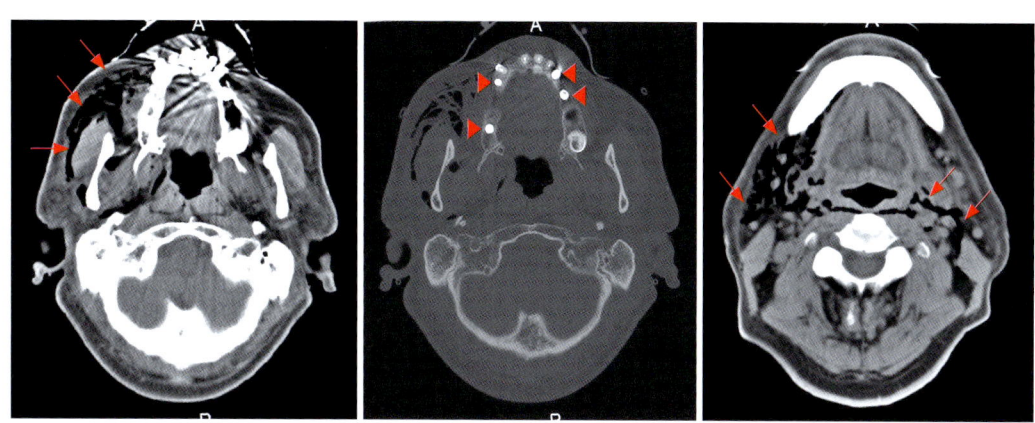

図 1-2 〜 1-4 　右側頬部の含気像↑は咽頭隙を経て反対側まで進展している　▲：インプラント

## POINT

天然歯と歯周組織との付着と比べ，インプラント体とインプラント周囲組織との付着は弱いため，エアー処置は注意を要する．

**Keyword ▶** 皮下気腫　呼吸困難感　二次医療機関

第 5 章　インプラント一次手術・二次手術　103

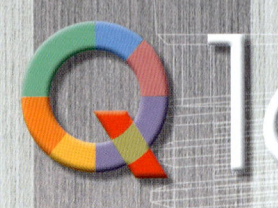

# Q16 抜歯即時埋入インプラントの適応基準を教えてください

## A-16
周囲骨に欠損がない，あるいはわずかな骨欠損（2mm以内）で，初期固定が十分に得られる症例が適応ですが，メリット・デメリットを総合的に判断して選択してください．

### 適応の見きわめ

抜歯即時埋入インプラントは，ピンポイントで埋入位置を決定する必要があるため，正確な診断，適切な治療計画に基づく適応の見きわめが不可欠であり，経験を積んだ術者のみが選択できる術式といえる．感染がない状況で，確実に初期固定が得られる既存骨の存在，周囲に骨欠損がないことなど適応条件は限られる（図1，2）．

#### 1）メリット

早く治療が終了できること，またフラップレスサージェリーを行えば，歯肉の退縮を防いだり，歯間乳頭を温存でき，審美的に有利な点も多い．

#### 2）デメリット

抜歯窩の形態によっては手術が困難な症例もあり，唇側の骨はほとんどの症例で吸収を起こす．審美的な補綴処置を行うためには，骨移植や結合組織移植などの治療オプションが必要となることが多い（図1～4）．

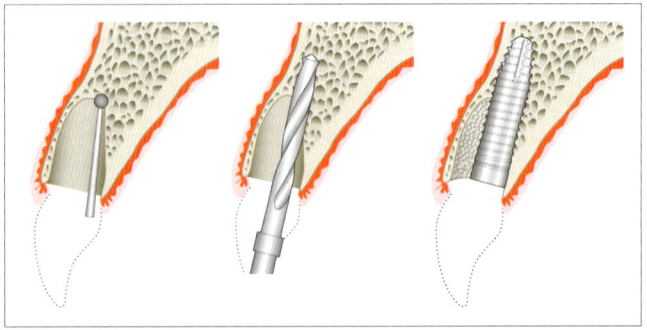

図1　抜歯即時埋入インプラントの手術手順．抜歯窩底部のやや口蓋寄りに起始点を設定するが，斜面のためバーが滑りやすい．そのため，ロングシャンクのダイヤモンドバーやピエゾサージェリーを用いると形成が行いやすい．

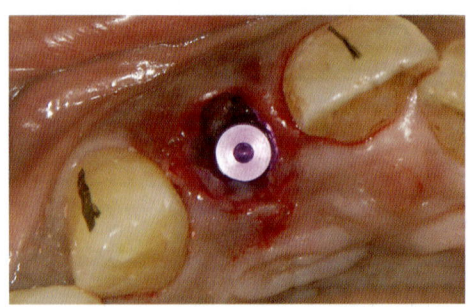

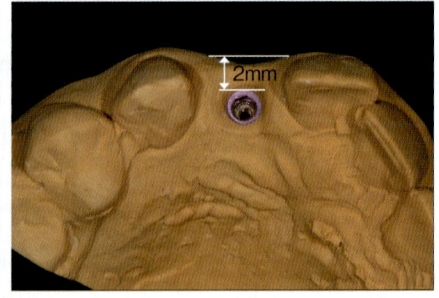

図2-1，2-2　抜歯即時埋入インプラントでは，的確な埋入ポジションが成功のための大きな要素となる．垂直的埋入位置は予測される最終歯頸ラインより3～4mm根尖寄りに，水平的埋入位置はプラットホーム唇側部が2mm口蓋寄りに位置するように埋入しなければならない．また，隣在歯とは1.5mm以上の距離が必要であり，それらを考慮してインプラント体のサイズを選択しなければならない．

図 3-1 〜 3-3　患者：40歳，女性．骨移植（既存骨の外側）によって唇側のボリュームを維持した．

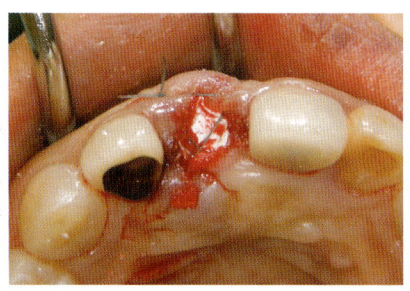

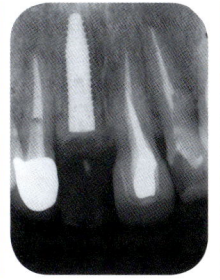

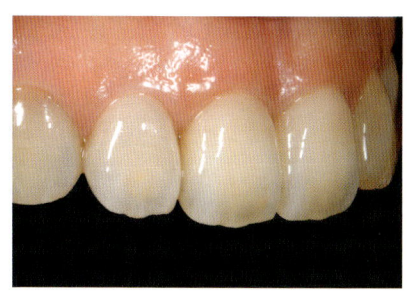

図 4-1 〜 4-3　患者：47歳，男性．転倒により 1│脱臼，2日後に来院．8日後にインプラント埋入手術行う．

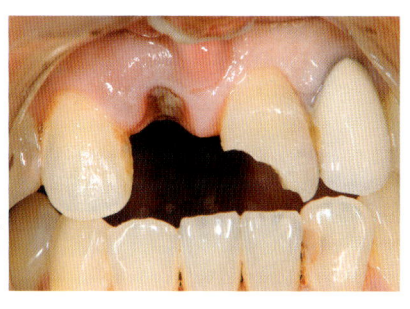

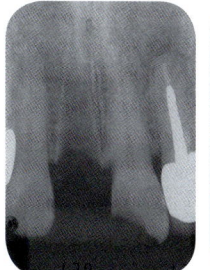

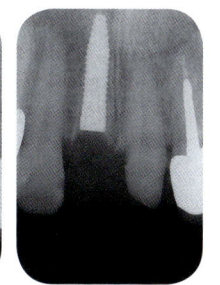

図 4-4，4-5　唇側のボリュームを増やすため結合組織を採取

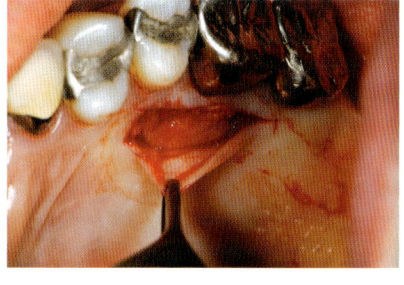

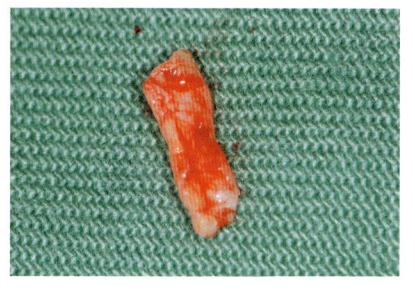

図 4-6　結合組織を移植後
図 4-7　最終補綴装置を装着

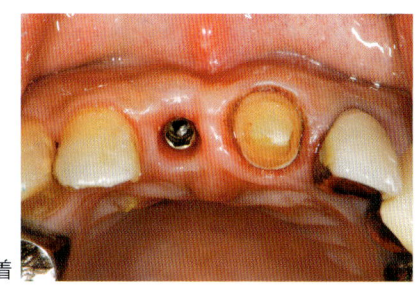

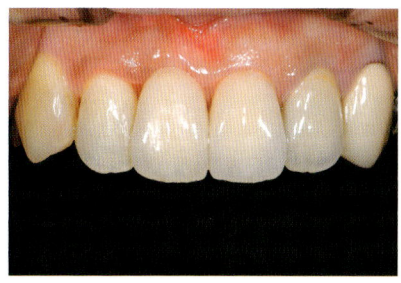

## POINT

　安易な抜歯は厳禁である．矯正的挺出，再植等にて骨組織や軟組織のボリュームを増やしておくことは，補綴処置を行う際に有利に働くからである．
　最近ではCTを用いたガイデッドサージェリーが行えるようになり，より正確なポジショニングが可能となった（⇒第2章 Q6）．

**Keyword ▶**　抜歯即時埋入　埋入ポジション　結合組織移植　ガイデッドサージェリー

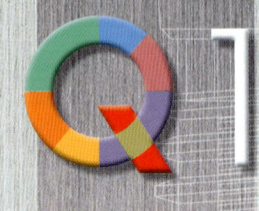

# Q17 抜歯後インプラント埋入までの期間と，X線での診断について教えてください

**A-17** インプラント埋入の時期は，条件によって変わりますが，抜歯即時埋入以外では，軟組織の完全な治癒を待つ必要があります．

### 軟組織の治癒には6週間〜8週間

　病理学的には，抜歯後に重層扁平上皮の分化が進み，角化が亢進して約4週間で治癒するといわれているが，GBRなど減張切開を必要とする症例では，6〜8週間の治療期間を設けたほうが，スムーズに手術が行えると考えている．

### 骨移植を行った症例は4ヵ月以上

　骨補塡材を用いてソケットプリザベーションを行った症例（⇒第6章Q5）では，4壁性の骨欠損であっても，4ヵ月以上の治療期間を設定している．3ヵ月で手術を行った場合，移植した骨が生着しておらず，埋入時に崩れてしまうことを何度か経験した．4ヵ月を過ぎると骨補塡材は骨様にはなっていないものの，賦形性は保持しており，ドリリングを行っても崩れることは少なかった．

| 抜歯即時埋入 | 抜歯待時埋入（6〜8週間） | 抜歯待時埋入（4ヵ月以上） | 抜歯待時埋入（8ヵ月以上） |
|---|---|---|---|
| 骨欠損がない，あるいは，わずかな欠損で初期固定が十分確保できる症例 | 骨欠損が小さく，初期固定が十分確保できる症例は軟組織の治癒（6〜8週間）を待って埋入する（⇒第6章Q5）． | ソケットプリザベーション（骨移植）後，4ヵ月以上の治療期間を設定する． | 初期固定できる既存骨がない場合，8ヵ月以上の治療期間を設定する． |
| 抜歯即時埋入を行っても，骨吸収はほとんどの症例で起きるため，骨吸収を予測したポジションでの埋入が必要（⇒第5章Q16）． | 治療経験の多い術者ならば，この時期にGBRと同時の埋入も可能．ただし，この時期に埋入を計画している症例は，抜歯時に骨移植を行わないのが通例である． | 骨補塡材は残っているが，ドリリングで崩れてしまうことは少ない． | |

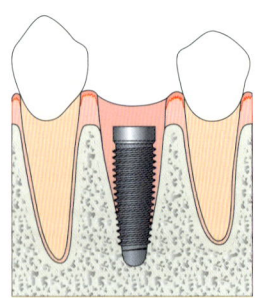

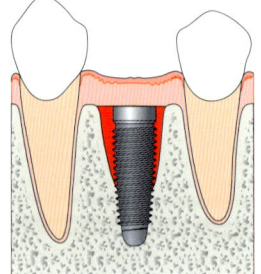

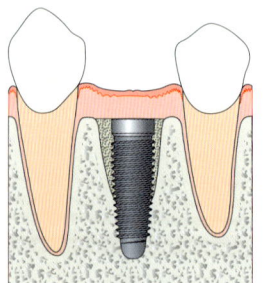

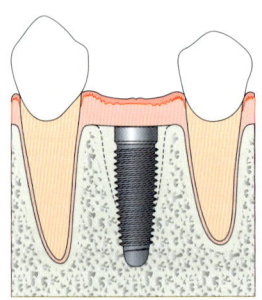

図1　抜歯からインプラント体埋入までの期間

**初期固定ができる骨（既存骨）がない症例は 8 ヵ月以上**

既存骨がない症例や GBR を行った症例などでは，8～12 ヵ月の治療期間を設定している（**図 1**）．

### X 線診断

X 線上では骨の透過性が基準となるが，ソケットプリザベーションを行っている場合は診断が困難である．CT による診断が必要となるが，埋入部位の皮質骨の治癒（不透過性ラインの出現）をその基準と考えている（**図 2-1 ～ 2-4**）．

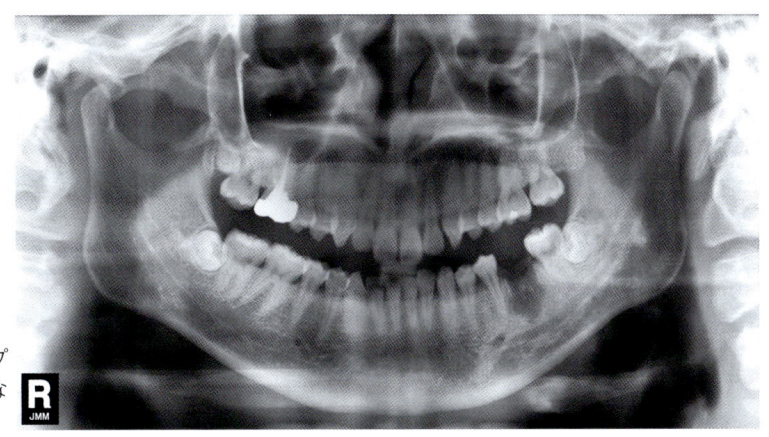

図 2-1　患者：25 歳，男性．初診時のパノラマ X 線写真．⌐6 抜歯後 14 日．ソケットプリザベーションは行われていない．

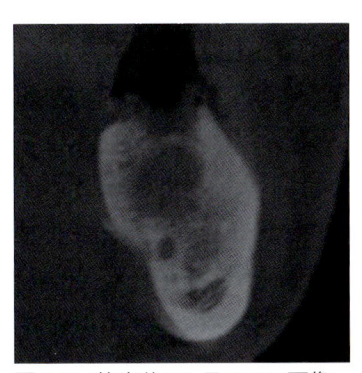

図 2-2　抜歯後 21 日の CT 画像

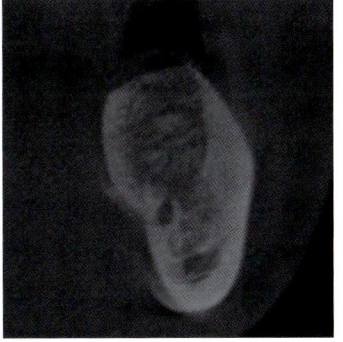

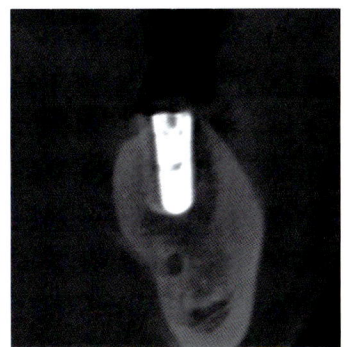

図 2-3　抜歯後約 7 ヵ月の CT 画像．歯槽頂部に皮質骨様の不透過性ラインが確認できる．

図 2-4　抜歯後 9 ヵ月，インプラント体埋入時の CT 画像

**Keyword ▶** 骨補塡材　骨の透過性　皮質骨様の不透過性ライン

# 第6章 インプラント関連手術

Q 1～15

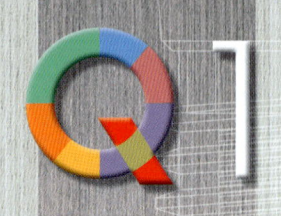

# Q1 抜歯後6ヵ月以上が経過しているにもかかわらず，抜歯窩に十分な骨が形成されてなかったら，どうすればよいですか？

## A-1 血流回復を目的にデコルチケーション（皮質骨穿孔）を行って，GBRなどで骨が形成されてからインプラント体を埋入するほうが無難と思われます．

### 抜歯窩が必ず骨性治癒するとは限らない！

抜歯後6ヵ月以上経過した541例の抜歯窩をCT画像で評価したところ，47例（8.7%）で抜歯窩にX線透過像が認められた．部位は，下顎臼歯部が34例（72.4%），上顎臼歯部が12例（25.5%），上顎前歯部が1例（2.1%）であった．

摘出したX線透過像部の病理組織学的診断（**図1**）は，線維性治癒が27例（57.4%），腐骨あるいは変性骨が17例（36.2%），残根が3例（6.4%）であった．原因としては，抜歯時に存在していた慢性硬化性骨炎あるいは上顎大臼歯口蓋根相当部の硬い骨など，抜歯窩周囲骨の血流不足が考えられた．

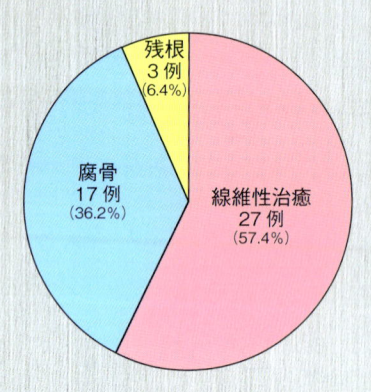

図1 病理組織学的診断（47例の内訳）

### 線維性治癒の例

#### 症例1

患者：56歳，女性．「7の保存が困難とのことで，インプラント治療を希望し紹介され来院した．初診時のX線写真では「7近心根に破折がみられ，「7周囲にX線透過像があり，同部の骨には骨硬化像が認められた（**図2-1**）．紹介医で「7を抜歯し，抜歯後8ヵ月に診断用のX線写真とCTを撮影したところ，抜歯窩にX線透過像が認められた（**図2-2，2-3**）．抜歯後8ヵ月が経過しても骨再生が不良であったのは，硬化性骨炎による抜歯窩の血流不足が原因と考えられた．

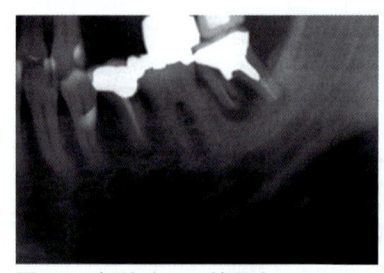

図2-1 初診時のX線写真 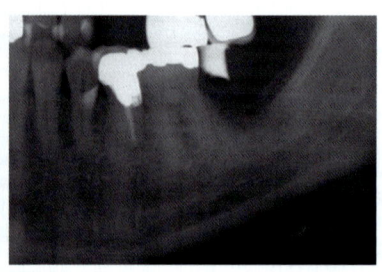　　図2-2 抜歯後8ヵ月のX線写真 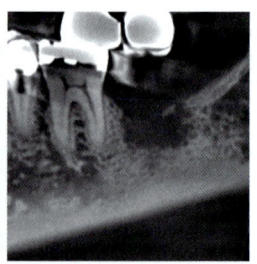　　図2-3 抜歯後8ヵ月のCT画像

**処置および経過**

　抜歯窩の軟組織を摘出し，デコルチケーション後に牛骨由来ハイドロキシアパタイトと非吸収性遮断膜を用いてGBRを施行した．摘出した軟組織の病理組織写真では，軽度のリンパ球浸潤を伴う線維性結合組織が認められ，線維性治癒であった．GBR部の骨形成をCT画像で確認し，GBR後12ヵ月にインプラント体を埋入した（**図2-4〜2-11**）．

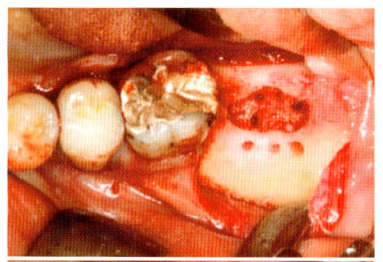

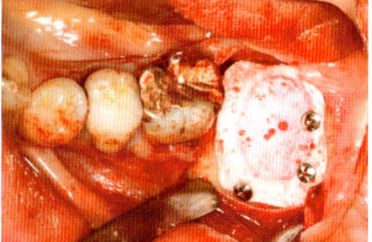

図2-4，2-5　GBR

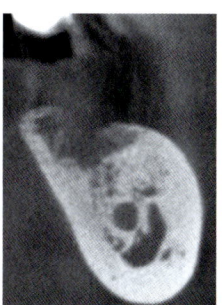

図2-6　抜歯後8ヵ月

図2-7　GBR直後

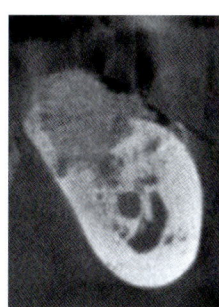

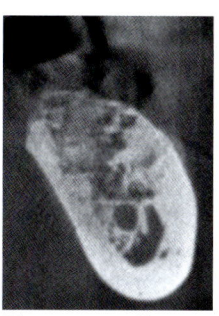

図2-8　GBR後12ヵ月

図2-9　インプラント体埋入

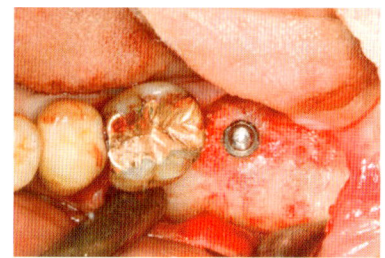

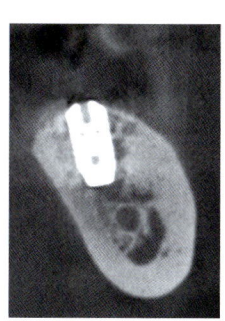

図2-10　インプラント体埋入

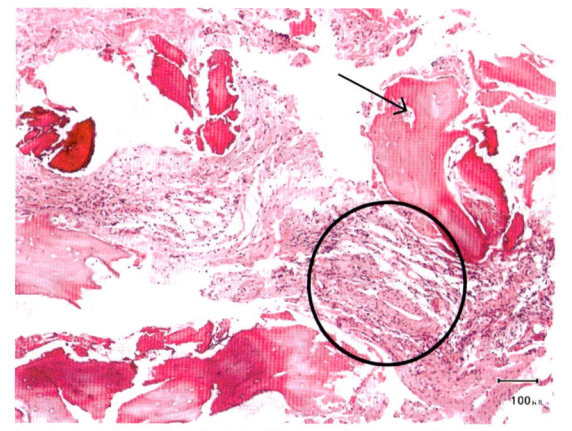

図2-11　軟組織の病理組織写真（H.E.染色）．幼若な骨組織（矢印部）や線維性結合組織（丸印部）がみられた．

**腐骨形成の例**

### 症例2

　患者：46歳，女性．&#124;6部のインプラント治療を目的として，紹介され来院した（**図3-1〜3-3**）．&#124;6抜歯と&#124;5歯根端切除術を施行し，術後6ヵ月に診断を行った．CT画像の口蓋根相当部に，水平断ではドーナッツ状の，矢状断では三日月状のX線不透過物が認められ，中心部にX線透過像が存在していた（**図3-4，3-5**）．

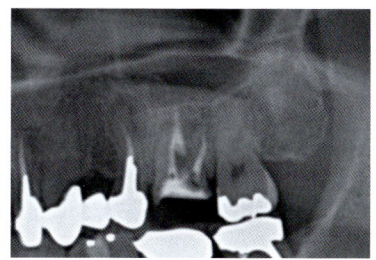

図3-1　初診時のX線写真

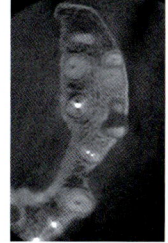

図3-2，3-3　初診時のCT画像

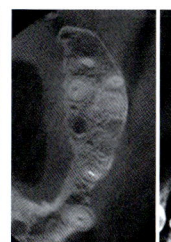

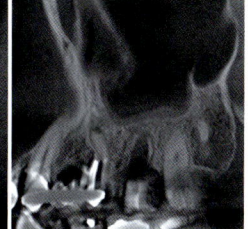

図3-4，3-5　抜歯後6ヵ月のCT画像

**処置および経過**

⌞6 口蓋根部のＸ線不透過物と透過像部を摘出し，骨面を十分に掻爬してコラーゲンを填入した．摘出物のデンタルＸ線写真では，三日月様のＸ線不透過物が観察された（**図 3-6 ～ 3-8**）．

摘出したＸ線不透過物の病理組織写真では，核が染色されていない骨組織と線維性結合組織が観察され，Ｘ線不透過物は腐骨と考えられた（**図 3-9**）．摘出直後のＣＴ画像では，⌞6 口蓋根部にＸ線透過像が認められ，周囲骨のＸ線不透過性は高かった（**図 3-10, 3-11**）．

抜歯前の⌞6 の口蓋根周囲の骨量と比較して，Ｘ線不透過物摘出後の骨欠損は大きくなっていた．したがって，摘出したＸ線不透過物は，⌞6 抜歯窩表面の骨が壊死して分離したものと考えられた．

摘出後8ヵ月のＣＴ画像では，⌞6 口蓋根部に依然としてＸ線透過像が認められ，同部での骨再生は不良と考えられた（**図 3-12, 3-13**）．⌞6 口蓋根部の軟組織を摘出し，ラウンドバーで骨表面を一層削除してデコルチケーションを行った（**図 3-14 ～ 3-18**）．

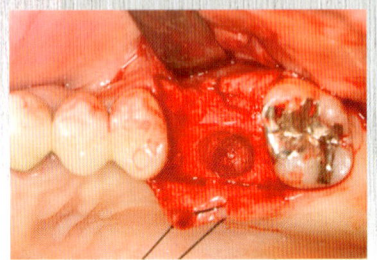

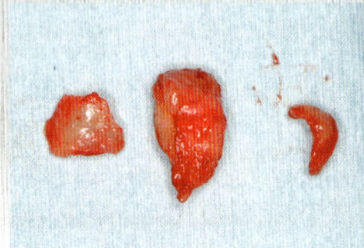

図3-6　摘出後の⌞6 口蓋根部　　図3-7　摘出物　　図3-8　摘出物のＸ線写真

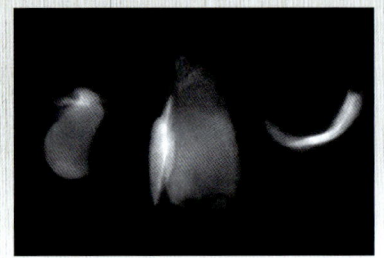

図3-9　軟組織の病理組織写真（H.E. 染色）

図3-10, 3-11　摘出直後のＣＴ画像

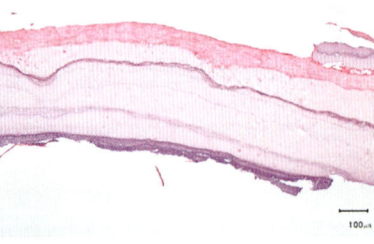

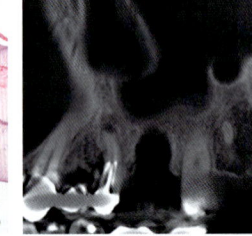

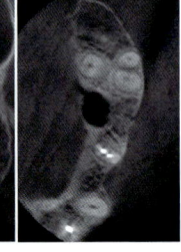

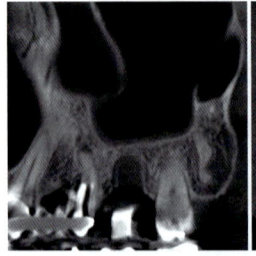

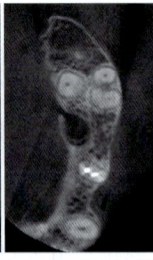

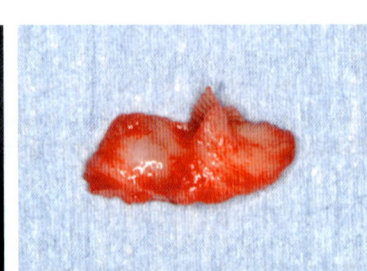

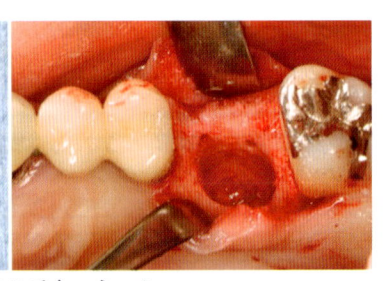

図3-12, 3-13　摘出後8ヵ月のＣＴ画像　　図3-14, 3-15　軟組織の摘出とデコルチケーション

デコルチケーション後1年のCT画像では，6̱ 口蓋根部のX線不透過性は亢進し，同部での骨形成は良好と考えられた（**図3-19〜3-21**）．

　垂直的な骨量が少なかったため，ソケットリフトを併用してインプラント体を埋入した（**図3-22，3-23**）．埋入後4年のX線写真では，インプラント体周囲に十分な骨量が認められた（**図3-24**）．頰舌断CT画像では，インプラント体の口蓋側には，皮質骨様と海綿骨様のX線不透過像がみられ，リモデリングが進行していた（**図3-25**）．

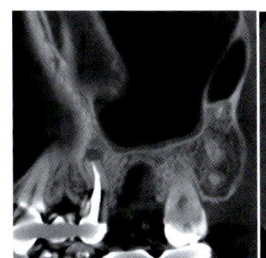

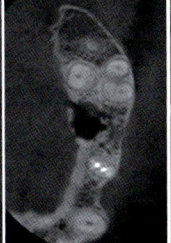

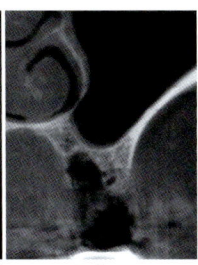

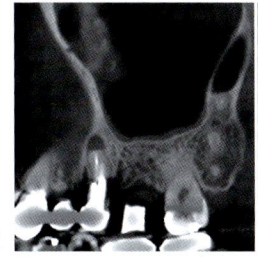

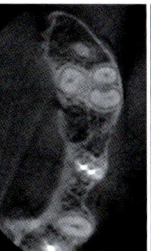

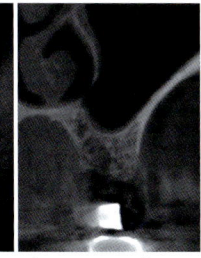

図3-16〜3-18　デコルチケーション直後のCT画像

図3-19〜3-21　デコルチケーション後1年のCT画像

図3-22，3-23　インプラント体の埋入（ソケットリフト併用）

図3-24　埋入後4年のX線写真

図3-25　埋入後4年のCT画像

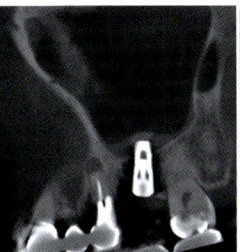

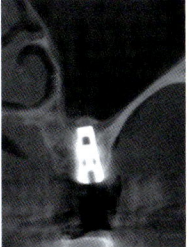

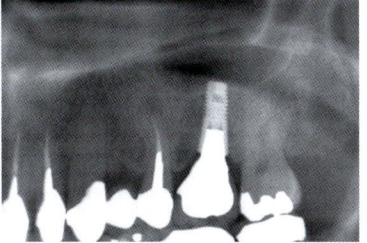

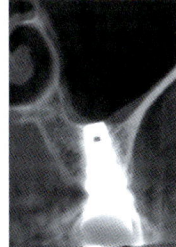

**POINT**

慢性硬化性骨炎を伴う歯や上顎大臼歯口蓋根などでは，周囲骨のX線不透過性が高く，血流が乏しい場合がある．したがって，同部の抜歯窩には血流障害が生じ，抜歯窩の骨再生が不良となる可能性がある．

**Keyword▶**　抜歯窩　骨性治癒　線維性治癒　腐骨形成

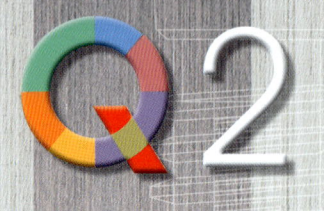

# Q2 GBR法で創部をなかなか閉鎖できず，後日に裂開が生じてしまうのですが，どうすればよいですか？

## A-2

主な原因は，減張切開不足と縫合不良が考えられます．減張切開は，上顎と下顎で方法が違いますので，原理を十分に理解する必要があります．また，縫合ではマットレス縫合を必ず先に行って，粘膜上皮を合わせることが重要です．

### 減張切開の原理を理解しよう！

原理を理解するためには，湿布薬をイメージするとわかりやすい（**図1，2**）．湿布薬の裏面にはセロハンが張り付いているため，湿布薬は伸展しない．しかし，セロハンを中央で切断すると，湿布薬を伸展させて使用できる．

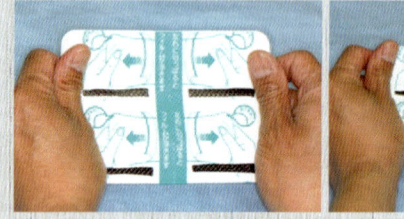

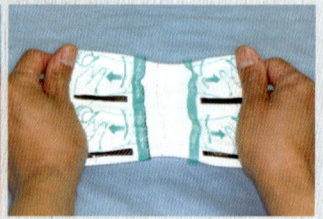

図1，2 減張切開の原理

つまり，湿布薬のセロハンが骨膜で，湿布薬が粘膜と粘膜下組織に相当し，骨膜のみを1本のラインで切開することが減張切開の原理である．しかし，粘膜の伸展には限界があることを理解しておく必要がある．

### 減張切開の術式は部位によって異なる

#### 1）下顎臼歯部

下顎の粘膜骨膜弁には頰筋が含まれるが，頰筋は減張切開の方向とほぼ平行に筋線維が走行しているため，骨膜のみの切開でも容易に粘膜骨膜弁を伸展できる（**図3**）．

減張切開は粘膜骨膜弁の作製直後に行うが，2本以上の無鉤ピンセットを用いて弁を引っ張り，骨膜を緊張させる．新品のNo.15メスを骨膜に当てるような感覚で骨膜のみを切開すると，ピンセットによる緊張で勝手に骨膜切開部が開き，粘膜骨膜弁の減張が得られる（**図4-1，4-2**）．

減張が不十分なときは，縦切開部の骨膜が切開されていない場合が多いため，同部の骨膜切開を追加する．粘膜骨膜弁を舌側に移動させ，十分に減張切開が行われているかを確認し，GBRを行って創を閉鎖する（**図4-3～4-5**）．術後3ヵ月の口腔内写真では，遮断膜の露出や歯

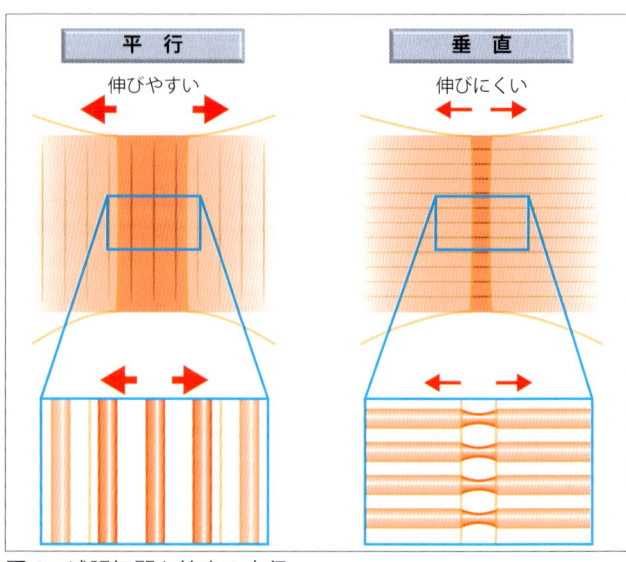

図3 減張切開と筋肉の走行

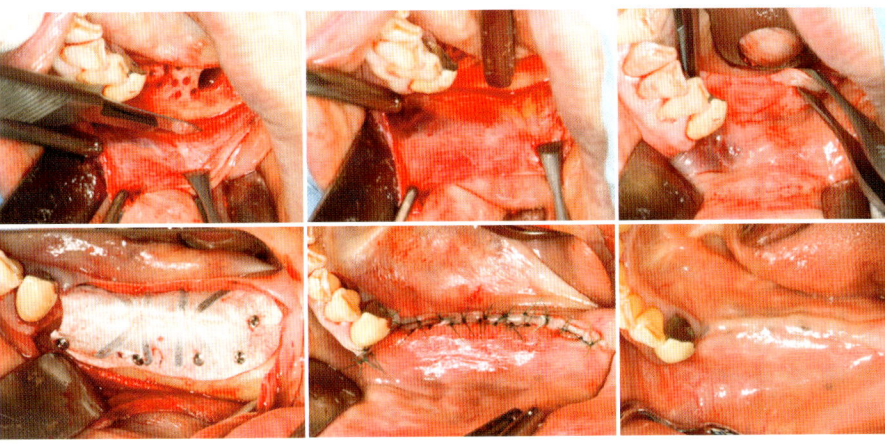

図4-1〜4-6　下顎の減張切開の術式とGBR

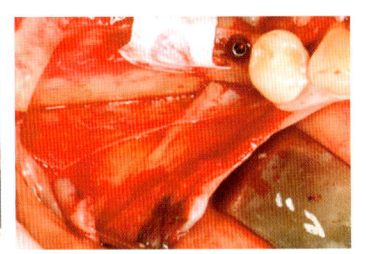

図5　オトガイ神経が粘膜骨膜弁に含まれる場合は，オトガイ孔を明示して，鈎で無理に引っ張らないように注意すべきである（図4とは別症例）

肉の炎症は認められない（**図4-6**）．

オトガイ神経が粘膜骨膜弁に含まれる場合は，オトガイ神経束を損傷しないように注意が必要で，骨膜の層よりも深く切開しないようにする．まず，オトガイ孔を明示して，オトガイ神経束の位置を確認するほうが安全で，盲目的に切開すると神経束を損傷する可能性がある（**図5**；本症例では術後のオトガイ神経麻痺は出現しなかった）．

### 2）上顎前歯部

上顎前歯部では鼻筋や鼻中隔下制筋などが粘膜骨膜弁に含まれる．鼻筋や鼻中隔下制筋の筋線維は，減張切開とほぼ垂直的に走行している（**図3，6**）．したがって，骨膜のみの切開で粘膜骨膜弁を十分に伸展させることは困難で，筋の収縮によって創の裂開が生じやすい．また，減張のために筋層を切開し過ぎると血管を損傷し，異常出血や粘膜骨膜弁の血流障害を起こす可能性がある．

さらに，粘膜骨膜弁の深部には，眼窩下神経の上唇枝が存在している（**図6**）．万一，深部まで筋層を切開して上唇枝を損傷すると，上唇の知覚異常を生じてトラブルに発展する可能性がある（**図7-1，7-2**）．

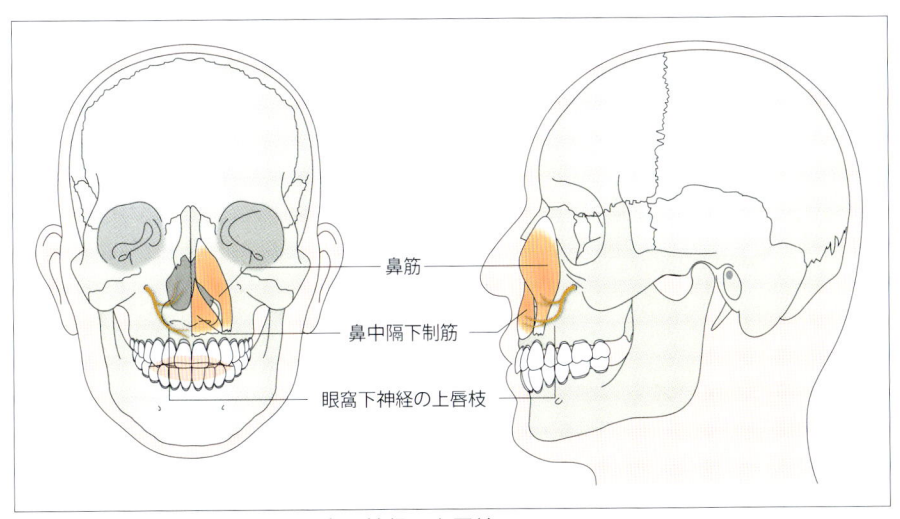

図6　鼻筋と鼻中隔下制筋，眼窩下神経の上唇枝

図7-1, 7-2 他医院でインプラント治療受けたが，左側上唇の知覚異常が残遺したため来院．骨造成術の減張切開による上唇枝の損傷が原因と推測された．

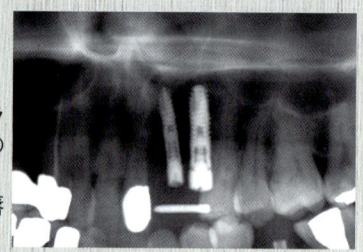

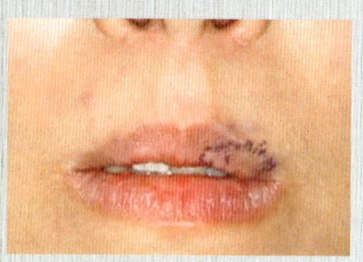

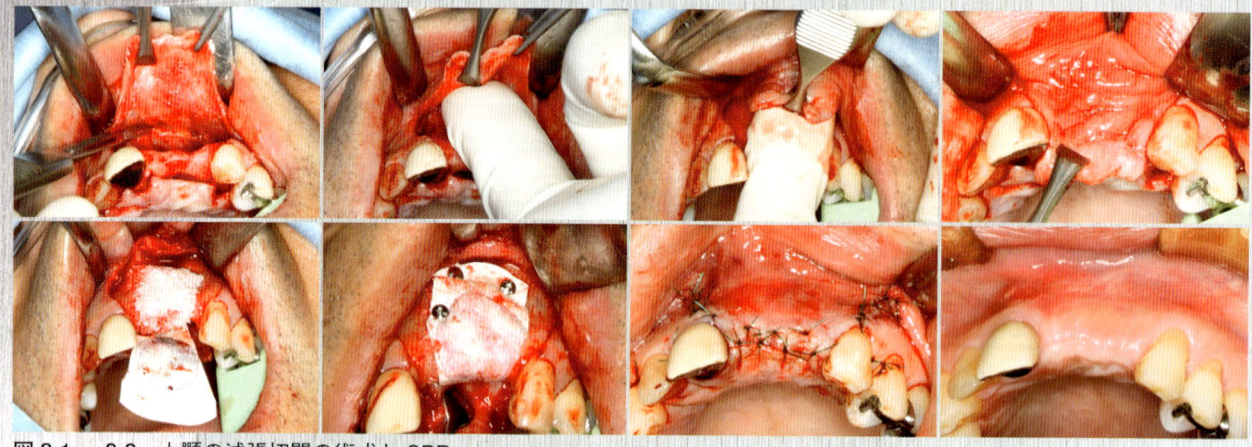

図8-1〜8-8 上顎の減張切開の術式とGBR

　上顎前歯部において，安全で十分な減張をするためには，まず1〜2mmの深さで骨膜と筋を切開する（**図8-1**）．指を切開部に挿入し（**図8-2**），鈍的に突っ張っている組織を伸展させる（**図8-3**）．

　指で鈍的に組織を伸展させれば血管や神経を損傷することはなく，最小限の出血で効率的に減張することが可能となる．粘膜骨膜弁を口蓋側に引っ張り，十分に減張されているのを確認してからGBRを行う（**図8-4〜8-6**）．GBR後に再度減張が十分かを確認し，マットレス縫合と単純縫合で創を閉鎖する（**図8-7**）．術後3ヵ月の口腔内写真では，遮断膜の露出と歯肉の炎症は認められない（**図8-8**）．

### 縫合のポイント

　縫合の目的は，創面を安定させて創傷治癒を促進させることにあり，粘膜骨膜弁を寄せて締めつけることではない．したがって，上皮と上皮，粘膜下組織と粘膜下組織を緊密に一致させることが重要で，マットレス縫合は必要不可欠と考えられる．万一，上皮と粘膜下組織が接触している場合，上皮結合が得られずに創が哆開する可能性が大きくなる．

　最初に，①歯槽頂近心部のマットレス縫合を行い，粘膜上皮を合わせる．次に②近心縦切開部，③歯槽頂中央部，④遠心部，⑤遠心縦切開部の順にマットレス縫合を行う（**図9**）．

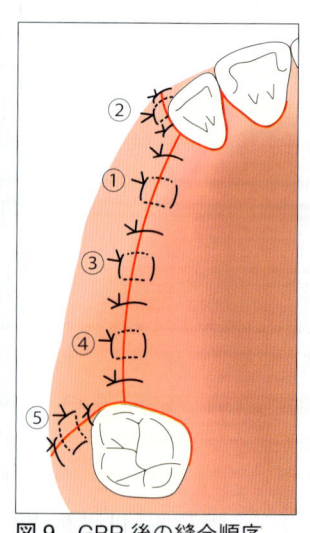

図9　GBR後の縫合順序（上顎臼歯部の例）

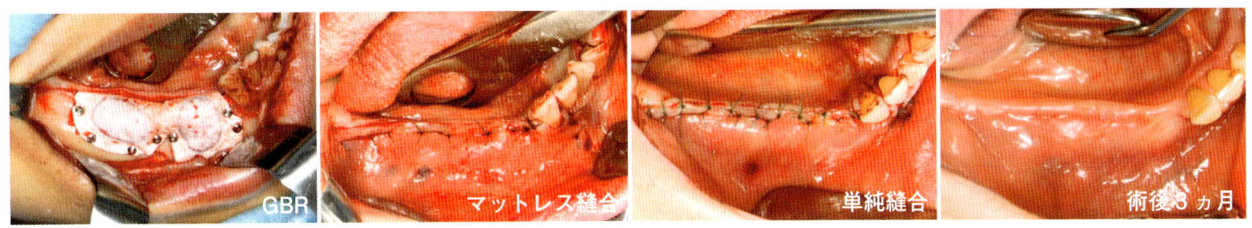

図 10-1 〜 10-4　縫合の実際①．下顎臼歯部の例

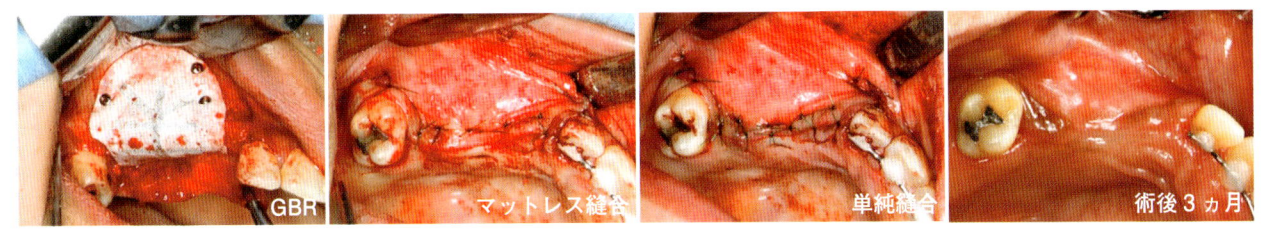

図 11-1 〜 11-4　縫合の実際②．上顎臼歯部の例

　特に，縦切開部は粘膜が分厚いため，上皮が粘膜下組織に入り込みやすく，上皮を合わせにくい部位と考えられる（**図 10-1，10-2，図 11-1，11-2**）．さらに，縦切開の隅角部に単純縫合を追加し，最後にマットレス縫合の間に単純縫合を行う（**図 10-3，11-3**）．

　術後 3 ヵ月の口腔内写真では，遮断膜の露出や粘膜の炎症は認められない（**図 10-4，11-4**）．

> **POINT**
> 減張切開や縫合の目的は，創部を安定させて創傷治癒を促進させることにある．一方，思い通りに縫合できるようになるためには技術が必要で，縫合針，ピンセットおよび持針器の使い方を常に練習する必要がある．

**Keyword** ▶　GBR　減張切開　知覚異常　縫合

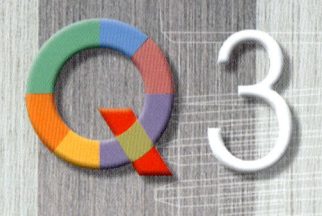

## Q3 二期的にインプラント体を埋入する場合，GBR後何ヵ月に埋入するほうが安全ですか？

### A-3
GBR法で造成した骨は，6ヵ月では成熟度が低く，ドリリングに耐えられない場合が多いです．GBR後9〜12ヵ月にインプラント体を埋入するほうが無難と思われます．

**GBRとインプラント体の埋入を一期的に行う場合**
**⇒GBR後6ヵ月の造成骨は未成熟**

GBR後6ヵ月の造成骨は未成熟な場合が多く，2年間は，造成骨には盛んなリモデリングが生じている．最終的に造成した骨は，皮質骨様と海綿骨様のX線不透過性を呈して安定する．一方，GBRとインプラント体の埋入を同時に行った場合には，術後6ヵ月に二次手術を行っても問題がない．

**症例1**

患者：45歳，女性．自家骨と非吸収性遮断膜を用いたGBRを，インプラント体の埋入と同時に施行した（**図1-1〜1-3**）．術後6ヵ月に二次手術を行ったが，遮断膜を除去すると，肉眼的にはある程度の強度を有する硬組織が認められた（**図1-4**）．

**CT画像による術後評価**

術直後では母骨の皮質骨が明瞭に認められ（**図1-5**；黄矢印），設置した自家骨のX線不透過性は低い．

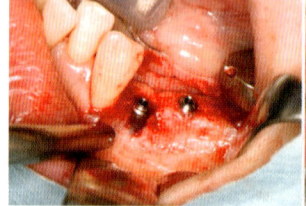

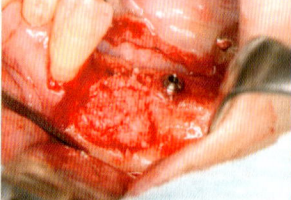

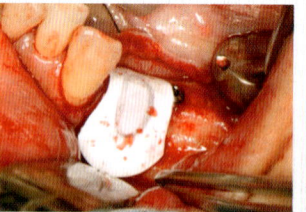

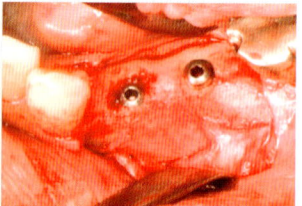

図1-1〜1-3 インプラント埋入と同時にGBRを行った．　　図1-4 二次手術（6ヵ月後）

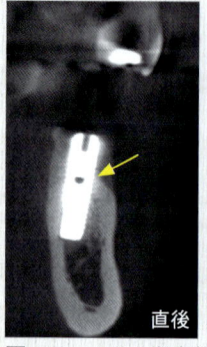

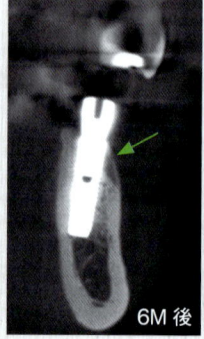

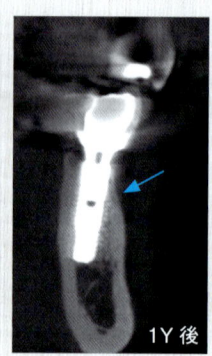

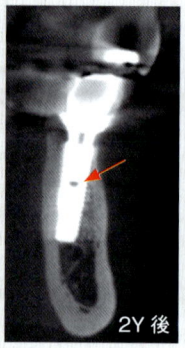

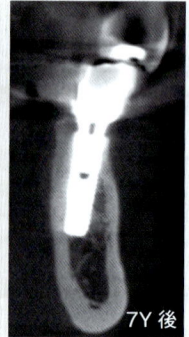

図1-5〜1-9 術直後から7年後までのCT画像の変化

6ヵ月後，母骨の皮質骨はやや粗糙になり，GBR部の表面にX線不透過性のラインが出現していた（**図1-6**；緑矢印）．しかし，GBR部全体のX線不透過性は低い．1年後，GBR部全体のX線不透過性は亢進し，母骨の皮質骨との境界はやや不明瞭となっていた（**図1-7**；青矢印）．

2年後，GBR部は皮質骨様と海綿骨様のX線不透過性を呈し，母骨との境界は不明瞭となっていた．さらに，術直後に存在していた母骨の皮質骨は，海綿骨様のX線不透過性を呈していた（**図1-8**；赤矢印）．7年後，GBR部は完全に皮質骨様と海綿骨様のX線不透過性を呈し，母骨と同化してGBRを施行した部位を判別するのは困難となっていた（**図1-9**）．

> **POINT**
> 術後6ヵ月のGBR部には，表面に薄い皮質骨様の硬組織が形成されるのみで，ドリリングに耐え得る強度があるとは考えにくい．

### GBRとインプラント体の埋入を二期的に行う場合
### ⇒ GBR後，9〜12ヵ月に埋入するほうが無難

**症例2**

患者：57歳，女性．左側下顎臼歯の抜歯後6ヵ月が経過しても抜歯窩にX線透過像が認められたため，β-TCP顆粒と非吸収性遮断膜を用いたGBRを施行した（**図2-1〜2-5**）．

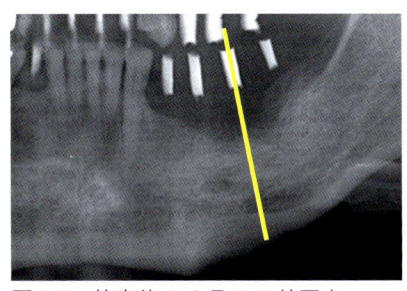

図2-1　抜歯後6カ月のX線写真 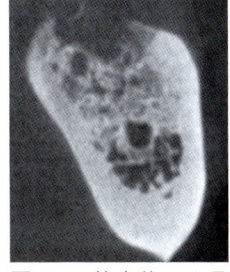　　図2-2　抜歯後6カ月のCT画像 6̄ 相当部 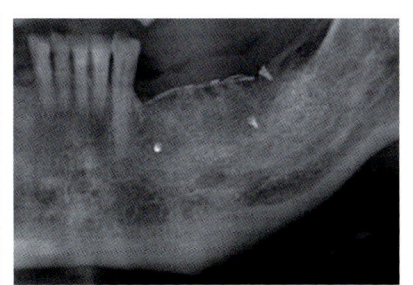　　図2-3　術直後のX線写真

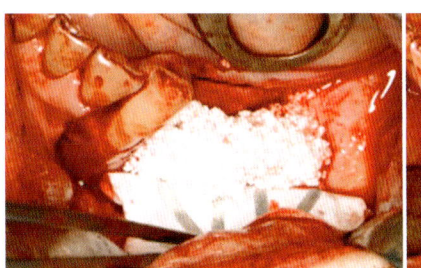

図2-4，2-5　術中の口腔内写真

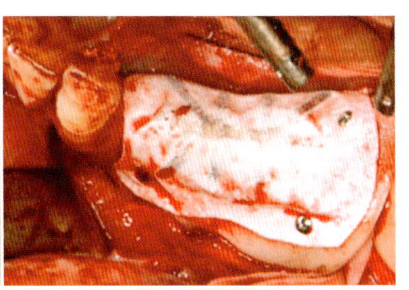

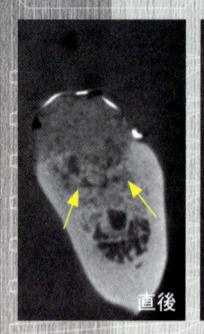

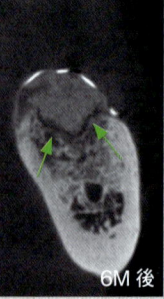

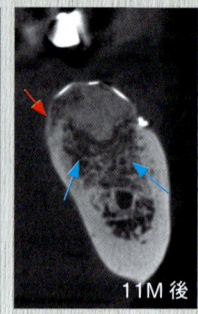

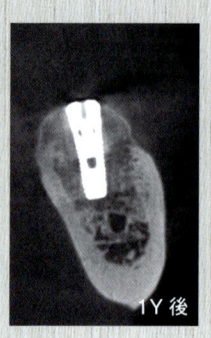

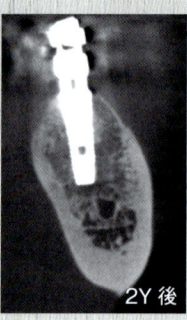

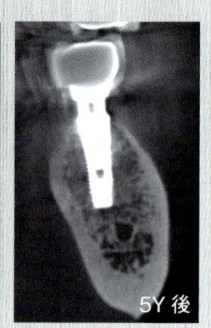

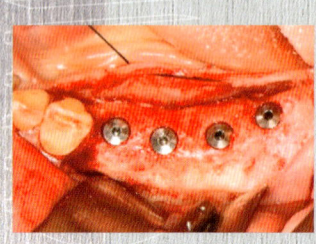

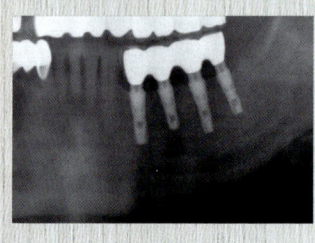

図 2-6～2-11 術直後から 5 年後までの CT 画像の変化
図 2-12 一次手術
図 2-13 埋入後 5 年の X 線写真

### CT 画像と X 線写真による術後評価

術直後，骨髄部の X 線不透過性は高く，海綿骨の骨梁は不鮮明で，硬化性骨炎が存在すると考えられた（図 2-6；黄矢印）．β-TCP は，均一な顆粒状の X 線不透過像として，チタンフレームで強化された遮断膜の直下に認められた．

6 ヵ月後，顆粒状の X 線不透過像の範囲は縮小し，β-TCP 顆粒と母骨の界面部に X 線透過性のラインが出現していた（図 2-7；緑矢印）．X 線透過性の領域は，界面部で母骨と β-TCP 顆粒が吸収し，骨が形成される前段階と思われた．

11 ヵ月後，骨髄部の X 線不透過性は低下し，海綿骨の骨梁が鮮明となり，骨髄部でのリモデリングと考えられた（図 2-8；青矢印）．β-TCP 顆粒の範囲は縮小して不透過性が亢進し，舌側の皮質骨様のラインも明瞭となっていた（図 2-8；赤矢印）．GBR 部の骨形成は良好と判断し，術後 1 年にインプラント体を埋入した．遮断膜の直下にはドリリングに耐え得る硬組織が存在し，すべてインプラント体に十分な初期固定が得られた（図 2-12）．

埋入直後の CT 画像では，インプラント体の周囲に X 線不透過像がみられ，歯槽頂部に X 線不透過性のラインが認められた（図 2-9）．2 年後，歯槽頂部の X 線不透過性ラインは明瞭となり，母骨の皮質骨とスムーズに移行していた（図 2-10）．5 年後，GBR 部は皮質骨様と海綿骨様の X 線不透過像を呈し，骨造成部を判別するのは困難であった（図 2-11）．X 線写真ではインプラント体周囲に骨吸収は認めず，経過良好と考えられた（図 2-13）．

### POINT

GBR 後二期的にインプラント体を埋入する場合，ドリリング操作が必要になるため，脆弱な硬組織は破壊される危険性がある．CT 画像で遮断膜の直下に X 線不透過性のラインが出現することは指標となるが，骨梁の形成も考慮する必要がある．一律に術後何ヵ月に埋入すると決めるのではなく，CT 画像で埋入時期を決定することが重要である．

**Keyword** GBR　造成骨　リモデリング　埋入時期

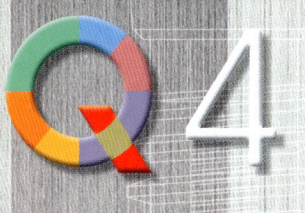

# Q4 合成ハイドロキシアパタイトを用いたGBR後に，インプラント周囲炎と骨吸収が生じたら？

**A-4** 分離されたハイドロキシアパタイトを摘出し，インプラント体の表面を清掃します．

GBRの骨補塡材として非吸収性のハイドロキシアパタイト（HA）を使用した場合，経過中にHAが異物として反応し，インプラント周囲炎が生じる場合がある．

## 代表症例

患者：62歳，女性．右側下顎のインプラント治療を目的に，紹介され来院した．診断時のX線写真とCT画像から，歯槽骨の骨幅が非常に薄かったため，GBR後二期的にインプラント体を埋入する治療計画を立てた（図1-1～1-4）．母骨の皮質骨にデコルチケーションを行った後，十分な量の合成HA顆粒を設置し，同部を非吸収性遮断膜で被覆した．マイクロスクリューで遮断膜を固定し，減張切開後に創を閉鎖した（図1-5～1-7）．術直後のCT画像では，GBR部に顆粒状のX線不透過像が認められた（図1-8）．

術後の経過は良好であったため，6ヵ月後に非吸収性遮断膜とマイクロスクリューを除去し，4本のインプラント体を埋入した．GBR部の硬組織は若干軟らかかったが，すべてのインプラント体には十分な初期固定が得られた（図1-9～1-11）．術直後のCT画

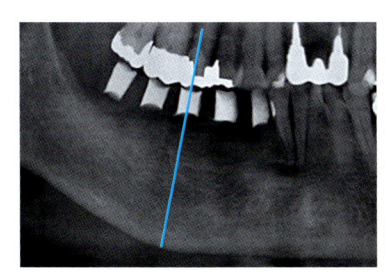

図1-1 診断時のX線写真

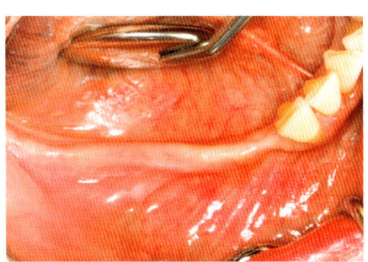

図1-2 診断時の口腔内写真

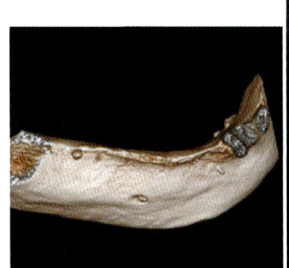

図1-3, 1-4 診断時のR3部CT画像

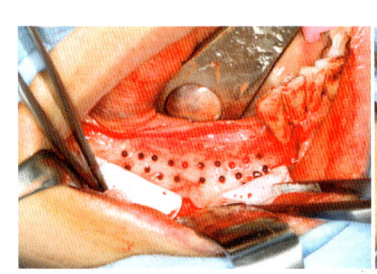

図1-5～1-7 術中の口腔内写真

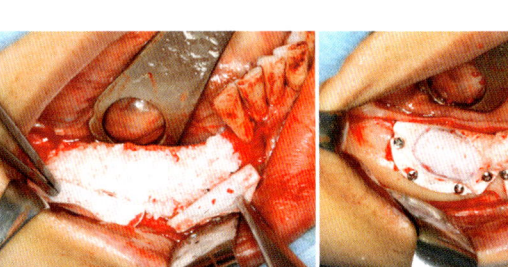

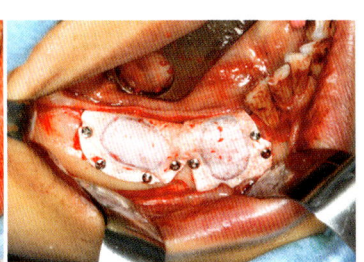

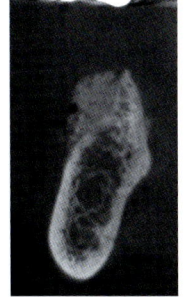

図1-8 術直後のR3部CT画像

第6章 インプラント関連手術 | 121

像では，インプラント体周囲にX線不透過像が認められ，GBR部のX線不透過性も亢進していた（**図 1-12**）．

インプラント体の埋入後4ヵ月に二次手術を行い，ネジ止め法で上部構造を装着した（**図 1-13～1-16**）．しかし，上部構造装着後8ヵ月より，R3のアバットメントが露出し始めた（**図 1-17**）．同部の清掃を指導し，約3ヵ月おきのメインテナンスを行ったが，2年後にはインプラント体が露出し，X線写真ではR3部を中心としてX線透過像がみられ，インプラント周囲炎と診断した（**図 1-18，1-19**）．

上部構造を除去して粘膜弁を挙上すると，R2～R4の頬側に軟組織を認めた（**図 1-20**）．さらに，前方に剥離を進めると，R1周囲にも骨吸収が認められ，骨吸収はGBR部全体に波及していた（**図 1-21**）．硬組織の周囲に存在する軟組織を徹底的に掻爬し，強度がない人工骨塊も摘出した．インプラント体表面をチタンブラシで清掃し，コラーゲンを設置して創を閉鎖した（**図 1-22～1-24**）．術直後のCT画像では，R3インプラント体の頬側と舌側に皿状のX線透過像が認められた（**図 1-25**）．

掻爬後10ヵ月のX線写真とR3部CT画像では，骨吸収部は平坦化し，骨吸収の進行は認められなかった（**図 1-26～1-28**）．また，口腔内所見としては，R2と3のインプラント体が口腔内に露出していたが，同部の歯肉に炎症所見は認めず安定していた．現在3ヵ月おきに経過観察を行い，プロービング時の排膿および出血は認められない．

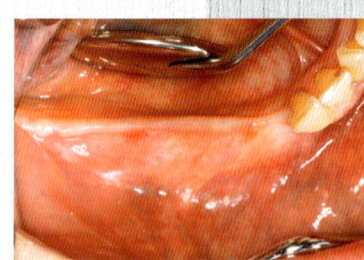

図 1-9～1-11　インプラント体埋入時の口腔内写真

図 1-12　埋入直後のR3部CT画像

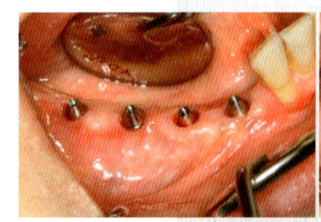

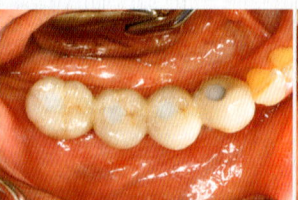

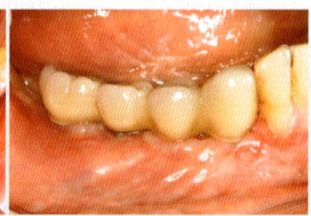

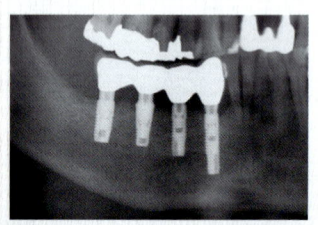

図 1-13～1-15　上部構造装着時の口腔内写真

図 1-16　上部構造装着時のX線写真

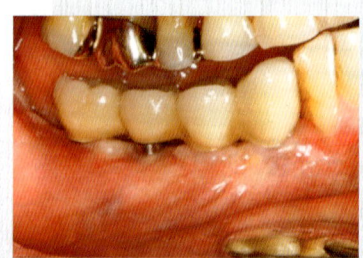

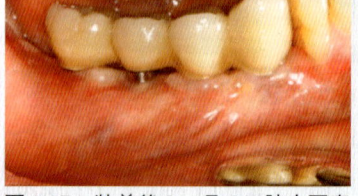

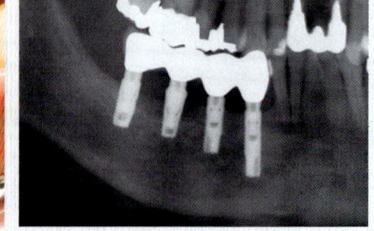

図 1-17　装着後8ヵ月の口腔内写真　図 1-18　装着後2年の口腔内写真　図 1-19　装着後2年のX線写真

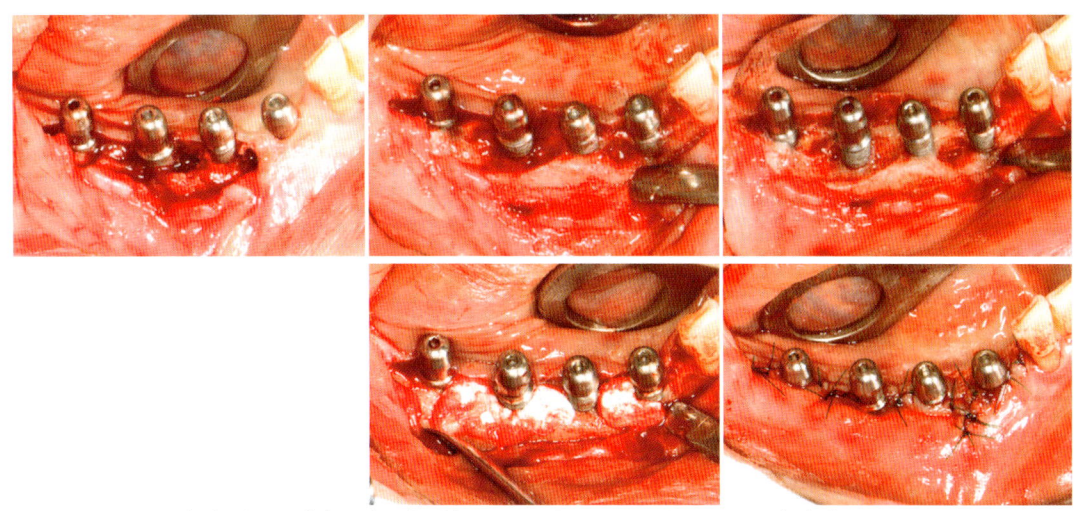

図 1-20 〜 1-24 掻爬時の口腔内写真．骨吸収は，R3 部のみではなく，GBR 部全体に認められた．

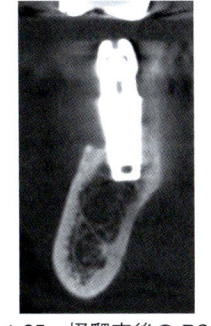

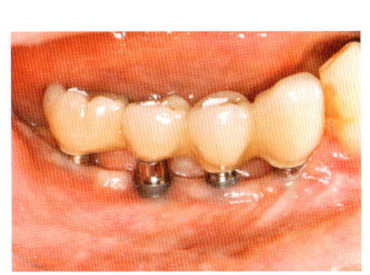

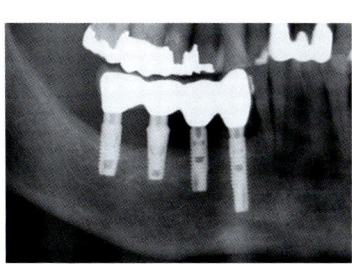

図 1-25 掻爬直後の R3 部 CT 画像　　図 1-26 掻爬後 10 ヵ月の口腔内写真　　図 1-27 掻爬後 10 ヵ月の X 線写真　　図 1-28 掻爬後 10 ヵ月の R3 部 CT 画像

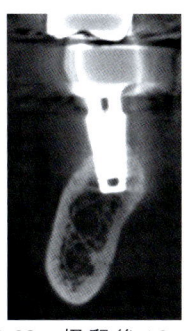

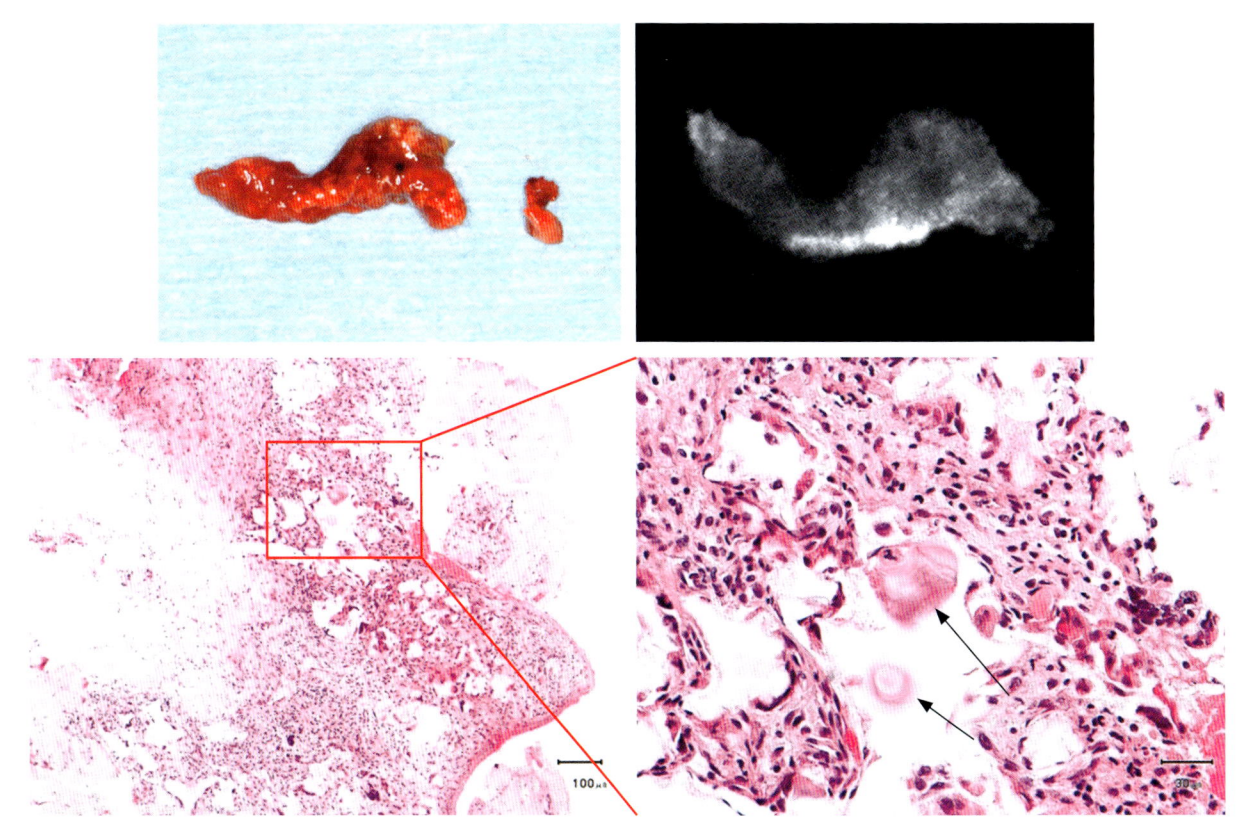

図 1-29 〜 1-32 摘出物，X 線写真および病理組織写真（脱灰標本・H, E 染色）

第 6 章　インプラント関連手術

摘出した軟組織のX線写真では，顆粒状のX線不透過像が認められ，合成HAが残存していると考えられた（**図1-29，1-30**）．また，摘出物の病理組織写真では，線維性結合組織と炎症性細胞の浸潤が認められ（**図1-31**），骨組織はわずかにしか認められなかった（**図1-32**；黒矢印）．さらに，白く貫けた合成HA骨の周辺には多核巨細胞（破骨細胞）が認められ，合成HAは異物として貪食されていると考えられた．

## POINT

　本症例では，GBR後6ヵ月にインプラント体を埋入した．したがって，合成HA周囲に形成された骨組織は未成熟で，ドリリングによって毛細血管網が破壊され，骨吸収が生じた可能性も考えられた（⇒第6章Q3）．GBRの骨補塡材として合成HAを使用した場合，HAの表面に骨が形成され，形成された骨組織が癒合して強度が得られる（図2）．一方，インプラント周囲炎などで骨造成部に感染が生じた場合，HAは異物として反応し，形成された骨組織は軟組織に変化する可能性がある．

　HAは非吸収性でX線不透過性も高いため，骨が形成されているか否かをCTで判断することは難しい場合が多い．

　本症例を経験して以降，筆者は，HAを用いたGBR後にインプラント体を埋入する場合，GBR後1年にインプラント体を埋入している．

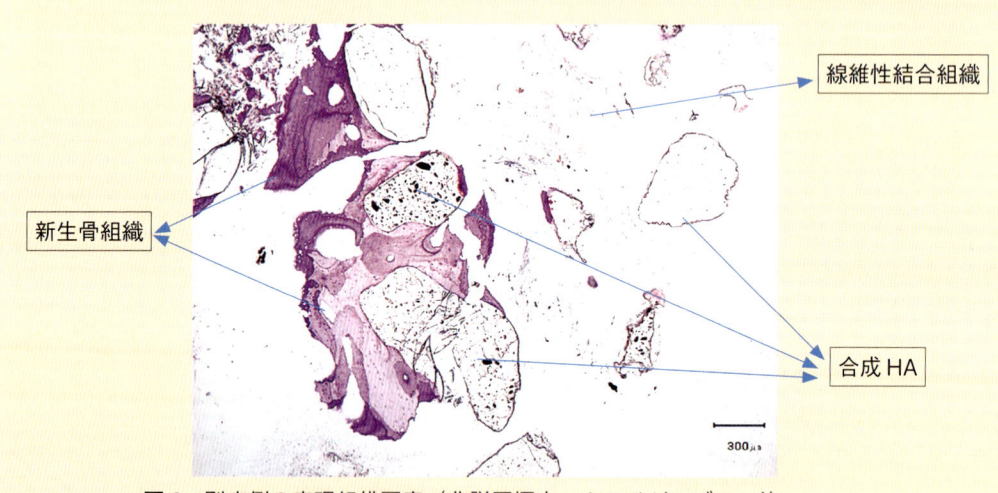

図2　別症例の病理組織写真（非脱灰標本・トルイジンブルー染色）．合成HA表面に骨組織と線維性結合組織が混在している場合は，機械的強度がない．

**Keyword** ▶ GBR　合成ハイドロキシアパタイト　インプラント周囲炎　骨吸収

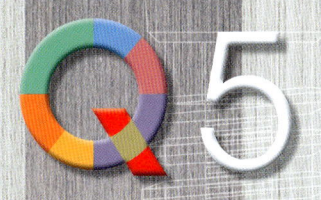

# Q5 ソケットプリザベーションの是非について教えてください

**A5** さまざまな術式が提唱されており，有用との報告がある一方，実施すべきでない，との意見もあります．したがって，現時点で実施する場合には，十分に適応症を吟味されるべきでしょう（岸本）．

### ソケットプリザベーションの是非（岸本）

　ソケットプリザベーションとは，抜歯後の周囲歯槽骨（特に通常，薄いとされる頬側）の吸収をできるだけ抑制するための工夫であり，広義には，血餅を保持するために創縁を寄せて縫合する，などもその一つである．一般には，各種補塡材や遮断膜を用いて骨再生の場を提供し，抜歯後の顎堤吸収を抑制または遅延させ，歯槽部の骨と軟組織の形態を維持することを目的としている（『口腔インプラント学学術用語集 第3版』＃701より）．本稿では，後者，つまり狭義でのソケットプリザベーションについて述べる．

　ソケットプリザベーションはさまざまな術式で実践されており，有効性を実感，つまり**骨が吸収されていない**，維持できた，という経験がある臨床家は少なくないと思われる．しかしながら，そのケースでソケットプリザベーションをしなかった場合と比較することは不可能である．特に何もしなくても，顎堤が維持されていることは少なくない．骨補塡材などを抜歯窩に入れる場合，抜歯窩の感染を制御できていないとリスクとなる．動物実験では，材料の比較や経時的な吸収度などの比較は可能であるが，実臨床のような「感染を伴う歯の抜歯後」を反映させるのは難しい．したがって，動物実験で，「＊＊が有効（or 無効）」というような結果を，鵜呑みにすることはできない．

### ソケットプリザベーションのトラブル（野阪）

　抜歯即時埋入は，抜歯窩が骨性治癒することを前提としている．抜歯窩は骨性治癒するとは限らず，線維性治癒や腐骨形成を生じる場合があり（⇒第6章 Q1），これはソケットプリザベーションを行った場合も例外ではない．ソケットプリザベーション後に骨が形成されなかった場合は，骨補塡材などを除去して治癒を待つ必要があり，治療期間が約6ヵ月遅延する可能性がある．

### 症　例

　患者：60歳，女性．約2週間前に 7| 部にインプラント体を埋入したが，術後の疼痛が持続するとのことで紹介され来院した．約5ヵ月前に歯根破折の診断で 7| を抜歯し，人工骨を用いてソケットプリザベーションを施行したとのことであった．

　初診時，7| 部歯肉に発赤と腫脹はみられず，排膿などの炎症所見は認められなかった（**図 1-1，1-2**）．CT画像では，7| 部にインプラント体が存在し，周囲には人工骨と考えられるX線不透過像が認められた（**図 1-3，1-4**）．

　患者の強い希望により，インプラント体を摘出した．インプラント体は，埋入後2週

でオッセオインテグレーションは獲得されておらず，容易に摘出された（図 1-5，1-6）．一方，ソケットプリザベーション施行時に塡入された人工骨塊は軟らかく，発泡スチロール様であった．人工骨塊と母骨に癒着はなく，人工骨塊の摘出は容易であった（図 1-7 ～ 1-9）．さらに，人工骨塊摘出後の骨欠損は ⏌7 抜歯窩と同様の形態を呈し，抜歯窩の骨形成はまったく認められなかったため，コラーゲンを塡入して創を閉鎖した．

摘出直後の CT 画像では ⏌7 抜歯窩相当部に X 線透過像がみられ，抜歯窩相当部との境界には X 線不透過性の強い部位が認められた（図 1-10，1-11）．摘出後 4 ヵ月の CT 画像では，抜歯窩相当部の X 線不透過性が亢進し，骨組織が形成されていると思われた（図 1-12，1-13）．

本症例では，ソケットプリザベーションで抜歯窩に塡入した人工骨が抜歯窩の骨性治癒を阻害していたと考えられた．なお，患者はインプラント治療に不信感を訴え，最終的にブリッジによる治療を選択した．

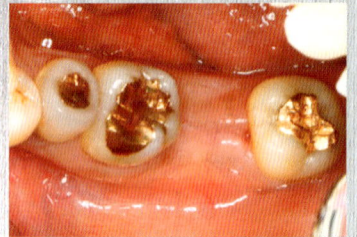

図 1-1　初診時の口腔内写真 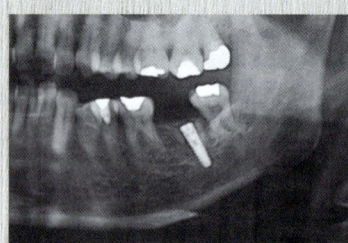　　図 1-2　初診時のパノラマ X 線写真 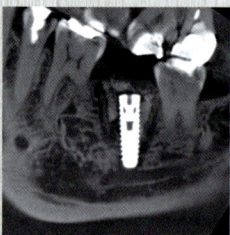 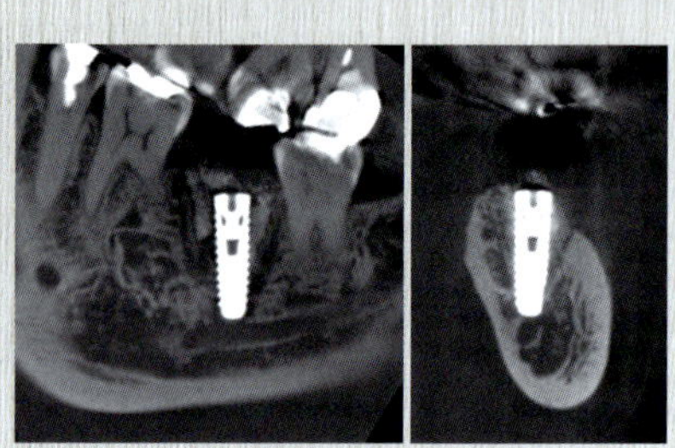　　図 1-3，1-4　初診時の CT 画像

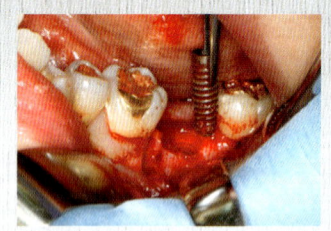

図 1-5　インプラント体の摘出 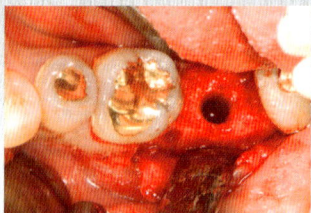　　図 1-6　インプラント体摘出後の口腔内写真 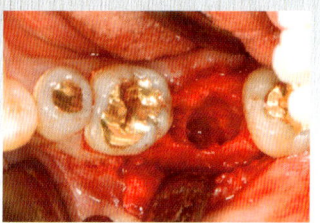　　図 1-7　人工骨塊摘出後の口腔内写真

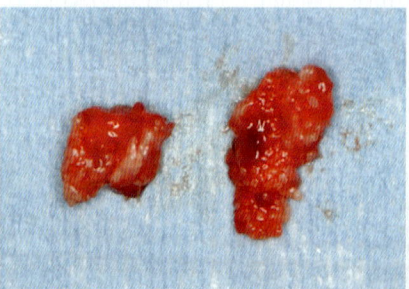

図 1-8　摘出した人工骨塊．顆粒状の人工骨と軟組織から成り立ち，発泡スチロール様の硬さであった．

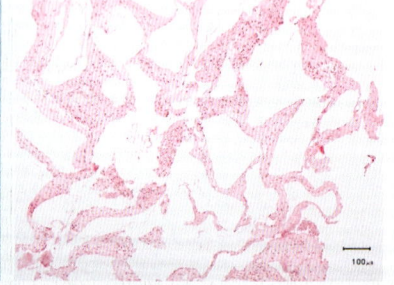

図 1-9　人工骨塊の病理組織写真（脱灰標本，H.E. 染色）．人工骨（白色部分）の周囲に線維性結合組織が存在し，骨組織はまったく形成されていなかった．

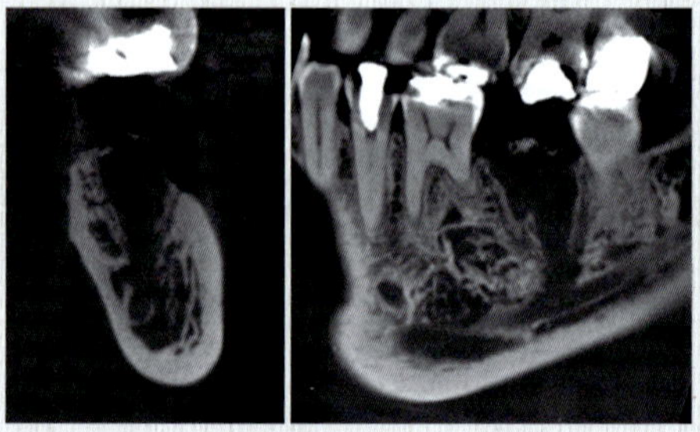

図 1-10，1-11　摘出直後の CT 画像 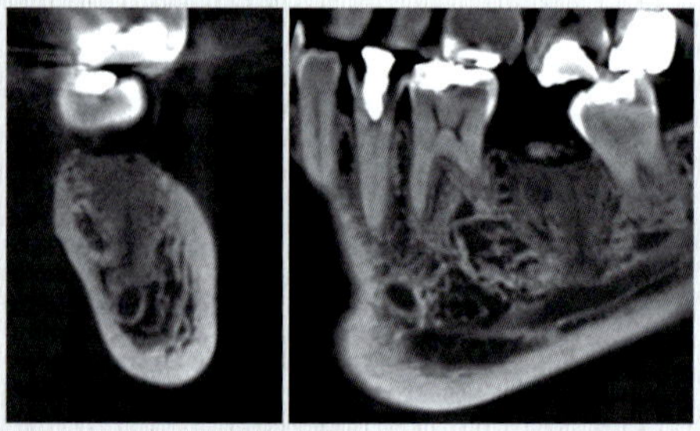　　図 1-12，1-13　摘出後 4 ヵ月の CT 画像

### それでも，ソケットプリザベーションを応用するなら（吉竹）

ソケットプリザベーションは，適応症や補塡材に未知の部分があり，現時点ではリスクがある術式と考えるべきであり，前述のように，ソケットプリザベーションのトラブルは，インプラントの治療期間を遅延させ，患者との信頼関係を損なう危険性もある．

しかしながら，適応を厳重にすれば，有用な処置ともいえるので，筆者が考える基準を以下に示す．

**抜歯窩に異物である補塡材を入れるため，感染のリスクを考慮する．**

【除外症例】
- 抜歯窩周囲組織の感染が持続する可能性がある
- プラークコントロールが不良
- コントロール不良の糖尿病（⇒第1章 Q6）
- ビスフォスフォネート系薬のような骨吸収抑制薬を使用中（⇒第1章 Q3，Q8）

**骨欠損が大きい場合（欠損歯幅径の3分の1を超える裂開状骨欠損）は，軟組織の治癒を待ってGBRを選択**

術式および補塡材の選択について**図2**にまとめた．なお，自己血フィブリンなどの血液製剤を使用するためには厚生労働省への届出が必要となる．自己血フィブリンに変わるものとしてコラーゲン製剤が使用可能であるが，自己血フィブリンに比べ生体親和性に乏しい．そのため，補塡材がはずれないように上部をしっかり縫合しておくことが必要となる．

周囲骨が薄いため，人工骨と自己血フィブリンを用いてソケットプリザベーションを行った症例を提示する（**図3-1〜3-7**）．

---

■ 周囲骨に十分な厚みがある（約1.5mm以上）
- コラプラグ等コラーゲン製剤あるいは自己血フィブリンを入れる
- その後にクロス縫合

■ 周囲骨が薄い（約1.5mm以下）
- 骨移植＋上部に自己血フィブリンを入れる
- その後にクロス縫合

■ 頰側あるいは舌側に1〜4mm程度の裂開状骨欠損
（前歯，小臼歯部では2mm，大臼歯部では4mm程度．欠損歯幅径の3分の1を超えない範囲）
- 裂開部を吸収性あるいは非吸収性遮断膜で被覆
- （非吸収性遮断膜は）約4週間で除去
- 抜歯窩に骨移植＋自己血フィブリンを入れる
- その後にクロス縫合

■ それ以上の骨欠損
- 軟組織の治癒が終了してからGBR

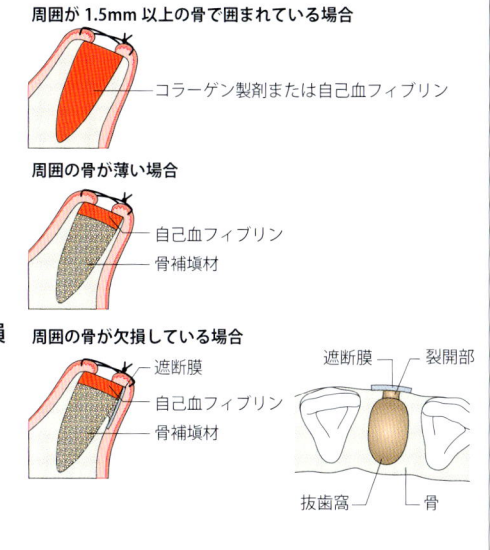

周囲が1.5mm以上の骨で囲まれている場合 — コラーゲン製剤または自己血フィブリン

周囲の骨が薄い場合 — 自己血フィブリン／骨補塡材

周囲の骨が欠損している場合 — 遮断膜／自己血フィブリン／骨補塡材／裂開部／抜歯窩／骨

図2　ソケットプリザベーションの術式および補塡材の選択

## 症 例

患者：60歳，男性．歯根破折の診断で7┘抜歯となった（**図3-1，3-2**）．抜歯時，骨補塡剤としてBONITmatrix（β-TCPとハイドロキシアパタイトの混合材）を塡入し，上部を自己血フィブリンで被覆した．抜歯後7日目には抜歯部にフィブリン塊を認めた（**図3-3，3-4**）．術後（ソケットプリザベーション）4ヵ月のCT画像で抜歯窩に不透過像が確認されたため（**図3-5**），術後5ヵ月でインプラントを埋入した（**図3-6**）．埋入後3ヵ月で二次手術を行い，オッセオインテグレーションが確認されたため，上部構造を装着した（**図3-7**）．

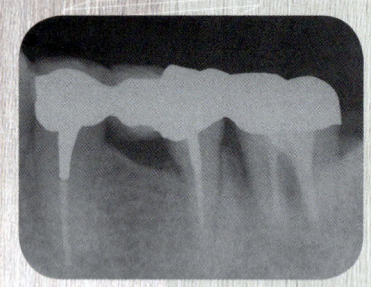

図3-1 術前のデンタルX線写真 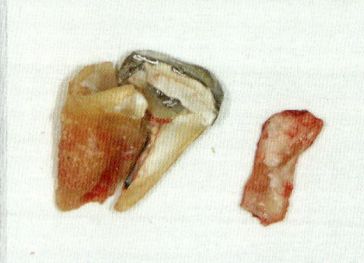　図3-2 歯根破折により7┘を抜歯 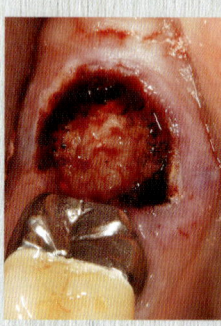　図3-3 抜歯後の口腔内写真 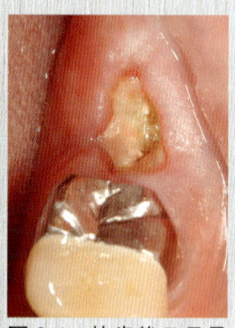　図3-4 抜歯後7日目の口腔内写真

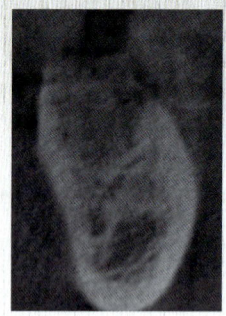

図3-5 術後（ソケットプリザベーション）4ヵ月のCT画像 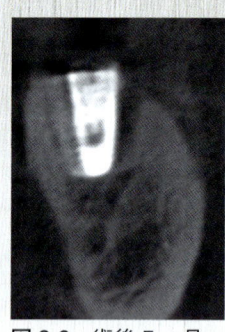　図3-6 術後5ヵ月，インプラント体埋入時のCT画像 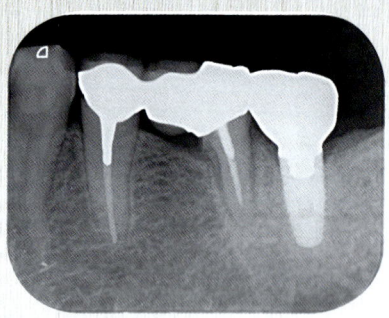　図3-7 最終補綴装置を装着時のデンタルX線写真

**Keyword ▶** 抜歯窩　ソケットプリザベーション　線維性治癒　骨性治癒　骨補塡材　感染

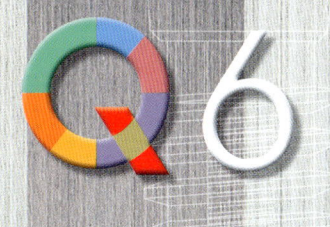

## Q6 サイナスリフト予定患者において，上顎洞貯留嚢胞と思われる陰影がある場合，術中に内容液を吸引すれば大丈夫ですか？

## A-6

貯留している粘液が粘稠な場合は，内容液を吸引することが困難です．CT画像で内容液の性状までは診断できないため，上顎洞貯留嚢胞を摘出し，摘出後3～4ヵ月にサイナスリフトを施行するほうが安全と思われます．

通常，上顎洞貯留嚢胞の内容液は，透明で漿液性であるため，吸引可能と考えられる．しかし，当院における上顎洞貯留嚢胞の臨床データでは，約30％で内容液が乳白色粘稠で，内容液を吸引できないと考えられた．

### 嚢胞摘出術の術式（図1-1～1-4）
①上顎洞貯留嚢胞の位置をCT画像で三次元的に確認する（図1-1）．
②縦切開の後，上顎洞前壁の骨を除去して上顎洞内にアプローチする（図1-2）．
③ファイバースコープで嚢胞を確認する（図1-3）．
④上顎洞貯留嚢胞の上皮部を摘出するが，出血を予防する目的で骨膜を損傷しないように注意する．（図1-4；黒矢印）

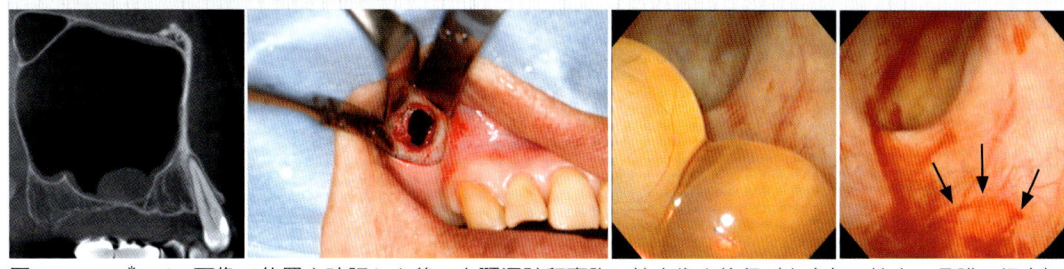

図1-1～1-4* CT画像で位置を確認した後，上顎洞貯留嚢胞の摘出術を施行（上皮部は摘出，骨膜は温存）．
*図1-1～1-4は，野阪泰弘：CTで検証するサイナスフロアエレベーションの落とし穴（CTで検証するシリーズ1），クインテッセンス出版，2010．より転載．

### 嚢胞摘出術の臨床データ（対象：半球状のX線不透過像を呈した21例・25側）
①性別：男性14例，女性7例　②年齢：30～70歳（平均54.1歳）
③部位：右側のみ8例，左側のみ9例，両側4例　④色調：図1-5を参照

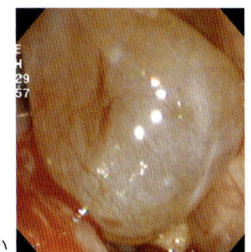

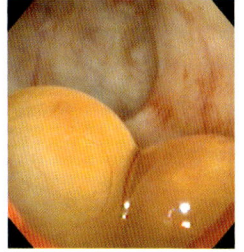

図1-5 色調の違い
帯白色・透明 12側（48.0％）
黄色・透明 3側（12.0％）
暗紫色・透明 2側（8.0％）
乳白色・不透明 8側（32.0％）

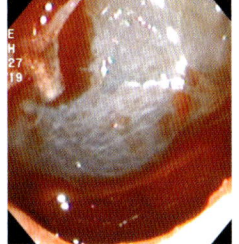

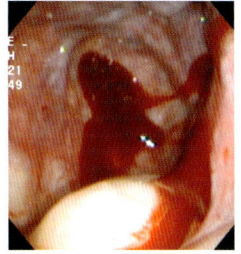

⑤**内容液**：25側中17側（68.0%）では，内容液は透明で漿液性であった．しかし，7側（28.0%）では，内容液は乳白色で粘稠であった．さらに，1側では内容液が器質化し，弾性軟の腫瘤状であった（**図1-6～1-11**）．

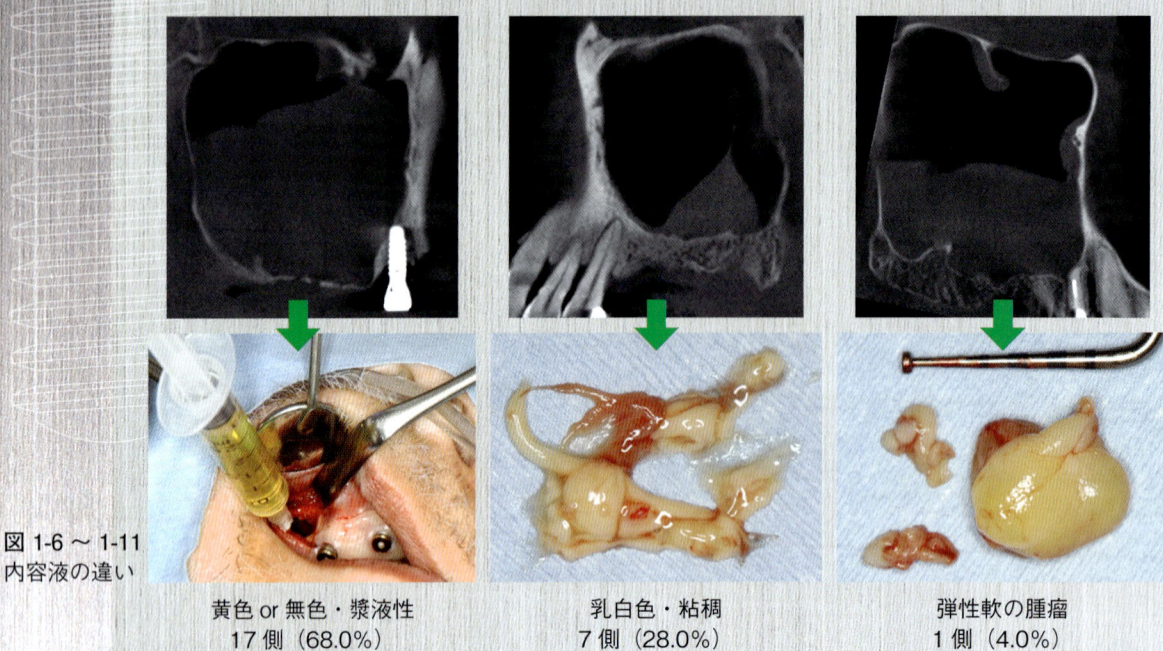

図1-6～1-11 内容液の違い

黄色 or 無色・漿液性
17側（68.0%）

乳白色・粘稠
7側（28.0%）

弾性軟の腫瘤
1側（4.0%）

⑥**病理組織学的所見**：25側すべての病理組織学的所見は，多列線毛円柱上皮と線維性結合組織に被覆された囊腔で，上顎洞貯留囊胞と診断された．また，11側（44.0%）では，炎症性細胞の浸潤が中等度～著明に認められた．したがって，サイナスリフト時に内容液を吸引するのみでは，術後感染等のリスクがあると考えられた（**図1-12, 1-13**）．

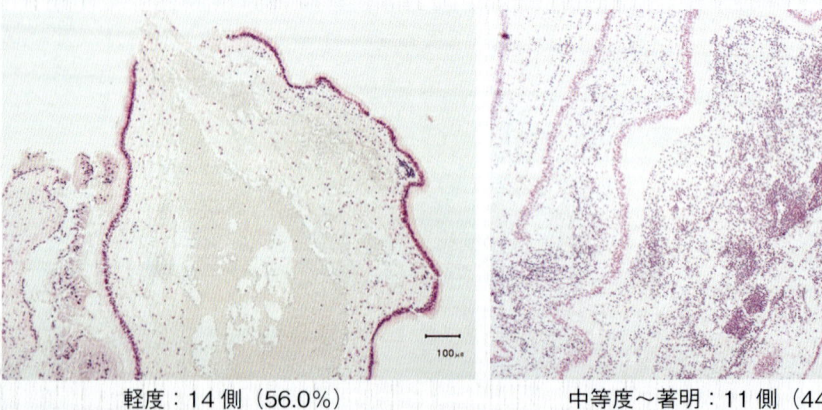

図1-12, 1-13
病理組織学的所見の違い（H. E.染色）

軽度：14側（56.0%）

中等度～著明：11側（44.0%）

**POINT**

上顎洞貯留囊胞は，症状がなければ一般的に治療の対象にならないため，臨床データが少ないという現状がある．しかし，サイナスリフトを予定している症例では，貯留囊胞が上顎洞粘膜の挙上困難や感染の原因になる可能性がある．CT画像では貯留囊胞の内容液や炎症性細胞の浸潤を評価できないため，術前に貯留囊胞を摘出したほうが安全と考えられる．

**Keyword ▶** 上顎洞貯留囊胞　CT　内容液　炎症性細胞浸潤

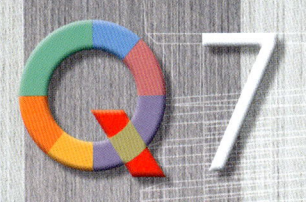

# Q7 上顎洞粘膜に腫脹を認めるが，サイナスリフトを行っても大丈夫ですか？

## A-7

上顎洞粘膜が腫脹している原因をCT画像で診断し，原因の治療後に粘膜腫脹が改善してからサイナスリフトを行います．慢性化して上顎洞粘膜の腫脹が完全に消失しない場合は，浮腫状の粘膜固有層は脆弱なため上顎洞粘膜直下の骨膜を破らないように心がけます．

### 歯原性の上顎洞粘膜腫脹

**症例1**

　患者：53歳，女性．|7 欠損に対して，左側サイナスリフトの依頼で紹介され来院した（図1-1）．初診時のCT画像で上顎洞粘膜の腫脹がみられ，|6 頬側根と口蓋根の根尖部にX線透過像が認められた（図1-2～1-4）．上顎洞粘膜腫脹の原因は|6 の根尖病巣と考えられたが，|6 近心頬側根は弯曲し，再根管治療による完治の可能性は低いと考えられた．また，患者は|6 の再根管治療よりも確実性を望んだため，紹介医で|6 を抜歯した．

　抜歯後6ヵ月のCT画像では，|6 抜歯窩の骨再生は良好と考えられ，上顎洞粘膜の腫脹もほぼ消退したためサイナスリフトを施行した（図1-5，1-6）．サイナスリフト後9ヵ月のCT画像では，β-TCP顆粒のサイズは小さくなり，上顎洞粘膜の腫脹は認められなかった．さらに，新生上顎洞底部にX線不透過性のラインが認められたため，紹介医にインプラント体の埋入を依頼した（図1-7，1-8）．

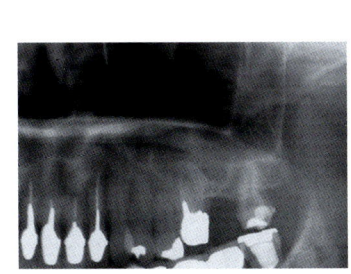

図1-1　初診時のX線写真

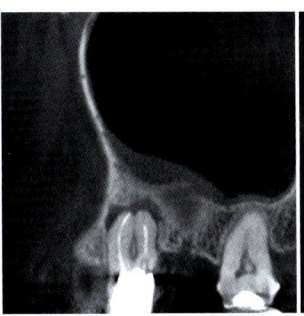

図1-2～1-4　初診時の|6 部CT画像

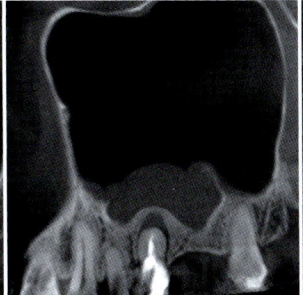

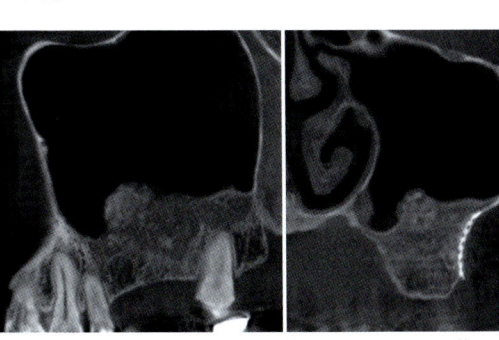

図1-5，1-6　|6 抜歯後6ヵ月のCT画像

図1-7，1-8　サイナスリフト後9ヵ月のCT画像

### 非歯原性の上顎洞粘膜腫脹（異所性骨形成）
#### 症例2

患者：62歳，女性．右側サイナスリフトの依頼で，紹介され来院した（**図2-1**）．診断時のCT画像では，上顎洞底部で上顎洞粘膜に腫脹が認められ（**図2-2**；赤矢印），同部にX線不透過物がみられた．X線不透過物は異所性の石灰化物と考えられ，上顎洞粘膜は石灰化物に対する二次的な反応によって腫脹していると考えられた（**図2-2〜2-4**）．上顎洞前壁を開削し，X線不透過物と上顎洞粘膜を一塊として摘出した（**図2-5**）．腫脹した上顎洞粘膜は，帯白色で柔らかく，浮腫状であった（**図2-6**）．また，摘出物のX線写真では，3個のX線不透過物が認められた（**図2-7**）．

摘出物の病理組織写真では，上顎洞粘膜上皮である円柱上皮や線毛上皮に被覆された線維性結合織と硬組織が認められ，結合組織は細胞成分に乏しかった．また，硬組織は層板構造が明瞭な骨組織で，異所性に形成された骨組織と考えられた（**図2-8, 2-9**）．

石灰化物の摘出後6ヵ月のCT画像では，上顎洞粘膜の腫脹は消退し，同部でX線不透過像が増大していた（**図2-10, 2-11**；黄矢印）．

β-TCP顆粒を用いてサイナスリフトを施行し，術後9ヵ月のCT画像では顆粒のサイズが小さくなっていた．さらに，新生上顎洞底部にX線不透過性のラインが認められたため，紹介医にインプラント体の埋入を依頼した（**図2-12**）．

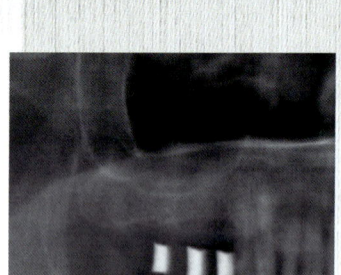

図2-1　初診時のX線写真

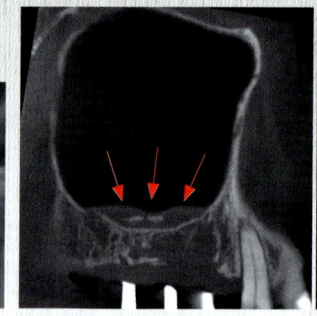

図2-2〜2-4　初診時のCT画像

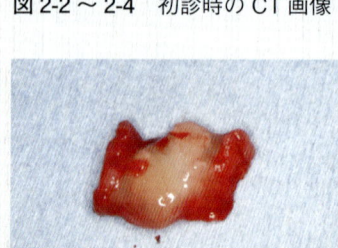

図2-5　術中の口腔内写真

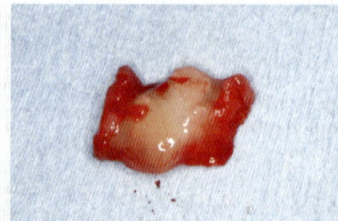

図2-6　摘出物

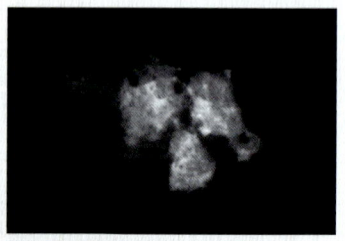

図2-7　摘出物のX線写真

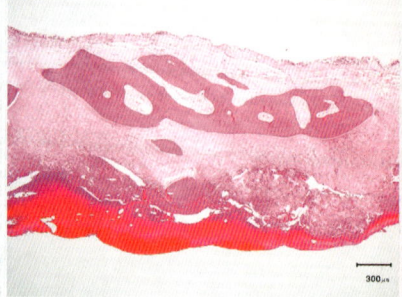

図2-8, 2-9　摘出物の病理組織写真（脱灰標本，H.E.染色）

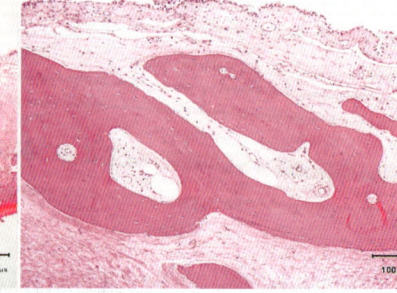

図 2-10, 2-11　摘出後 6 ヵ月の CT 画像

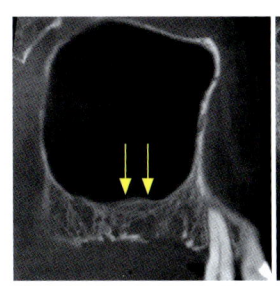

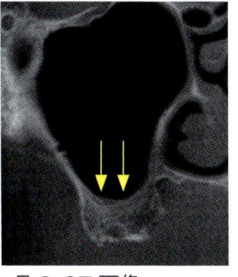

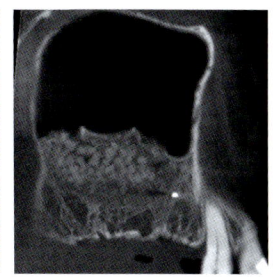

図 2-12　サイナスリフト後 9 ヵ月の CT 画像

**非歯原性の上顎洞粘膜腫脹（慢性上顎洞粘膜肥厚）**
症例 3

　患者：59 歳，男性．右側サイナスリフトの依頼で，紹介され来院した．以前より，慢性上顎洞炎の診断で，耳鼻科でマクロライド系抗菌薬の投与を受けていた（**図 3-1**）．診断時の CT 画像では，上顎洞粘膜に均一な腫脹が認められ（**図 3-2**），自然口は開存していたが上顎洞上壁部の粘膜腫脹により狭窄していた（**図 3-3**；青矢印）．上顎洞粘膜の腫脹はこれ以上改善しないという耳鼻科医のコメントと，上顎洞内に浸出液の貯留を認めなかったため，β-TCP を用いたサイナスリフトを施行した．

　術後 9 ヵ月の CT 画像では，顆粒のサイズは小さくなり，新生上顎洞底部に X 線不透過性のラインが認められた（**図 3-4**）．一方，自然口の狭窄には著変を認めず（**図 3-5**；緑矢印），上顎洞粘膜の腫脹は術前と同程度に残存していた．術後 2 年の X 線写真ではインプラント体周囲に十分な骨が存在し，臨床的にも問題なく経過している（**図 3-6**）．しかし，慢性の上顎洞粘膜肥厚と自然口の狭窄が存在するため，風邪などを契機に急性上顎洞炎を発症するリスクが存在すると考えられた．

　したがって，慢性の上顎洞粘膜肥厚が認められる患者には，急性上顎洞炎を発症するリスクを術前に説明しておくことが重要と考えられた．

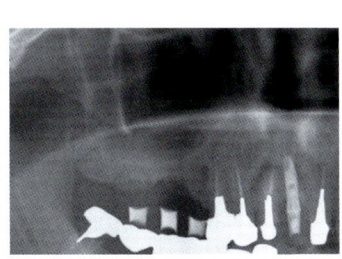

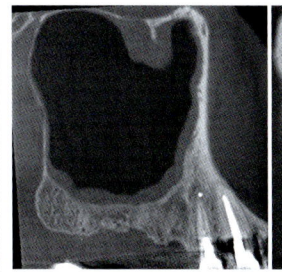

図 3-1　初診時の X 線写真　　図 3-2，3-3　初診時の CT 画像

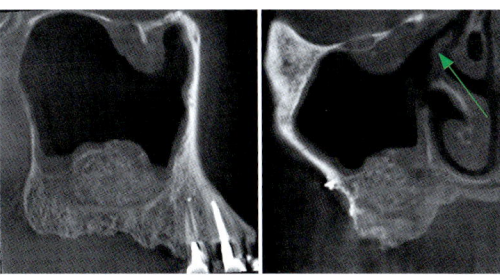

図 3-4，3-5　術後 9 ヵ月の CT 画像　　図 3-6　術後 2 年の X 線写真

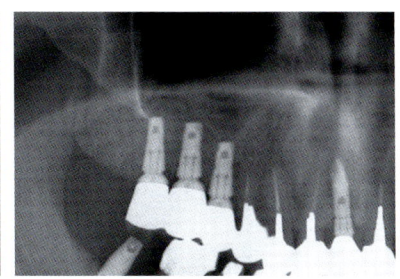

第 6 章　インプラント関連手術

## 非歯原性の上顎洞粘膜腫脹（浸出液の貯留を伴う）
### 症例4

患者：70歳，女性．右側サイナスリフトの依頼で，紹介され来院した．初診時の矢状断CT画像では，上顎洞にX線不透過性の陰影が認められた（**図4-1**）．頬舌断CT画像では，陰影の上縁は水平線状で（**図4-2**；赤矢印），気泡様（**図4-3**；黄矢印）のX線透過像が認められたため，粘稠な液体が貯留していると考えられた．一方，自然口は上方で開存していたが，やや狭窄していたため換気が不十分と思われた（**図4-3**）．

上顎洞の粘液貯留は鼻腔の問題と考えられたため，患者の同意を得て耳鼻科に治療を依頼した．耳鼻科で自然口の開大術が施行され（**図4-5**；青矢印），術後6ヵ月のCT画像では上顎洞の陰影はほぼ消退していたため（**図4-4～4-6**），サイナスリフトを施行した（**図4-7～4-9**）．上顎洞粘膜は挙上され，十分な量のβ-TCP顆粒が塡入されている．本症例では，上顎洞粘膜の腫脹というよりは，浸出液の貯留が認められた．上顎洞に浸出液が認められることは，上顎洞に何らかの炎症が存在していると考えられるため，サイナスリフトの術前に治療すべきと考えられた．

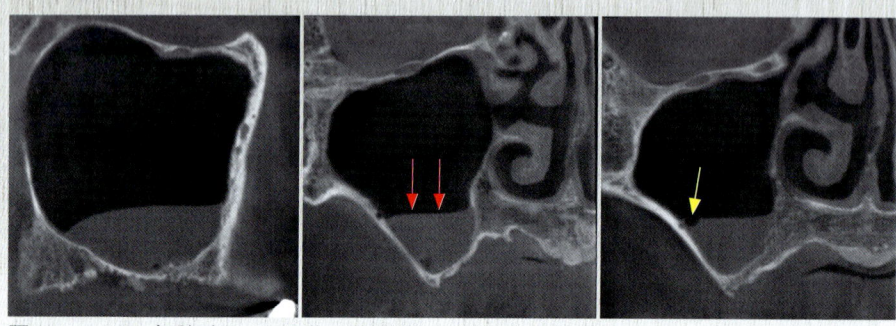

図4-1～4-3　初診時のCT画像．歯科用CTは座位で撮影するため，水平線状の陰影は液体の貯留が疑われる（赤矢印）．

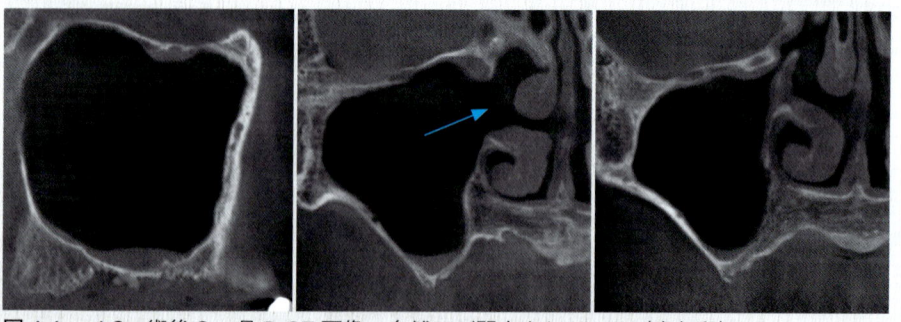

図4-4～4-6　術後6ヵ月のCT画像．自然口が開大されている（青矢印）．

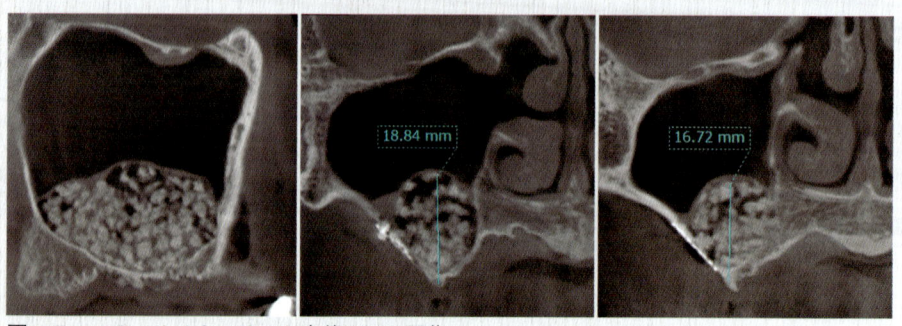

図4-7～4-9　サイナスリフト直後のCT画像

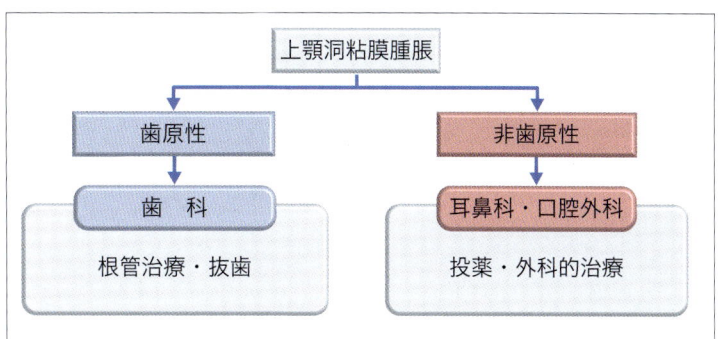

```
                    上顎洞粘膜腫脹
                   ／        ＼
              歯原性            非歯原性
                │                │
              歯 科          耳鼻科・口腔外科
           根管治療・抜歯        投薬・外科的治療
```

上顎洞粘膜腫脹は歯原性と非歯原性に大別でき，歯原性の場合は一般開業歯科でも根管治療や抜歯によって対応できるが，非歯原性の場合は耳鼻科・口腔外科への依頼を検討すべきである

## POINT

上顎洞粘膜の腫脹や浸出液の貯留が認められる場合は，原因の診断と治療が必要と考えられる．「上顎洞粘膜の腫脹が何ミリ未満なら可能か？」という論争は無意味で，術後に上顎洞炎を発症しないように原因を追究すべきと思われる．

一方，「上顎洞粘膜が腫脹していると破れにくい」と誤解されることがあるが，症例2のように腫脹した上顎洞粘膜は浮腫状で柔らかい．したがって，上顎洞粘膜が腫脹している場合は，上顎洞粘膜直下の骨膜を破らないように，慎重に骨膜を剝離する必要がある（⇒第6章Q8）．

**Keyword ▶** サイナスリフト　上顎洞粘膜の腫脹　CT　歯科治療　耳鼻科

## Q8 サイナスリフト時に上顎洞粘膜を破ってしまったら，どうしたらよいですか？

### A-8
上顎洞粘膜の挙上後に肉眼で穿孔部を確認し，十分な大きさのコラーゲン膜を穿孔部に設置し，人工骨を塡入します．

### 実際には骨膜を剝離している

一般に，サイナスリフトでは上顎洞粘膜を剝離すると表現されているが，実際には上顎洞粘膜直下の骨膜を剝離している（**図1**）．通常，骨膜下で上顎洞粘膜を剝離すれば，粘膜は帯白色で比較的強度がある．しかし，骨膜が破れて固有層や多列線毛円柱上皮のみになった場合，粘膜は暗紫色を呈し，吸引で容易に穿孔する強度しかない．したがって，暗紫色を呈する部位がみられた場合は，コラーゲン膜を同部に設置するほうが安全と考えられる（**図2-1～2-4**）．

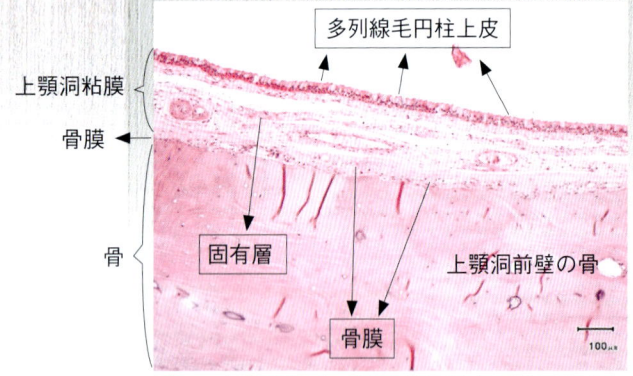

図1　上顎洞前壁の断面組織写真（脱灰標本，H. E. 染色）

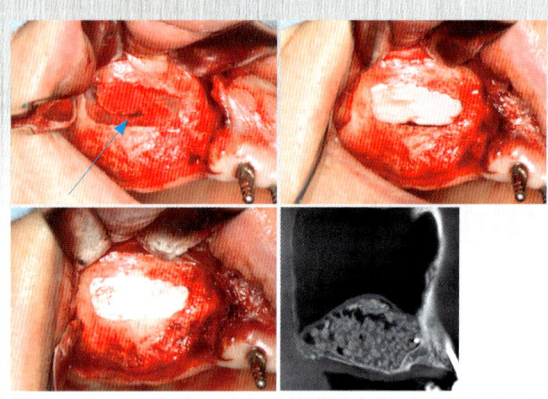

図2-1～2-4　骨膜が破れて粘膜固有層が露出している場合は（青矢印），コラーゲン膜を設置するほうが安全である．

### トラップドアの上縁部は破れやすい

上顎洞粘膜の穿孔は，トラップドアを内側に移動させた時に生じる場合が多く，トラップドアの上縁部に起こりやすい（**図3-1**；黒矢印）．同部では，上顎洞が外側に向かって広がっているため，上縁部の上顎洞粘膜に緊張がかかりやすいと考えられる．特に，上顎洞前壁が分厚い場合は，トラップドアを削って薄くするなどの工夫が必要である．トラップドアの下方と近遠心部の上顎洞粘膜から剝離し，最終的には上方の上顎洞粘膜を十分に剝離し，穿孔部にコラーゲン膜を設置する（**図3-2～3-4**）．

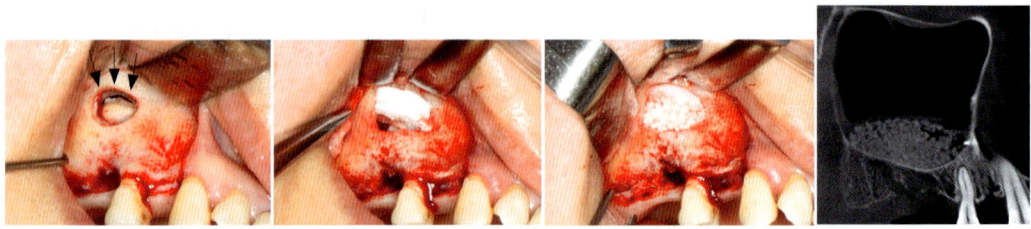

図3-1～3-4　トラップドアを内側に移動させたとき，上縁部の上顎洞粘膜が破れやすい（黒矢印）．

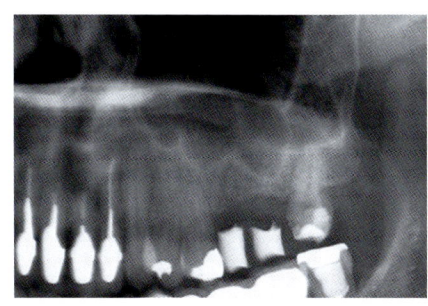

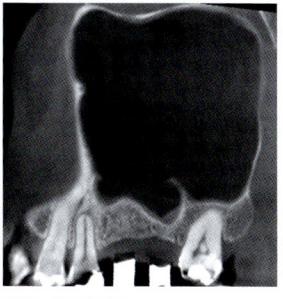

図4-1, 4-2 隔壁が発達した症例

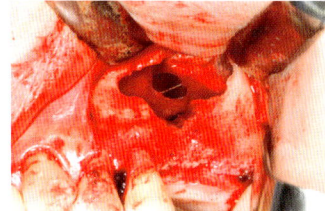

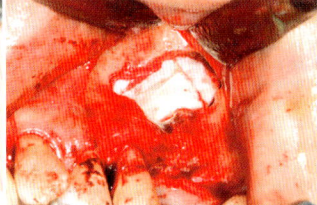

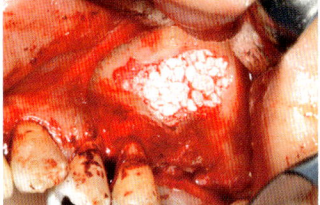

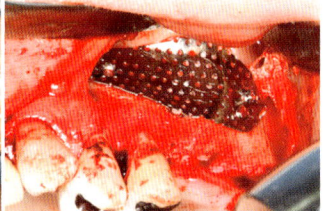

図4-3〜4-6 隔壁部で大きな穿孔が生じた．十分な大きさのコラーゲン膜を2枚設置．β-TCP 顆粒を填入し，チタンメッシュでトラップドア部を閉鎖した．

**隔壁部の剝離に注意！**

次に上顎洞粘膜に穿孔が生じやすいのは，隔壁部である．剝離子を骨面から離さないように骨膜を剝離しても，剝離子の角度を間違えて上顎洞粘膜に穿孔を生じる場合がある．上顎洞粘膜は剝離すると収縮して分厚くなるため，穿孔部から離れた部位の粘膜を剝離し，穿孔部に緊張がかからないようにする．穿孔部に十分な大きさのコラーゲン膜を2枚設置し，骨補填材（β-TCP 顆粒）を填入した（**図4-1〜4-6**）．

術直後のCT画像では，設置したコラーゲン膜がX線不透過性の陰影として観察される（**図4-7**；黄矢印）．術後9ヵ月のCT画像では，β-TCP 顆粒は小さくなり，新生上顎洞底部にX線不透過性のラインが認められた（**図4-8**）．新生上顎洞底部のX線不透過性のラインは，剝離した骨膜の直下に形成された骨組織と考えられ，インプラント体の埋入時期を決定する指標となる．

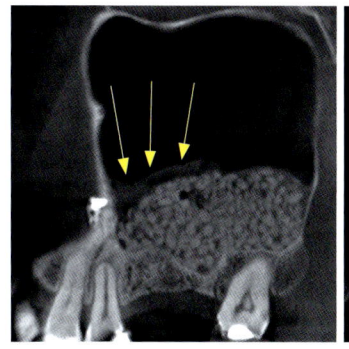

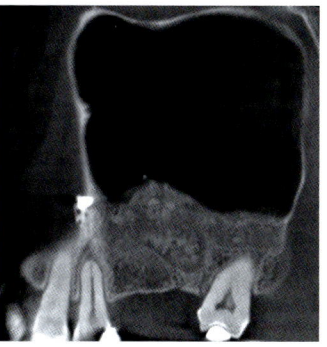

図4-7 術直後の矢状断CT画像　図4-8 術後9ヵ月の矢状断CT画像

## POINT

上顎洞粘膜に穿孔が生じてもあせってはいけない．剝離された上顎洞粘膜は収縮して分厚くなるため，小さめの剝離子を用いて穿孔部から離れた部位の粘膜をゆっくりと剝離する．穿孔部が限局した穴となれば，十分な大きさのコラーゲン膜を設置する．

万一，コラーゲン膜が安定しないほどの大きな穿孔が生じた場合は創を閉鎖し，約4ヵ月後に再度サイナスリフトを行う．

上顎洞粘膜の再生能は非常に高いことを患者に説明し，術者も悲観的にならないことが重要である．

**Keyword ▶** サイナスリフト　上顎洞粘膜穿孔　骨膜　コラーゲン膜

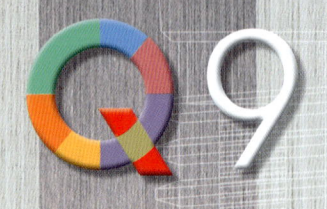

# Q9 ソケットリフト後にインプラント体が脱落し，口腔上顎洞瘻孔が生じたらどうすればよいですか？

## A-9

早急に保護床を作製し，液体や異物が上顎洞内に流入することを予防します．保護床により瘻孔が自然に閉鎖することもありますが，ソケットリフトによる上顎洞底部の骨破壊があるため，上顎洞閉鎖術が必要になる症例が多いでしょう．

インプラント体の直径を考慮すると，上顎洞底の骨欠損は5mm以上になる場合が多く，上顎洞閉鎖術が必要になる可能性が高い．

### 代表症例

患者：61歳，男性．
既往歴：特記事項なし．
現病歴：約3ヵ月前に，6⏌欠損に対して，他院でソケットリフトを併用したインプラント体の埋入術を受けた（図1-1，1-2）．術後2ヵ月にインプラント体が自然に脱落し，口腔上顎洞瘻孔が残遺したため紹介され来院した．
初診時口腔内所見：6⏌部に直径3mmの歯肉欠損がみられ，口腔と上顎洞との交通が認められた（図1-3）．
初診時CT所見：矢状断CT画像で，6⏌部に約7mmの骨欠損が認められ，上顎洞粘膜は著明に腫脹していた（図1-4）．
診断名：口腔上顎洞瘻孔．

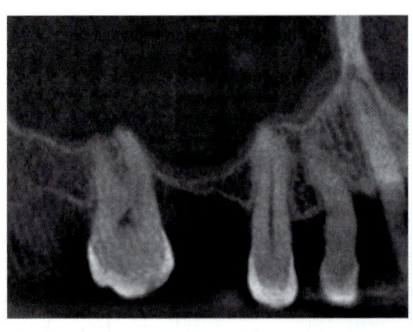

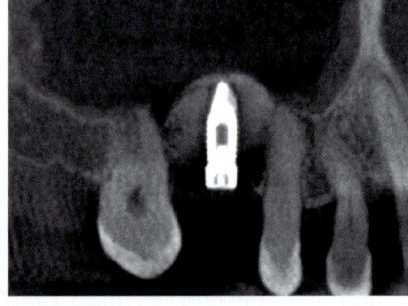

図1-1 術前のCT画像（紹介医ご提供）

図1-2 術直後のCT画像（紹介医ご提供）

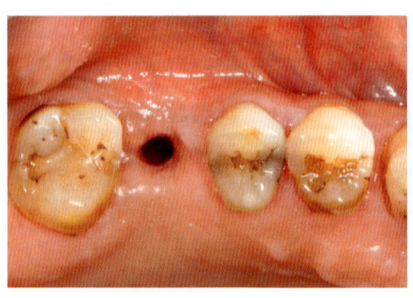

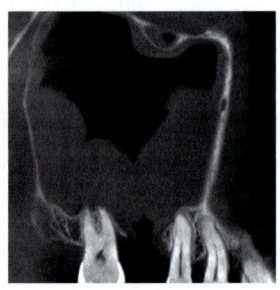

図1-3 初診時の口腔内写真．直径3mmの口腔上顎洞瘻孔が認められる．

図1-4 初診時のCT画像．上顎洞粘膜は著明に腫脹している．

**処置および経過**

　通常，口腔上顎洞瘻孔が存在し，上顎洞底部の骨欠損が5mm以上の場合は上顎洞閉鎖術が必要になる．さらに，本症例では上顎洞底の高さが1～2mmしかなかったため，頰側弁による上顎洞閉鎖術を施行した．6部頰側に2本の縦切開を行い，粘膜骨膜弁を作製した．また，粘膜骨膜弁の断端部に上皮細胞が残存しないように，瘻孔周囲と内面の粘膜上皮を切除し，新鮮面を形成した（**図1-5**）．さらに，感染源をできるだけ除去する目的で，瘻孔周囲の上顎洞底部に存在していた浮腫状の上顎洞粘膜を摘出した（**図1-6**）．

　6部には7×8mmの骨欠損が認められ，十分な減張切開を行った後に，マットレス縫合と単純縫合で創を閉鎖した（**図1-7，1-8**）．術後の経過は順調で，術後12日目に抜糸した．術後3ヵ月の経過は良好で，瘻孔は完全に閉鎖していた（**図1-9**）．さらにCT画像では，骨欠損部のX線不透過性は亢進し，上顎洞粘膜の腫脹はほぼ消失していた（**図1-10**）．

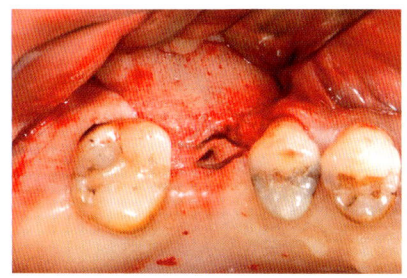

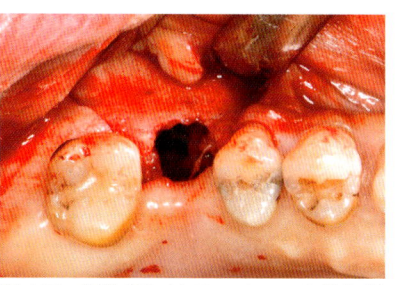

図1-5　瘻孔周囲の上皮を切除し，新鮮面を形成する．

図1-6　瘻孔部に存在した浮腫状の上顎洞粘膜も摘出した．

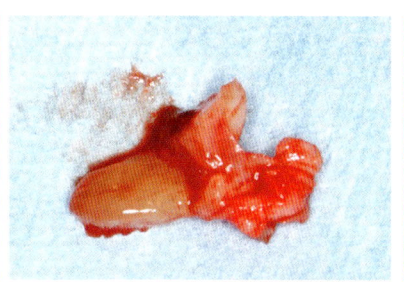

図1-7　瘻孔部には7×8mmの骨欠損が認められた．

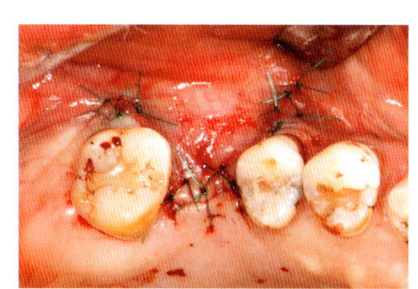

図1-8　十分な減張切開の後，創を閉鎖した．

図1-9　術後3ヵ月の口腔内写真．瘻孔の再発は認めない．

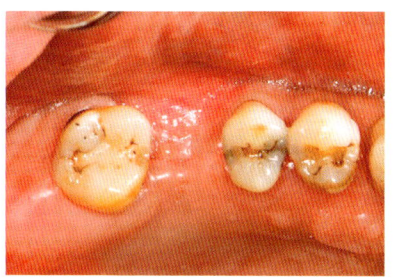

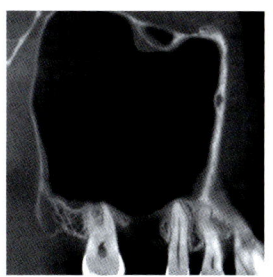

図1-10　術後3ヵ月のCT画像．上顎洞粘膜の腫脹は消退している．

## POINT

ソケットリフト後にインプラント体が脱落した症例では，口腔上顎洞瘻孔を生じる場合が多い．したがって，ソケットリフトを行う場合は，上顎洞閉鎖術を行える技量が必要で，「低侵襲だからソケットリフトを行う」という発想は危険である．さらに，上顎洞閉鎖術はソケットリフトよりも手術侵襲が大きいため，患者とのトラブルに発展する可能性があることも知っておくべきである．

**Keyword** ▶　ソケットリフト　インプラント体脱落　口腔上顎洞瘻孔　上顎洞閉鎖術

# Q10 ソケットリフト後にインプラント体が上顎洞に迷入してしまったら，どうしたらよいですか？

## A-10 上顎洞に迷入したインプラント体は摘出すべきですが，最小限の外科的侵襲で行う必要があります．

迷入したインプラント体は上顎洞に存在するため，摘出するためには上顎洞を開削してアプローチする必要がある．上顎洞へのアプローチ法には，1）歯槽頂からと2）上顎洞前壁からの2つの方法が考えられる．

自然口からアプローチする方法もあるが，処置は耳鼻科医に依頼すべきである．また，インプラント体や自然口の位置によっては全身麻酔や入院が必要になる可能性があり，患者の負担は大きくなると考えられる．

### 歯槽頂からのアプローチ

歯槽頂に大きな骨欠損がある場合や，骨の開削によって容易にインプラント体に到達できる場合は歯槽頂からアプローチする．しかし，インプラント体が体位によって上顎洞内を移動する場合は，上顎洞前壁からアプローチするほうが無難である．

#### 症例1

患者：58歳，女性．ソケットリフトを併用してインプラントを埋入し，術後3ヵ月のパノラマX線写真でインプラント体が上顎洞に迷入していたため，紹介され来院した（**図1-1**；赤矢印）．CT画像では，上顎洞にインプラント体が存在し，上顎洞粘膜は腫脹していた（**図1-2, 1-3**）．一方，6部の歯槽頂部には広範囲の骨欠損が認められたため，歯槽頂からインプラント体を摘出することにした．

5遠心部に若干の発赤がみられたが，瘻孔は認められなかった（**図1-4**）．歯槽部に存在した瘢痕組織を鋭的に切開し，粘膜骨膜弁を挙上した（**図1-5**）．瘢痕組織を除去すると骨欠損が認められ，同部からインプラント体を確認できた（**図1-6**）．ピンセットを用いてインプラント体を摘出し，上顎洞を生理食塩液で洗浄後に創を閉鎖した（**図1-7～図1-9**）．

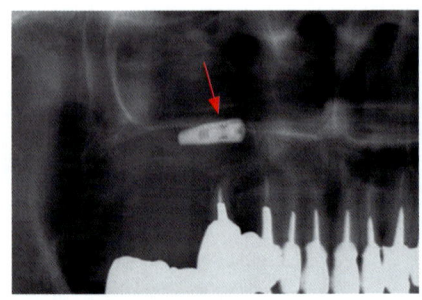

図1-1 初診時のX線写真

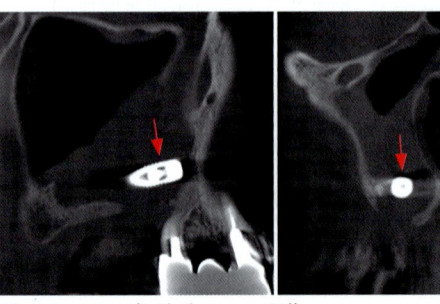

図1-2, 1-3 初診時のCT画像

図1-4～1-9 6|部の歯槽頂からインプラント体を摘出した．歯槽頂部には広範囲にわたって骨欠損が生じていた．

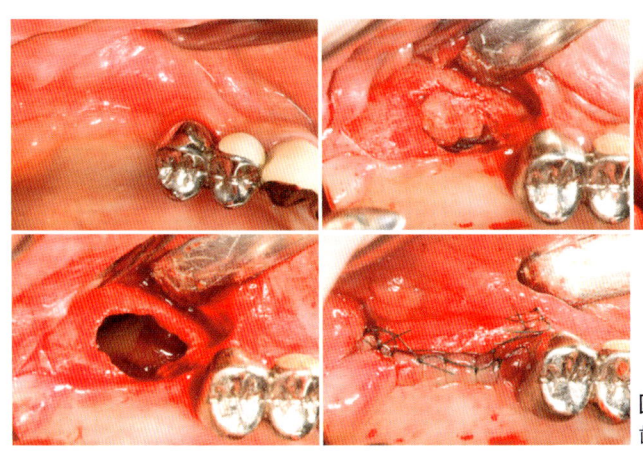

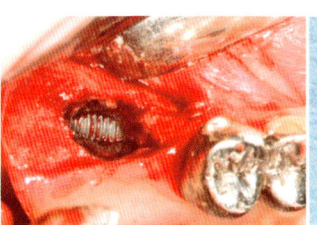

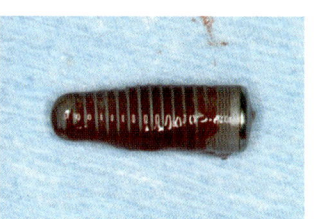

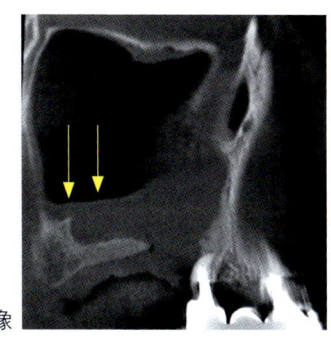

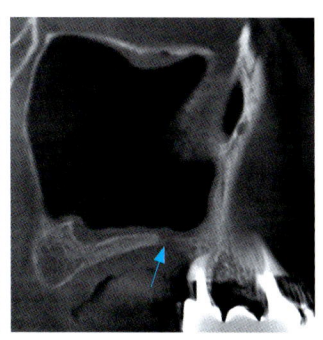

図1-10 術直後のCT画像
図1-11 術後3ヵ月のCT画像

術直後のCT画像では，血液や生理食塩液の貯留が上顎洞に認められた（図1-10；黄矢印）．術後3ヵ月では上顎洞粘膜の腫脹は消退し，6|骨欠損部にX線不透過像が出現していた（図1-11；青矢印）．

### 上顎洞前壁からのアプローチ（2例）

#### 症例2

患者：72歳，男性．7|部にソケットリフトを併用してインプラントを埋入し，二次手術時にインプラント体が上顎洞に迷入したとのことで紹介され来院した（図2-1, 2-2；赤矢印）．CT画像では上顎洞粘膜は腫脹し，迷入したインプラント体の上顎洞前壁部に血管（前上歯槽動静脈）が走行していた（図2-2；黄矢印）．犬歯窩付近に縦切開を入れ，上顎洞前壁の骨を開削し，血管からの出血に対しては電気メスで止血した（図2-3）．ピンセットでインプラント体を摘出し，粘膜切開部にシリコンドレーンを設置して創を閉鎖した（図2-4～2-6）．

#### 症例3

患者：62歳，男性．ソケットリフトを併用して6|部に埋入したインプラント体が上顎洞に迷入したため，紹介され来院した．迷入したインプラント体は，X線写真（立位）では6|部に存在していたが（図3-1；赤矢印），医科用CT画像（仰臥位）では，7|部インプラント体の後方に位置していた（図3-2；赤矢印）．したがって，迷入したインプラント体は，体位の違いによる重力の影響で上顎洞内を移動していると考えられた．通常，インプラント体の摘出術は仰臥位で行うため，上顎洞前壁からのアプローチで摘出術を施行した．実際の手術所見として，インプラント体は上顎洞の後壁付近に存在していた（図3-3, 3-4）．

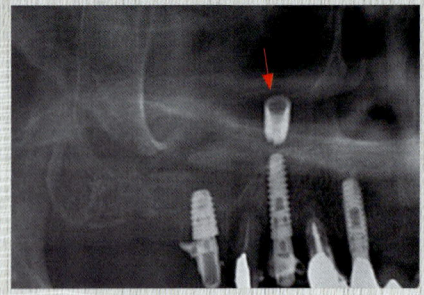

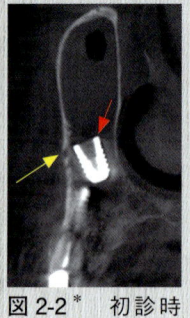

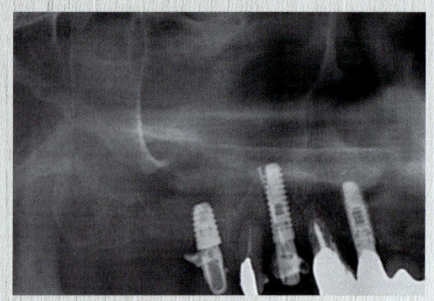

図2-1* 初診時のX線写真　　図2-2* 初診時のCT画像　　図2-6* 術後のX線写真

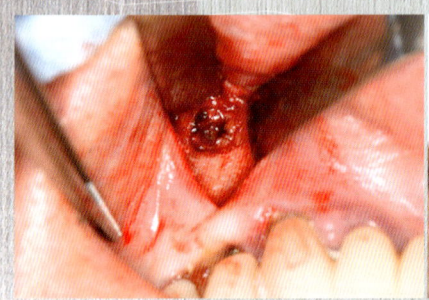

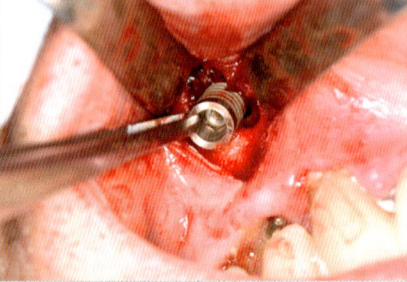

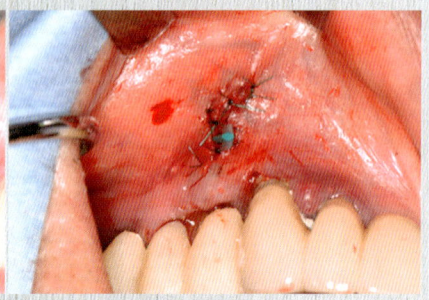

図2-3〜2-5* 縦切開と前壁の骨開削を行い（2-3），インプラントを摘出（2-4），ドレーンを設置後に縫合（2-5）．

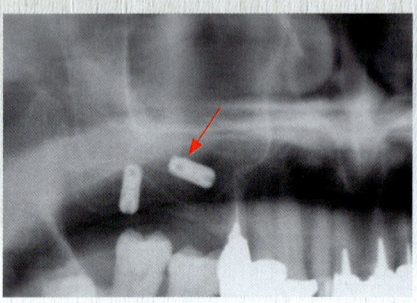

図3-1* 初診時のX線写真　　図3-2* ヘリカルCT画像

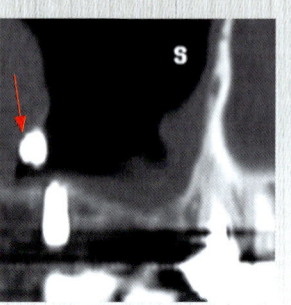

*図2-1〜2-6，3-1〜3-4は，野阪泰弘：CTで検証するサイナスフロアエレベーションの落とし穴（CTで検証するシリーズ1）．クインテッセンス出版，2010．より転載．

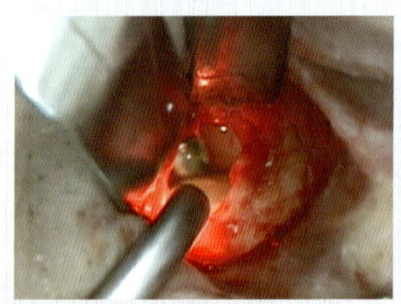

図3-3* 術中の口腔内写真　　図3-4* 術後のX線写真

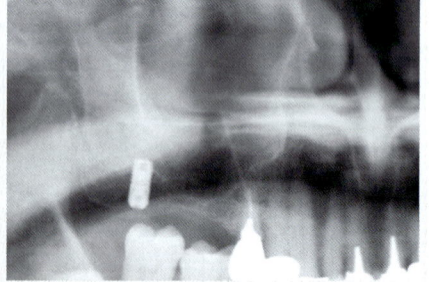

### POINT

　上顎洞に迷入したインプラント体は，体位の違いによる重力の影響で上顎洞内を移動する可能性がある．
　患者の外科的侵襲は，歯槽頂からインプラント体を摘出できれば少ないと考えられる．しかし，インプラント体が移動している場合は，歯槽頂から摘出できないことが予想される．さらに，歯槽頂を開削することは，インプラント体の再埋入にも不利と考えられるため，上顎洞前壁からのアプローチが無難と思われる．

**Keyword** ▶ ソケットリフト　上顎洞迷入　摘出術　CT　体位

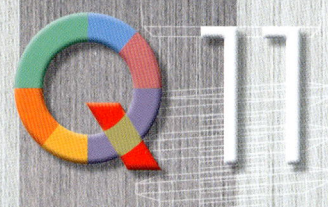

## Q11 トラップドアを作製する部位に血管が走行している場合は，どうしたらよいですか？

### A-11

後上歯槽動脈は，頬舌断CT画像で上顎洞前壁内に類円形のX線透過像として観察され，トラップドアの作製部位を横走している場合があります．1) 類円形のX線透過像の内側にX線不透過像が存在しない場合は，後上歯槽動脈を上顎洞粘膜とともに剝離することが可能です．2) 内側にX線不透過像がある場合は，後上歯槽動脈を結紮して切断しないと上顎洞粘膜を十分に挙上できません．

#### 内側にX線不透過像が存在しない

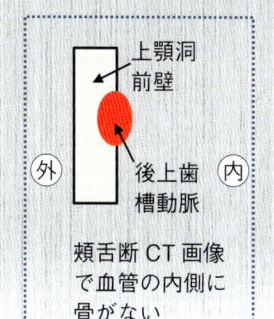

右側サイナスリフトを計画したが（**図1-1**），ボリュームレンダリング画像で後上歯槽動脈がトラップドア作製部を横走していた（**図1-2**；青矢印）．また，内側に隔壁が認められたため（**図1-3**；赤矢印），トラップドアを大きく作製する必要があると思われた．一方，頬舌断CT画像では上顎洞前壁に類円形のX線透過像が認められたが，同部の内側にX線不透過像は認めなかった（**図1-4**；黄矢印）．

後上歯槽動脈を損傷しないように，トラップドア部の骨切りを行った（**図1-5**）．トラップドアを内翻させると，後上歯槽動脈を骨面から剝離（**図1-6，1-7**；緑矢印）することが可能で，内側の上顎洞粘膜を十分に挙上することができた（**図1-8**）．挙上した上顎洞粘膜の直下にβ-TCP顆粒を塡入し，チタンメッシュとマイクロスクリューでトラップドア部を閉鎖した（**図1-9**）．術直後のパノラマX線写真では，十分な量のβ-TCP顆粒がサイナスリフト部に認められた（**図1-10**）．

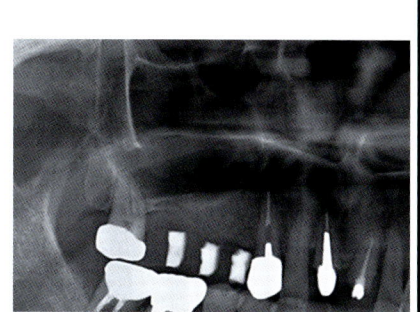

（頬舌断CT画像で血管の内側に骨がない／上顎洞前壁／後上歯槽動脈／外／内）

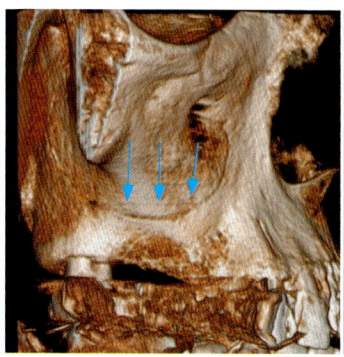

図1-1* 術前のX線写真　　図1-2～1-4* 術前のCT画像

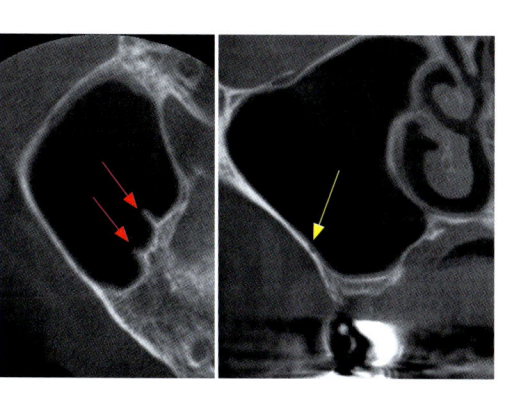

\*図1-1～1-10は，野阪泰弘：CTで検証するサイナスフロアエレベーションの落とし穴（CTで検証するシリーズ1）．クインテッセンス出版，2010．より転載．

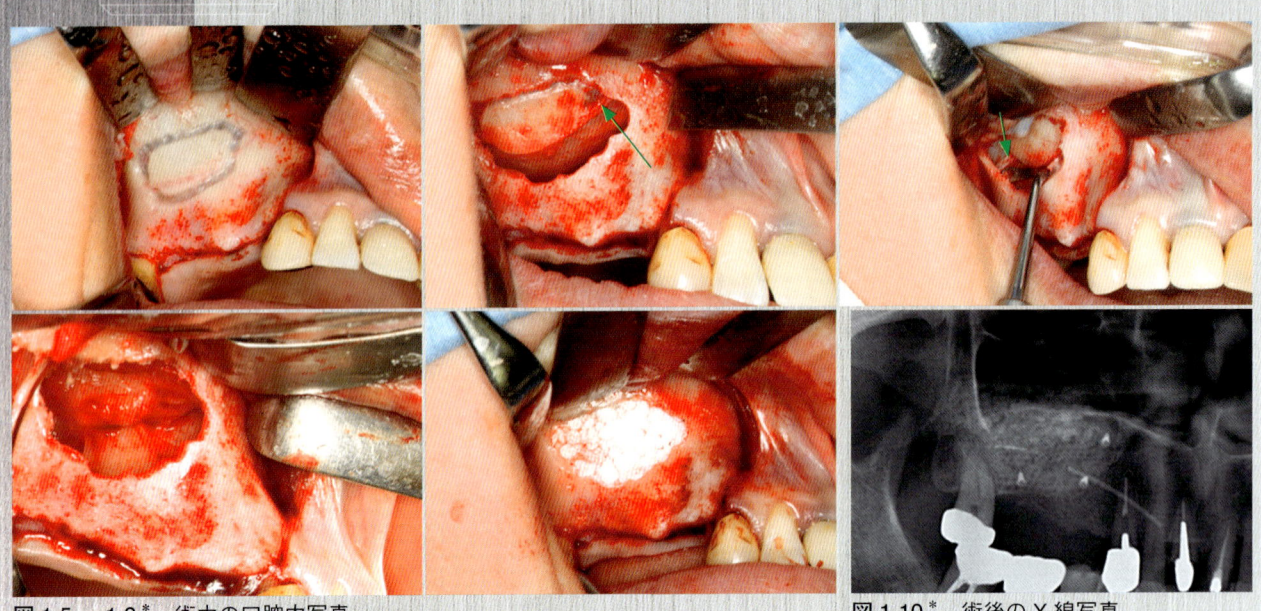

図1-5〜1-9* 術中の口腔内写真　　　　　　　　　　　　　　図1-10* 術後のX線写真

## 内側にX線不透過像が存在する

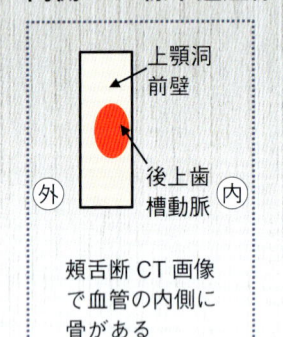

上顎洞前壁
後上歯槽動脈
外　内
頰舌断CT画像で血管の内側に骨がある

　右側サイナスリフトを予定したが，頰舌断CT画像で類円形のX線透過像が上顎洞前壁に認められ，トラップドア作製予定部に後上歯槽動脈が横走していると考えられた（**図2-1，2-2**）．また，上顎洞前壁の骨は分厚く，類円形のX線透過像の内側にはX線不透過像が認められた（**図2-2**；黄矢印）．

　粘膜骨膜弁を作製して上顎洞前壁を露出させたが，上顎洞前壁は分厚く，後上歯槽動脈を肉眼的に確認することは困難であった（**図2-3**）．

　ダイヤモンドラウンドバーを用いて上顎洞前壁の骨を削除して，後上歯槽動脈を剖出した（**図2-4**）．小さい剝離子を用いて後上歯槽動脈を上顎洞粘膜から剝離し，同動脈を結紮後に切断した（**図2-5，2-6**）．挙上した上顎洞粘膜の直下にβ-TCP顆粒を塡入し，チタンメッシュとマイクロスクリューでトラップドア部を閉鎖した（**図2-7，2-8**）．

　術直後のパノラマX線写真では，十分な量のβ-TCP顆粒がサイナスリフト部に認められた（**図2-9**）．

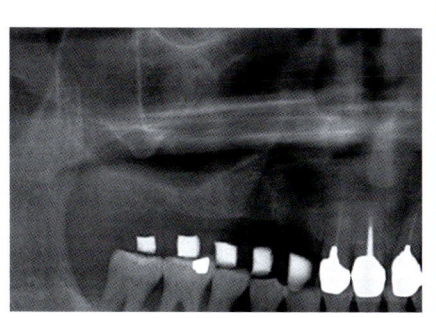

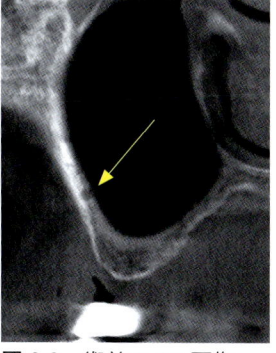

図 2-1　術前の X 線写真　　図 2-2　術前の CT 画像　　図 2-3　術中の口腔内写真

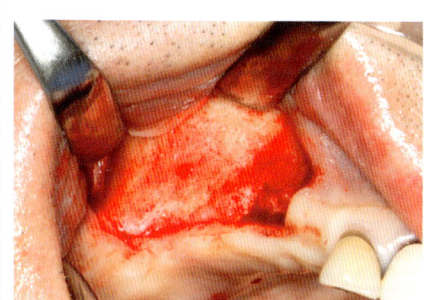

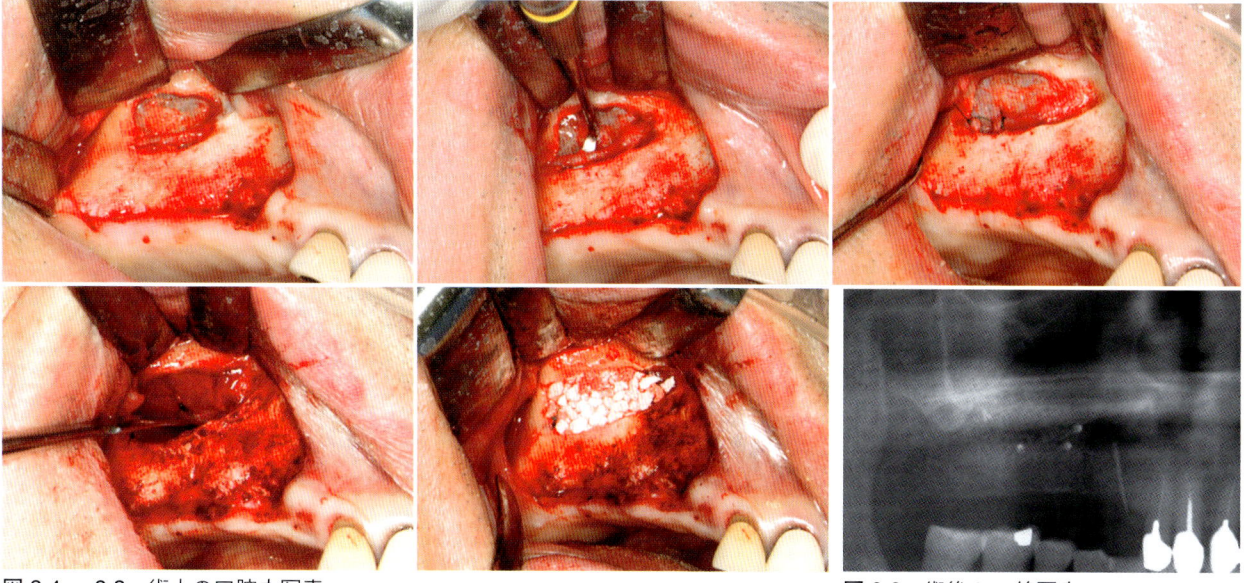

図 2-4 〜 2-8　術中の口腔内写真　　　　　　　　　　図 2-9　術後の X 線写真

## POINT

　　後上歯槽動脈の走行をパノラマ X 線写真で確認することは困難で，必ず CT 画像で診断するべきである．万一，後上歯槽動脈を損傷すると，血管は収縮して骨内に入り込むため，止血が困難になる場合がある．同動脈を損傷した場合は，上顎洞前壁を削除して血管を露出させ，ペアン鉗子で把持後に結紮するほうが無難である．
　　血管の直径によって差はあるが，動脈性出血の場合は，電気凝固や骨ろうによる止血処置では不十分な場合がある．

**Keyword ▶**　サイナスリフト　後上歯槽動脈　トラップドア　結紮

# Q12 サイナスリフト後に歯槽部歯肉が膨隆し，直下に硬固物が触れますが何ですか？

## A-12
サイナスリフトの術後に生じる上顎洞粘膜腫脹によって，内部から粘膜下に溢出した骨補塡材と考えられます．感染を生じなければ経過観察しますが，骨補塡材が口腔内に露出する場合は溢出した骨補塡材のみを除去します．

### 臨床データ

サイナスリフト後1週間に，上顎洞粘膜は100%腫脹する．131側のサイナスリフト症例において，術直後，術後1週間および術後3ヵ月の上顎洞粘膜を，CT画像を用いて評価した．さらに，上顎洞粘膜腫脹の程度を残存上顎洞と比較し，以下の3 Typeに分類した（図1）．

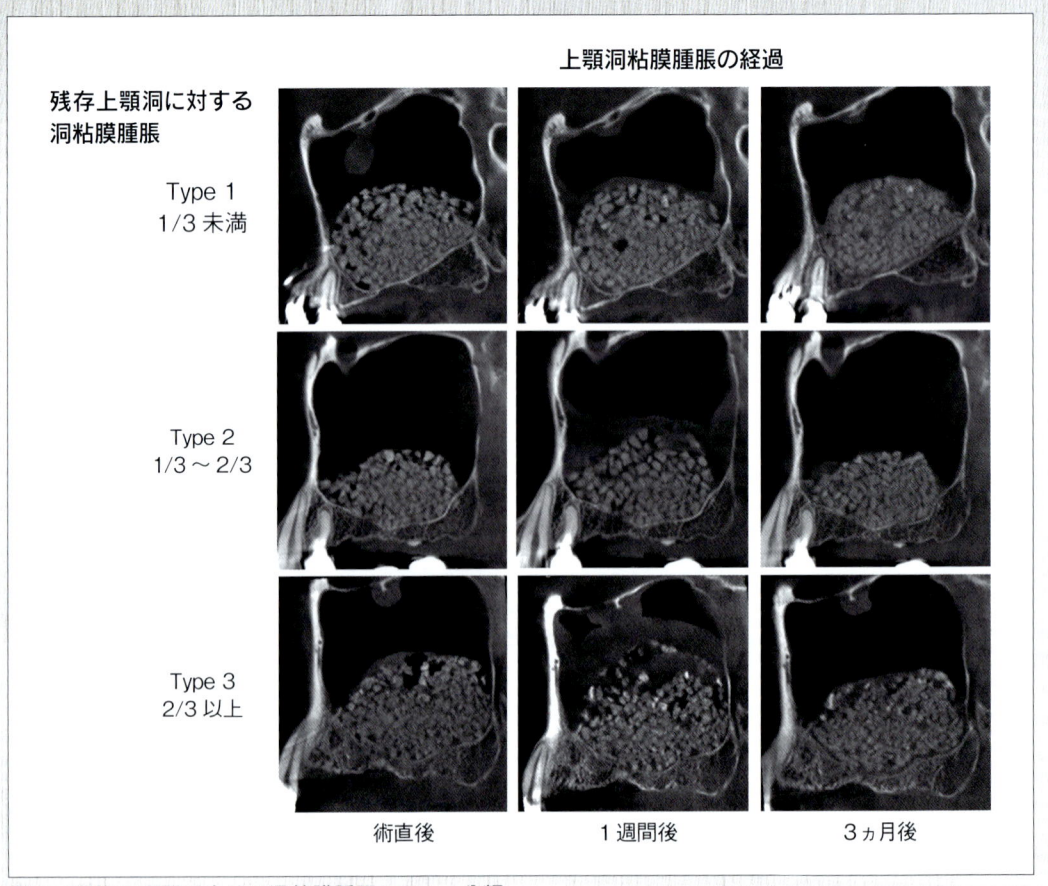

図1 術後1週間に生じる洞粘膜腫脹のType分類

## 結果

①サイナスリフト後1週間のCT画像では，131側（100％）で上顎洞粘膜の腫脹が認められた．
②サイナスリフト後3ヵ月のCT画像では，127側（96.2％）で上顎洞粘膜の腫脹は自然に消退していた．
③上顎洞粘膜腫脹のType別頻度は，Type1が23側（17.6％），Type2が65側（49.6％）およびType3が43側（32.8％）であった（**図2**）．

したがって，サイナスリフト後1週間に上顎洞粘膜は，約80％の症例で残存上顎洞の1/3以上に腫脹すると考えられた．

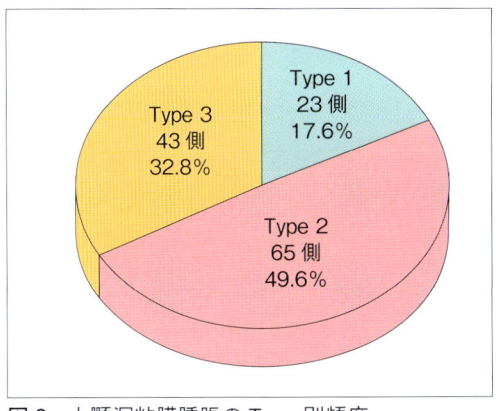

**図2** 上顎洞粘膜腫脹のType別頻度

## 代表症例

患者：70歳，女性．骨補塡材としてβ-TCP顆粒を用いて，左側サイナスリフトとGBRを同時に施行した．歯槽部に遮断膜を設置したが，トラップドア部は完全に遮断膜で被覆せず，減張切開を行って創を閉鎖した（**図3-1～3-4**）．

術後1週間で顔面の腫脹は消退したが，術後10日の口腔内写真で |2〜5 部の歯肉頬移行部に膨隆が認められ，粘膜直下に硬固物を触知した（**図3-5**；黒矢印）．術後1週間のCT画像では，Type3の上顎洞粘膜腫脹が認められた（**図3-6**）．さらに，サイナスリフト部に塡入されたβ-TCP顆粒はトラップドアを介して頬側に溢出し，サイナスリフト部の人工骨量は減少していた（**図3-6～3-8**）．

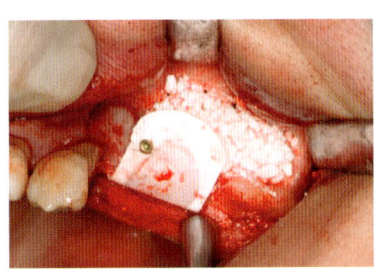

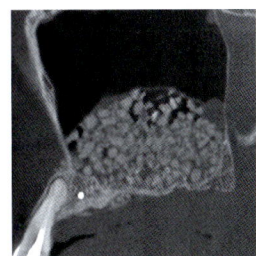

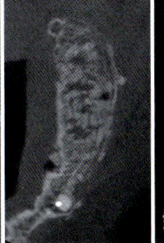

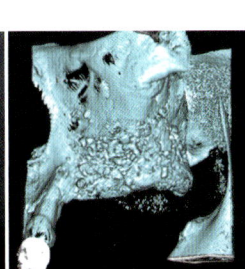

図3-1* 術中の口腔内写真　図3-2～3-4* 術直後のCT画像

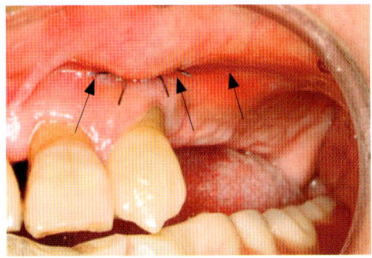

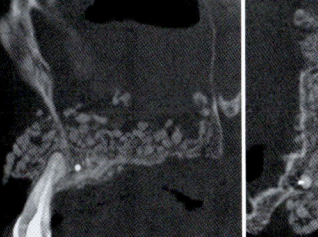

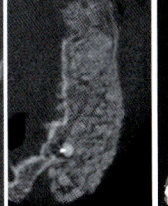

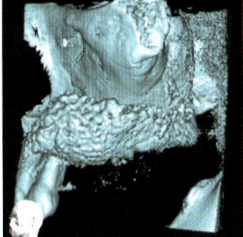

図3-5* 術後10日目の口腔内写真　図3-6～3-8* 術後1週間のCT画像

*図3-1〜3-12は，野阪泰弘：CTで検証するサイナスフロアエレベーションの落とし穴（CTで検証するシリーズ1）．クインテッセンス出版，2010．より転載．

頰側の膨隆は徐々に縮小していったが，術後6ヵ月にβ-TCP顆粒が口腔内に露出した（**図 3-9**；黄矢印）．同部からの感染を予防するために，溢出したβ-TCP顆粒と遮断膜およびマイクロスクリューを摘出した（**図 3-10，3-11**）．粘膜の直下には残存したβ-TCP顆粒が存在し，周囲には軟組織が認められた（**図 3-10**；緑矢印）．

1年後のCT画像では，上顎洞粘膜に軽度の腫脹が残存していた（**図 3-12**）．さらに，溢出したβ-TCP顆粒に相当する量で，サイナスリフト部に体積の減少が認められた．

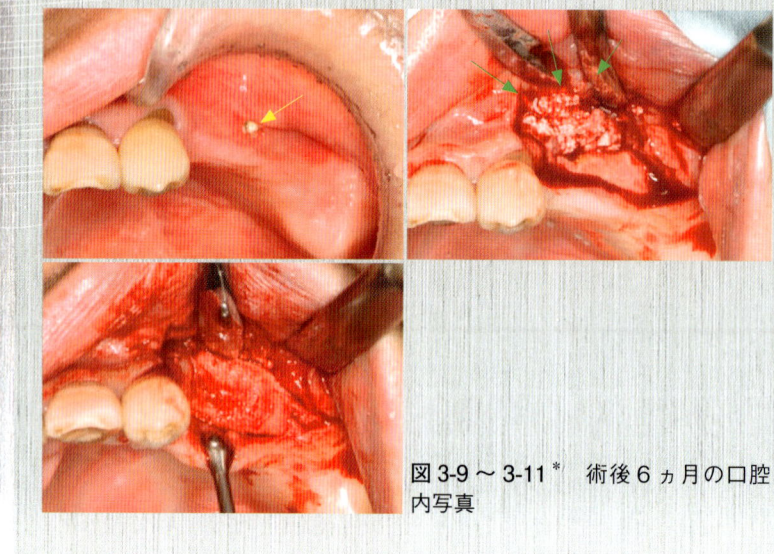

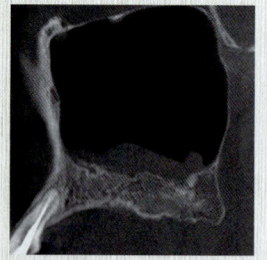

図 3-12* 術後1年のCT画像

図 3-9～3-11* 術後6ヵ月の口腔内写真

## POINT

図1の各症例は，ほぼ同程度のサイナスリフトを施行していたが，洞粘膜腫脹のTypeはさまざまである．したがって，術後1週間に生じる上顎洞粘膜腫脹の程度を，術前に予測することは困難と考えられる．したがって，骨補塡材がトラップドアを介して頰側に溢出しないように，トラップドア部をチタンメッシュとマイクロスクリューで強固に閉鎖するほうが無難と思われる（図4）．

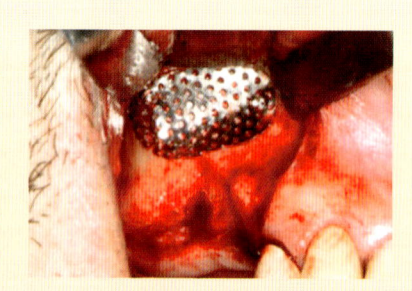

図4 トラップドア部の閉鎖

**Keyword** ▶ サイナスリフト　術後上顎洞粘膜腫脹　骨補塡材溢出　トラップドア

# Q13 サイナスリフト後に感染を生じて排膿してきたらどうすればよいですか？

## A-13

まず，切開とドレナージを行い，セフェム系抗菌薬を5～7日間投与して消炎処置を行います．次に，トラップドア部の汚染された骨補塡材を除去しますが，症状が改善しなければ骨補塡材をすべて摘出します．一方，骨補塡材としてβ-TCP顆粒を使用した場合，骨に置換しないβ-TCP顆粒を生体が分離する可能性があり，分離された組織を摘出して周辺から骨が形成されるのを期待します．

### 骨補塡材として自家骨を使用して感染が生じた場合

自家骨は腐骨になる可能性があるため，全摘出する必要がある．一方，上顎洞粘膜の再生能力は非常に高いため，感染源を摘出すれば再サイナスリフトが可能と考えられ，安易に上顎洞根治術を行ってはいけない．

### 症例1

患者：39歳，女性．他院で腸骨骨髄細片を用いたサイナスリフトを施行し，術後10日目より感染を生じたとのことで，紹介され来院した．初診時，頭痛，鼻閉感および後鼻漏がみられ，口腔内には瘻孔（**図1-1**；黒矢印）と腐骨（**図1-1**；緑矢印）が認められた．CT画像で著明な上顎洞粘膜の腫脹とX線不透過物が認められたため（**図1-2**），浮腫状の上顎洞粘膜とX線不透過物を摘出した（**図1-3**）．

摘出した軟組織の病理組織写真では，上顎洞粘膜の直下に著明な炎症性細胞の浸潤と，拡張した毛細血管の増生が認められた（**図1-4**）．また，摘出した硬組織の脱灰標本では，核が染色されない骨組織が認められ，腐骨と診断された（**図1-5**）．

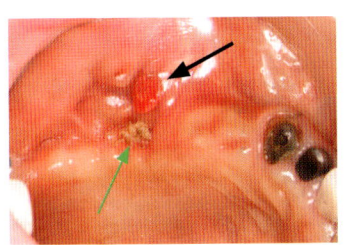

図1-1* 初診時の口腔内写真　　図1-2* 初診時のCT画像

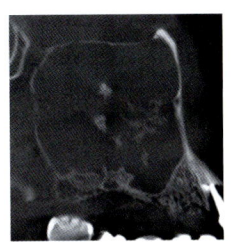

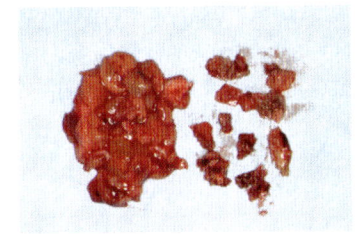

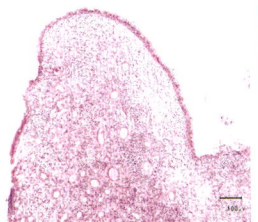

図1-3* 摘出物　　図1-4* 軟組織の病理組織写真（H・E染色）　　図1-5* 硬組織の病理組織写真（脱灰標本H・E染色）

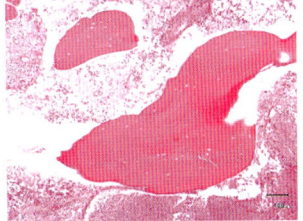

*図1-1～1-8は，野阪泰弘：CTで検証するサイナスフロアエレベーションの落とし穴（CTで検証するシリーズ1）．クインテッセンス出版，2010．より転載．

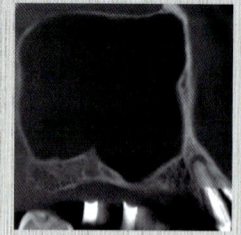

図 1-6* 摘出後 1 年のCT画像 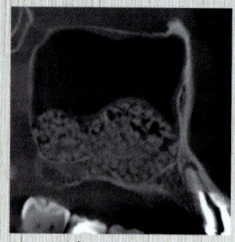　図 1-7* 再サイナスリフト直後のCT画像 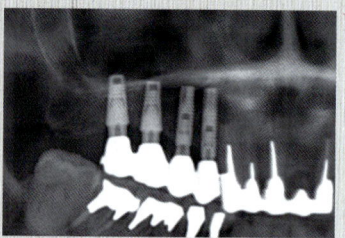　図 1-8* 上部構造装着時のX線写真

摘出後 1 年のCT画像では上顎洞粘膜の腫脹は完全に消退したため，再サイナスリフトを施行した（図 1-6，1-7）．再サイナスリフト後 1 年にインプラント体を埋入し，オッセオインテグレーションが獲得されたため上部構造を装着した（図 1-8）．

**骨補塡材としてβ-TCP顆粒を単独で使用して感染が生じた場合**

2 回の小手術でサイナスリフト部に骨が形成される可能性がある．したがって，慌ててβ-TCP顆粒を全摘出する必要はない．

### 症例2

患者：60歳，男性．骨補塡材としてβ-TCP顆粒を用いて左側サイナスリフトを行い，トラップドア部をチタンメッシュとマイクロスクリューで強固に閉鎖した（図 2-1，2-2）．さらに，術後の顔面腫脹を軽減する目的で，近心縦切開部にドレーン（図 2-3；黄矢印）を設置した（図 2-4）．3 日目にドレーンを抜去したが，犬歯窩の陥凹が著明で，ドレーン部に死腔が認められた．

術後 8 日目に抜糸を行ったが，患者は左側頬部の鈍痛を訴えていた．術後 2 週間には⌊56 部に波動を伴う腫脹が認められ，術後感染と診断した（図 2-5）．

#### 1）消炎処置

膿瘍を切開すると黄白色粘稠な膿が流出したため，ドレーンを設置した（図 2-6，2-7）．一方，術後 1 週間のCT画像では，上顎洞粘膜に著明な腫脹がみられ，含気腔も認められなかった（図 2-8）．

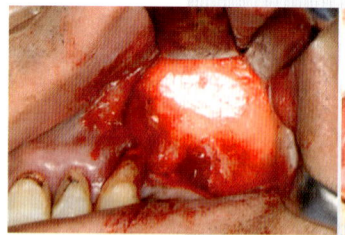

図 2-1　β-TCPの塡入 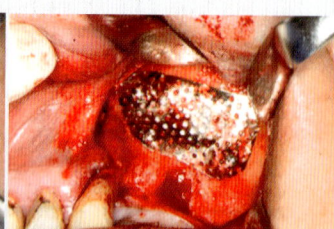　　図 2-2　チタンメッシュの設置 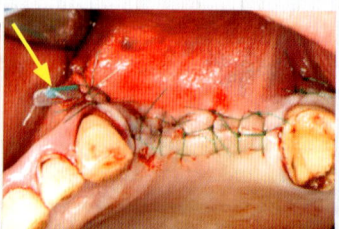　　図 2-3　ドレーンの設置 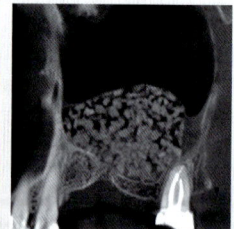　　図 2-4　術直後のCT画像

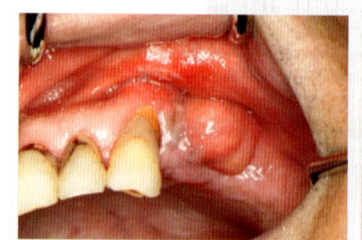

図 2-5　術後 2 週間の口腔内写真 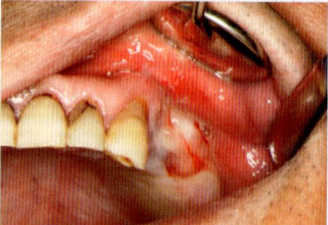　　図 2-6　切開・排膿 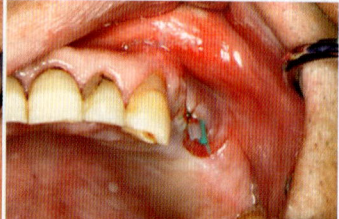　　図 2-7　ドレーンの設置 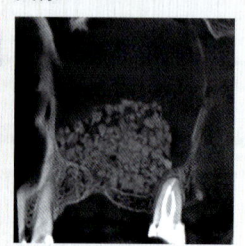　　図 2-8　術後 1 週間のCT画像

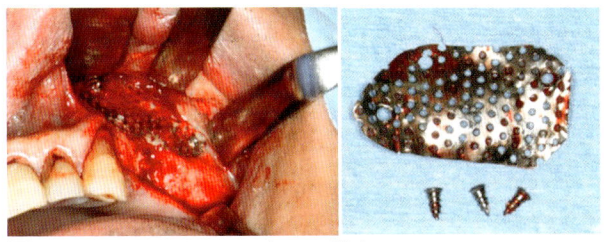

図2-9, 2-10 チタンメッシュの除去

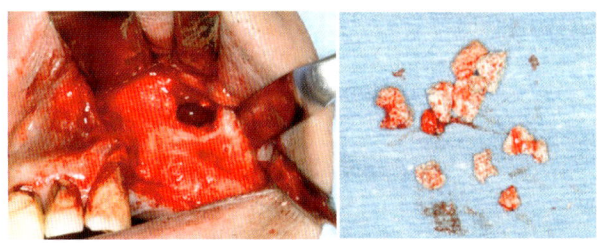

図2-11, 2-12 トラップドア部のβ-TCP顆粒を除去

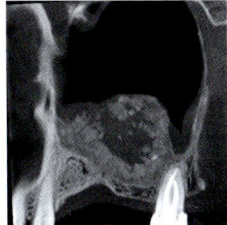

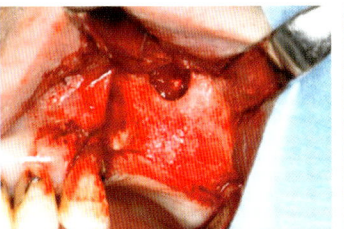

図2-13 小手術後8ヵ月のCT画像

図2-14 トラップドア部の骨欠損

図2-15 摘出物

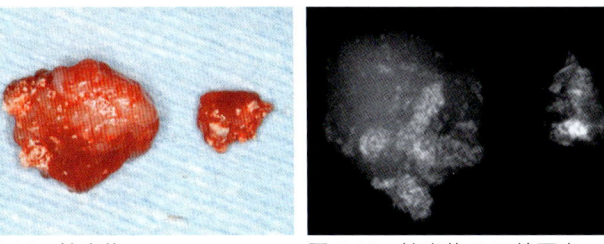

図2-16 摘出物のX線写真

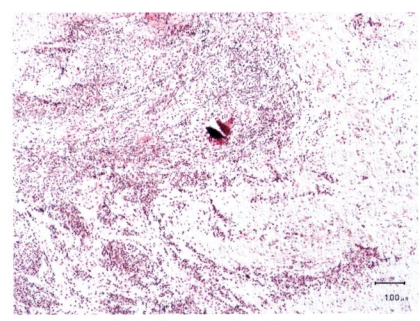

図2-17 摘出物の病理組織写真（脱灰標本，H・E染色）

図2-18 2回目小手術後8ヵ月のCT画像

図2-19 インプラント体の埋入（紹介医）

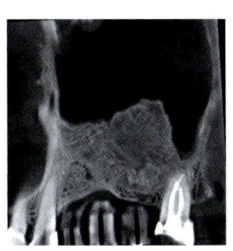

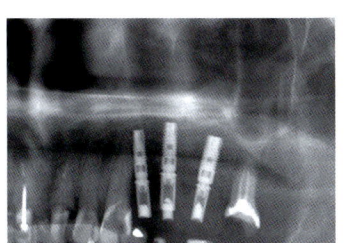

### 2) 1回目小手術

サイナスリフト術後4週間に，チタンメッシュとマイクロスクリューを除去した（**図2-9, 2-10**）．さらに，トラップドア部を生理食塩液で洗浄し，遊離してきたβ-TCP顆粒を摘出した（**図2-11, 2-12**）．

### 3) 2回目小手術

1回目小手術後8ヵ月のCT画像では，上顎洞粘膜の腫脹は消退していた．さらに，サイナスリフト部周辺で顆粒状のX線不透過物は細かくなり，中心部に若干の顆粒状のX線不透過物を含むX線透過像が認められた（**図2-13**）．

サイナスリフトの中心部に形成されたX線透過像部を摘出したが，周囲には硬組織が認められ，摘出は容易であった（**図2-14〜2-16**）．摘出物の病理組織写真では，線維性結合組織と著明な炎症性細胞の浸潤が認められた（**図2-17**）．また，β-TCP顆粒の周囲には異物巨細胞が存在し，β-TCP顆粒が貪食される像が観察された．

2回目小手術後8ヵ月のCT画像では，上顎洞粘膜の腫脹は完全に消失し，サイナスリフト部に皮質骨様と海綿骨様のX線不透過像が認められた（**図2-18**）．サイナスリフト部に骨が形成されていると判断し，紹介医にインプラント体の埋入を依頼した（**図2-19**）．

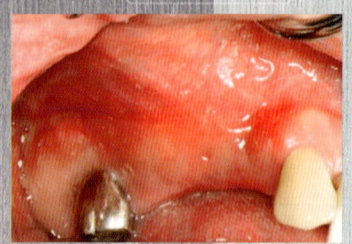

図 3-1　初診時の口腔内写真
図 3-2　初診時の CT 画像 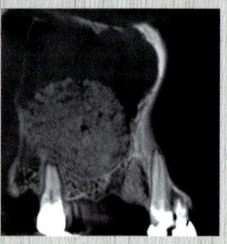
図 3-3, 3-4　1 回目小手術 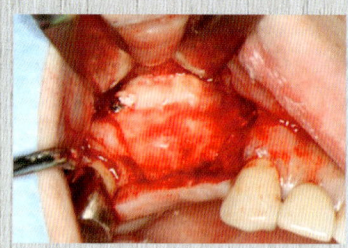 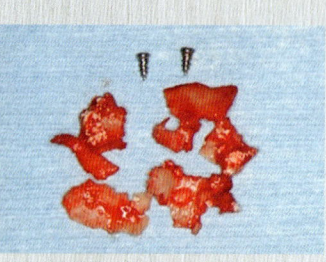
図 3-5　1 回目小手術後 4 ヵ月の CT 画像 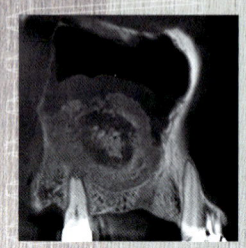
図 3-6　摘出物 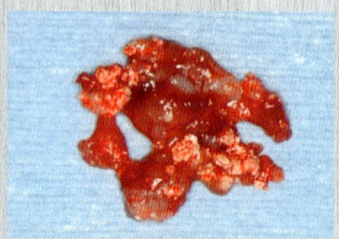
図 3-7　2 回目小手術後 10 ヵ月の CT 画像 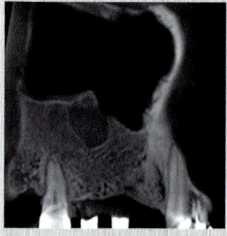
図 3-8　インプラント体埋入後 4 年の X 線写真 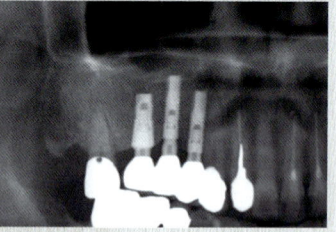

### 症例 3

患者：48 歳，女性．サイナスリフト後 3 週間に，排膿が生じているとのことで，紹介され来院した（図 3-1）．骨補塡材として β-TCP 顆粒が用いられ，トラップドア部は吸収性の遮断膜で閉鎖したとのことであった．初診時の CT 画像では，サイナスリフト部に顆粒状の X 線不透過像が認められ，上顎洞粘膜は著明に腫脹していた（図 3-2）．

1) **消炎処置**：セフェム系抗菌薬を 1 週間経口投与した．

2) **1 回目の小手術**

遮断膜とマイクロスクリューを除去した．さらに，トラップドア部を生理食塩液で洗浄し，遊離してきた β-TCP 顆粒を摘出した（図 3-3，図 3-4）．1 回目小手術後 4 ヵ月の CT 画像では，上顎洞粘膜の腫脹は軽減していた．また，サイナスリフト部にドーナッツ状の X 線透過像がみられ，中心部には顆粒状の X 線不透過物が認められた．さらに，サイナスリフト部周辺の顆粒は細かくなり，X 線不透過性も亢進していた（図 3-5）．

3) **2 回目の小手術**

X 線透過像部と中心に存在していた X 線不透過物を摘出した（図 3-6）．周囲には硬組織が存在し，摘出は容易であった．2 回目小手術後 10 ヵ月の CT 画像では，上顎洞粘膜の腫脹は消失し，若干の X 線透過像がみられたが，サイナスリフト部に皮質骨様と海綿骨様の X 線不透過像が認められた（図 3-7）．現在，インプラント体の埋入から 4 年が経過しているが，経過良好である（図 3-8）．

### POINT

サイナスリフトで術後感染が生じた場合，生体はトラップドア部を介して感染源を排出しようとする．ハイドロキシアパタイトを用いたサイナスリフトの術後感染は未経験であるが，まずトラップドア部の清掃を行って臨床症状が改善するかを判断すべきと考えられる．臨床症状が改善し，処置後 3 ヵ月の CT 画像で上顎洞粘膜の腫脹が軽減すれば経過観察を行う．しかし，臨床症状や上顎洞粘膜の腫脹が改善しなければ，骨補塡材を全摘出する必要がある．

**Keyword**　サイナスリフト　術後感染　骨補塡材　生体

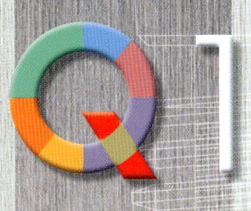

# Q14 サイナスリフトを併用したインプラント治療後，骨造成部に吸収が生じてきたらどうすればよいですか？

## A-14
まず，骨吸収の原因を考えます．インプラント体に動揺がなく，CT 画像で上顎洞粘膜の腫脹を認めなければ経過観察でよいと思われます．しかし，上顎洞粘膜が著明に腫脹して感染が生じている場合は，インプラント体や人工骨を摘出する必要があります．

### 骨補塡材として $\beta$-TCP 顆粒を使用した場合の術後経過

サイナスリフトの骨補塡材として自家骨や骨に置換する $\beta$-TCP 顆粒を使用した場合，骨造成部の体積が減少する場合がある．主な原因は上顎洞の含気化の亢進と考えられるが，個体差も大きいため今後の研究が必要と思われる．

#### 症例 1

患者：53 歳，女性．右側上顎のインプラント治療を目的に紹介され来院し（図1-1），$\beta$-TCP 顆粒を用いてサイナスリフトを施行した．術前の頰舌断 CT 画像では，上顎洞は鼻腔底を越えて内側に発達していた（図 1-2，1-3；赤矢印）．

上顎洞粘膜を十分に挙上し，$\beta$-TCP 顆粒を塡入した（図 1-4）．サイナスリフト後 1 年に 3 本のインプラント体を埋入したが，すべてのインプラント体に十分な初期固定が得られた（図 1-5）．5 ヵ月後に二次手術を施行し，上部構造を装着した．現在，サイナスリフト後 8 年経過しているが，臨床的にはまったく問題なく，インプラント周囲の粘膜に炎症所見は認められない（図 1-6，1-7）．

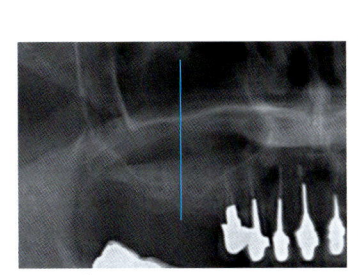

図1-1* 術前の X 線写真

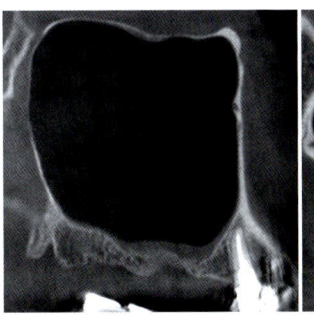

図1-2, 1-3* 術前の CT 画像

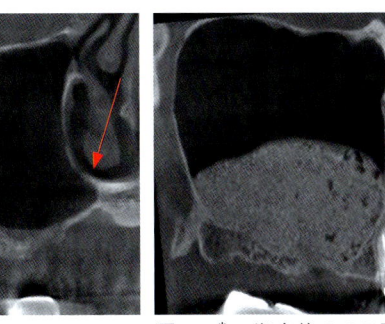

図1-4* 術直後の CT 画像

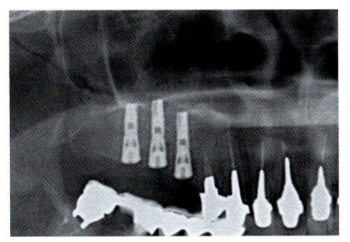

図1-5* 一次手術後の X 線写真

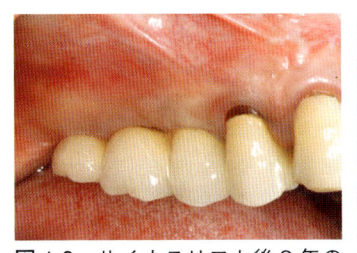

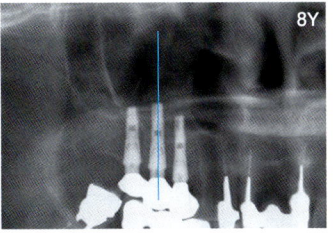

図1-6 サイナスリフト後 8 年の口腔内写真

図1-7 サイナスリフト後 8 年の X 線写真

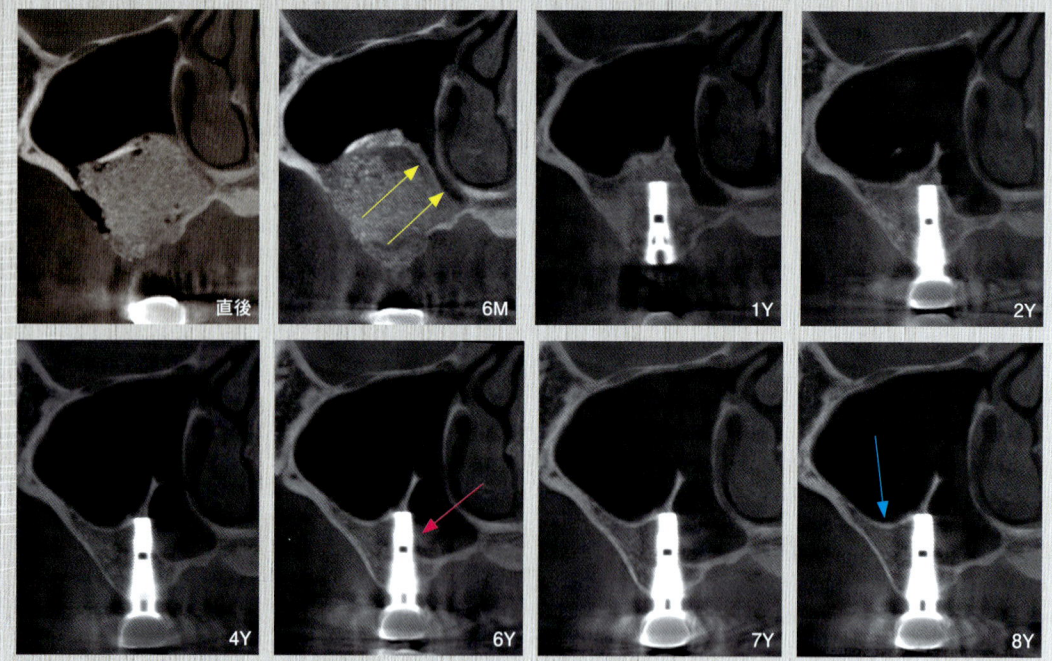

図 1-8 〜 1-15* 　R2 部の術直後〜術後 8 年までの CT 像の変化

## R2 部の術後 CT 画像

　臨床的にまったく異常はなかったが，R2 部頰舌断 CT 画像でサイナスリフト部の内側で骨吸収が認められた．術直後の CT 画像では，サイナスリフト部の内側に十分な量の β-TCP 顆粒が X 線不透過像として認められる（**図 1-8**）．術後 6 ヵ月では，サイナスリフト部と鼻腔側壁との間に X 線透過像が出現した（**図 1-9**；黄矢印）．

　術後 1 年では，新生上顎洞底部に X 線不透過性のラインが出現したため，インプラント体を埋入した．一方，サイナスリフト部の内側に出現した X 線透過像の範囲は拡大していた（**図 1-10**）．術後 2 年では，サイナスリフト部は皮質骨様と海綿骨様の X 線不透過像に分かれ，β-TCP 顆粒は骨に置換したと考えられた（**図 1-11**）．

　術後 4 〜 7 年では，サイナスリフト部の内側にみられた X 線透過像はさらに拡大し（**図 1-12 〜 1-14**），術後 6 年ではインプラント体の一部が上顎洞内に突出しているような画像であった（**図 1-13**；ピンク矢印）．しかし，上顎洞粘膜に腫脹は認められず，自覚症状もなかったため経過観察とした．

　術後 7 年と 8 年の CT 画像を比較すると，サイナスリフト部の内側にみられた X 線透過像に変化は認められず，骨吸収は停止したと思われた（**図 1-14，1-15**）．一方，インプラント体の頰側では骨吸収が認められなかったことから（**図 1-15**；青矢印），β-TCP 顆粒が原因でサイナスリフト部に骨吸収が生じたとは考えにくいと思われた．

　したがって，本症例でサイナスリフト部の内側に骨吸収が生じた原因は，上顎洞の含気化の亢進と思われた．

*図 1-1〜1-5，1-8〜1-11 は，野阪泰弘：CT で検証するサイナスフロアエレベーションの落とし穴（CT で検証するシリーズ 1）．クインテッセンス出版，2010．より転載．

### サイナスリフト部の内側に吸収が生じやすい症例

機序は不明であるが，上顎洞の内側壁が鼻腔底を越えて内側に発達している症例では，サイナスリフト部の内側に吸収が生じやすい傾向がある．

#### 症例2

患者：47歳，男性．左側上顎のインプラント治療を目的に紹介され来院し，$\beta$-TCP顆粒を用いてサイナスリフトを施行した．術前の頬舌断CT画像では，上顎洞は鼻腔底を越えて内側に発達していた（**図2-1**；黄矢印）．

術直後のCT画像では，同部に十分な量の$\beta$-TCP顆粒が認められた（**図2-2**；青矢印）．術後1年にインプラント体を埋入したが，サイナスリフト部の内側で吸収が認められた（**図2-3**；ピンク矢印）．

術後3年では，サイナスリフト部内側の吸収はさらに拡大し，インプラント体に近接していた（**図2-4**；赤矢印）．しかし，臨床的には問題はなく，上顎洞粘膜に腫脹は認められなかった．

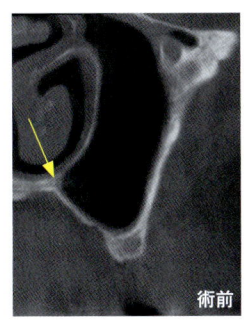

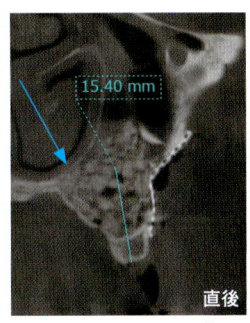

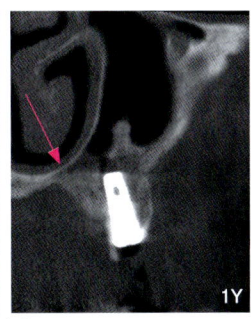

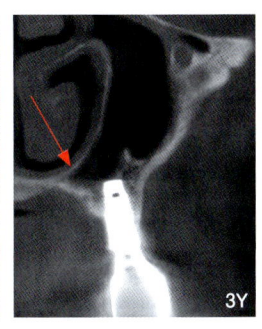

図2-1〜2-4　術前から術後3年までのCT像の変化

#### 症例3

患者：57歳，男性．左側上顎のインプラント治療を目的に，$\beta$-TCP顆粒を用いてサイナスリフトを施行した．術前の頬舌断CT画像では，上顎洞は鼻腔底を越えて内側に発達していた（**図3-1**；黄矢印）．

症例2と同様に，術直後のCT画像では十分な量の$\beta$-TCP顆粒が認められるが（**図3-2**；青矢印），術後1年ではサイナスリフト部の内側で吸収が認められた（**図3-3**；ピンク矢印）．

術後3年では，サイナスリフト部は皮質骨様と海綿骨様のX線不透過像を呈し，内側の吸収は若干拡大していた（**図3-4**；赤矢印）．

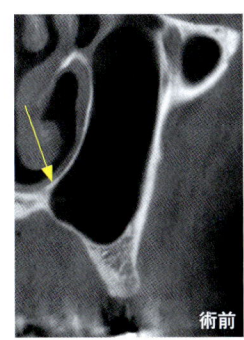

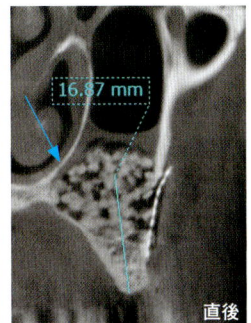

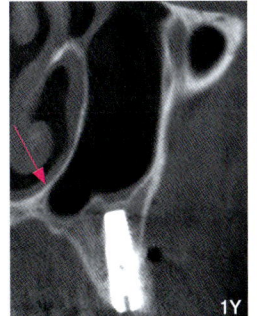

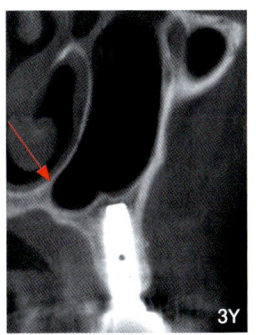

図3-1〜3-4　術前から術後3年までのCT像の変化

症例 4

患者：44 歳，女性．右側上顎のインプラント治療を目的に，β-TCP 顆粒を用いてサイナスリフトを施行した．術前の頰舌断 CT 画像では，上顎洞の内側壁は鼻腔側にやや陥凹していた（**図 4-1**；黄矢印）．

術直後の CT 画像では，十分な量のβ-TCP 顆粒が認められる（**図 4-2**；青矢印）．しかし，術後 1 年ではサイナスリフト部は全体的に吸収していたため，6mm のインプラント体を埋入した．また，臨床症状はなかったが若干の上顎洞粘膜腫脹が認められた（**図 4-3**；ピンク矢印）．

術後 3 年では，サイナスリフト部は皮質骨様と海綿骨様の X 線不透過像を呈し，上顎洞粘膜の腫脹は消失していた．また，インプラント体の周囲には十分な骨量が存在していたが，骨吸収量は頰側よりも内側部のほうが大きいと考えられた（**図 4-4**；赤矢印）．

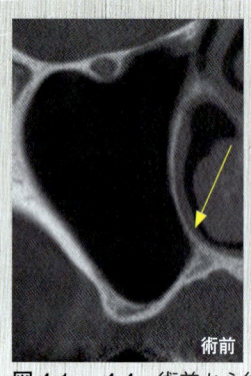

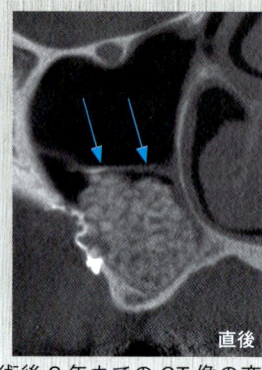

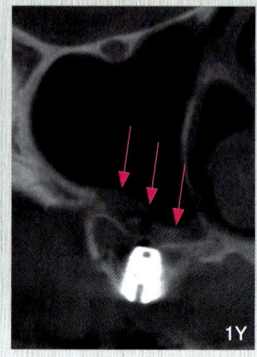

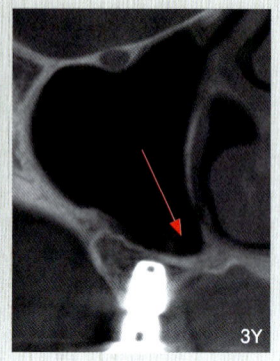

図 4-1 〜 4-4　術前から術後 3 年までの CT 像の変化

### POINT

サイナスリフト後に生じる骨吸収の原因として，骨形成能における個人差と上顎洞の含気化の亢進が考えられる．両者のメカニズムはいまだ不明で，今後の研究が必要と思われる．

ただ，上顎洞の形態として内側部が鼻腔底を越えて発達している症例では，サイナスリフト部の内側が吸収する傾向があると筆者は考えている．

**Keyword** ▶　サイナスリフト　骨吸収　含気化

# Q15 サイナスリフトと同時に埋入したインプラント体が，補綴のステップで動揺してきたらどうすればよいですか？

## A-15
インプラント体にオッセオインテグレーション（骨結合）が獲得されていないと考えられます．インプラント体を摘出し，埋入窩に骨が再生されてから（4～6ヵ月後），インプラント体を再埋入するほうが無難と思われます．

　補綴のステップでインプラント体が動揺する場合は，骨結合が母骨でのみ獲得されていたと考えられる．特に，母骨が軟らかくインプラント体の初期固定が不十分な場合は，サイナスリフト後，二期的にインプラント体を埋入するほうが安全と考えられる．

　したがって，サイナスリフトと同時にインプラント体を埋入するか否かの判断は，たとえ母骨に5mm以上の高さがあったとしても，インプラント体の初期固定が最も重要と考えられる．

### 代表症例

　患者：70歳，女性．765│欠損に対して，歯槽骨の高さが6mm存在したため，サイナスリフトと同時にインプラント体を3本埋入した．

　しかし，骨質が軟らかく，R2とR3に十分な初期固定が得られなかったため，β-TCP顆粒を緊密に塡入してインプラント体を固定した（**図1-1，1-2**）．術直後のX線写真では，3本のインプラント体とサイナスリフト部に顆粒状のX線不透過物が認められた（**図1-3**）．

　術直後のCT画像では，サイナスリフト部に突出させたインプラント体の周囲に，顆粒状のX線不透過像が認められた（**図1-4～1-6**）．一方，母骨の皮質骨は薄く，海綿骨の骨梁も粗であったことから，R2とR3に十分な初期固定が得られなかったと思われた．術後1年のCT画像では，顆粒状のX線不透過物のサイズは細かくなり，X線不透過性のラインが新生上顎洞底部に認められた（**図1-7～1-9**；黄矢印）．

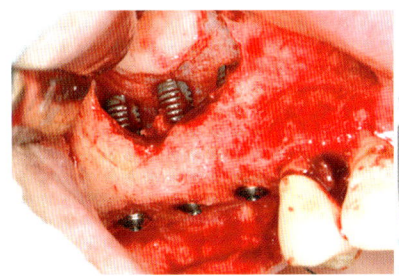

図1-1，1-2* 術中の口腔内写真　　　図1-3* 術直後のX線写真

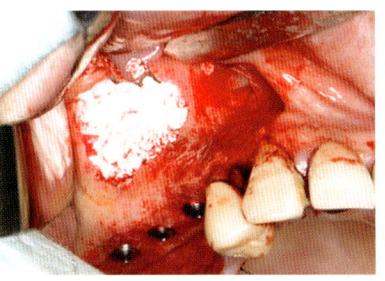

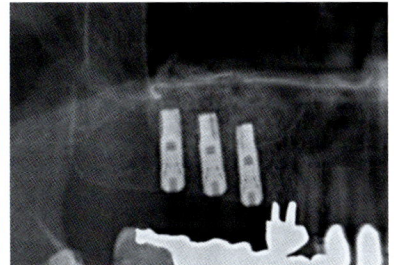

*図1-1～1-18は，野阪泰弘：CTで検証するサイナスフロアエレベーションの落とし穴（CTで検証するシリーズ1）．クインテッセンス出版，2010．より転載．

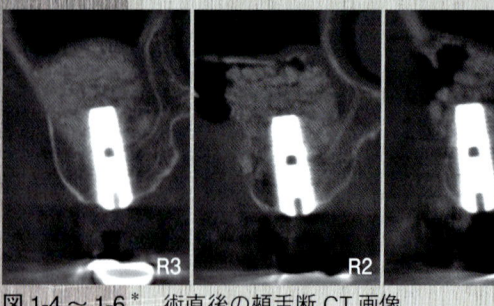

図 1-4〜1-6* 術直後の頬舌断 CT 画像

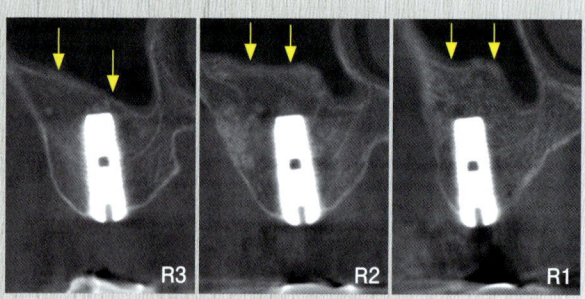

図 1-7〜1-9* 術後 1 年の舌断 CT 画像

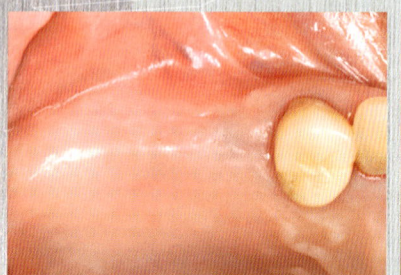

図 1-10* 術後 1 年の口腔内写真

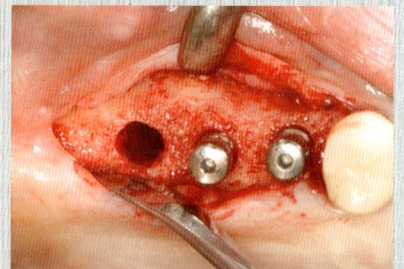

図 1-11* R3 の除去とヒーリングアバットメントの連結

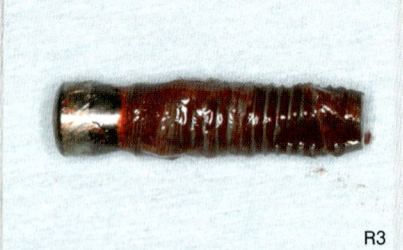

図 1-12* 除去した R3

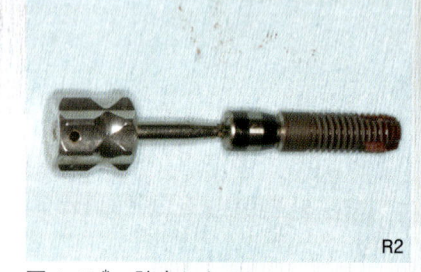

図 1-13* 除去した R2

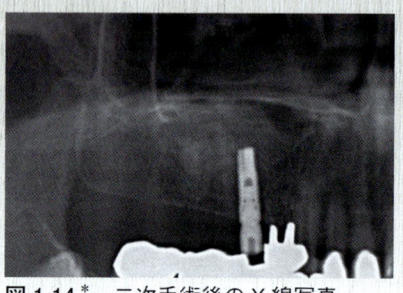

図 1-14* 二次手術後の X 線写真

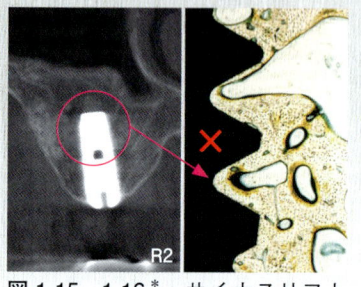

図 1-15, 1-16* サイナスリフト部で骨結合が獲得されていないと考えられた

　術後の経過は良好で，口腔内に炎症所見は認められなかったため，術後 1 年に二次手術を施行した（**図 1-10**）．カバースクリューを除去する際に，R3 に動揺がみられたため除去したが，インプラント体には多量の軟組織が付着していた（**図 1-11，1-12**）．

　次に，R1 と R2 にヒーリングアバットメントを連結したが，両インプラント体に動揺は認められなかった．しかし，R2 の初期固定は不十分であったことを考慮し，ドライバーを用いて R2 のヒーリングアバットメントに負荷をかけた．すると，インプラント体が徐々に動揺したため R2 を除去したが，インプラント体に軟組織は付着していなかった（**図 1-13**）．一方，R2 と R3 の埋入窩の周囲には硬組織が存在し，搔爬時に上顎洞への穿孔は認められなかった（**図 1-14**）．

　本症例において，R2 の骨結合は母骨でのみ獲得され，サイナスリフト部では獲得されていなかったと考えられた（**図 1-15，1-16**）．インプラント体をサイナスリフトと同時に埋入した場合，サイナスリフト部で骨結合が獲得される保障はない．つまり，インプラント体の表面と人工骨の間にはスペースが存在し，同部に軟組織が形成される可能性が十分に考えられる．さらに，R2 部の母骨は軟らかかったため，ヒーリングアバットメントを介した負荷によって，簡単に母骨部の骨結合が破壊されたと思われた．

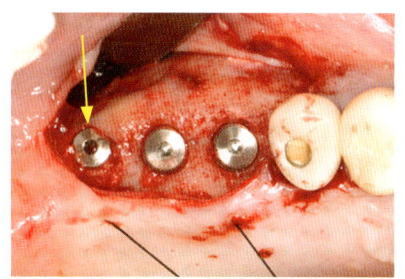

図1-17* 再埋入時の口腔内写真 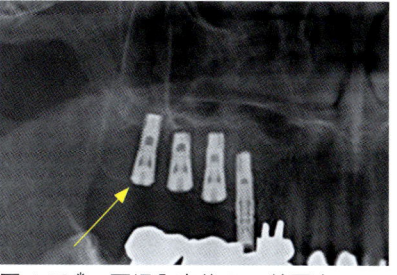　　図1-18* 再埋入直後のX線写真 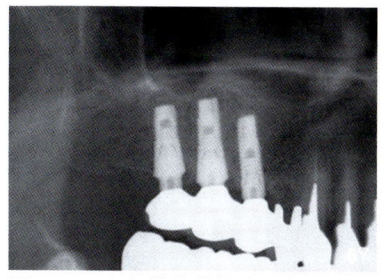　　図1-19 上部構造装着後6年のX線写真

インプラント体の摘出後5ヵ月に，新たに3本のインプラント体を埋入したが，R4に初期固定が得られなかった（**図1-17，1-18**；黄矢印）．埋入後5ヵ月に二次手術を施行したが，R4に骨結合は得られず，R2とR3に骨結合が獲得されていた．現在，上部構造を装着して6年が経過しているが，経過は良好である（**図1-19**）．

## POINT

**初期固定が最も重要**：筆者が開業してから埋入した約2,000本のインプラント体のうち，二次手術時に骨結合が獲得されてなかったのは6本で，すべて初期固定が得られなかったインプラント体であった．6本のうち3本は本症例で，骨結合の獲得に最も重要なポイントは，インプラント体の初期固定と考えられる．

## COLUMN

### 成功するインプラント体埋入術の10ヵ条

**① 清潔域と不潔域を明確に！**
口腔内の無菌化は不可能で必要性もないが，食物残渣やプラークは徹底的に除去する．また，院内感染予防対策を徹底するため，清潔域と不潔域を明確に区別する．

**② 粘膜骨膜弁は血流が命！**
粘膜骨膜弁への十分な血液供給を考慮した切開線を設定し，骨膜まで切開してから骨膜下で弁を作製する．

**③ 軟組織は徹底的に除去！**
骨面を露出させ，軟組織が認められた場合は徹底的に除去する．

**④ 発熱と目詰りが大敵！切れないバーは使わない！**
すべてのドリリングは生理食塩液の注水下で行い，発熱と目詰まりを予防する．切削バーと回転数はメーカー推奨に従い，切削能が低下したバーは絶対に使用しない．

**⑤ ガイドドリルが決め手！**
近遠心的および頰舌的位置を確認後，ガイドドリルを行う．正確な埋入の80％はガイドドリルで決まる．

**⑥ 方向修正は最初のツイストドリルで！**
三次元的な方向と深さに注意しながら，1番目のツイストドリルを行う．必ずダイレクションインジケータを用いて方向を確認し，方向の修正は1番目のツイストドリルで完了させておく．

**⑦ レストとピストン運動がポイント！**
コントラヘッドに指を添えてレストを確保し，水平にブレないようにピストン運動で各ステップのドリリングを行う．

**⑧ インプラント体の表面に触れない！**
「インプラント体の表面が最初に触れるのは血液」という原則を遵守し，チタン製以外の器具が触れないようにインプラント体を埋入する．

**⑨ 初期固定がオッセオインテグレーションのカギ！**
インプラント体の初期固定は，オッセオインテグレーション獲得のために最も重要な条件と考えられる．もし，インプラント体に初期固定が得られなければ，ドリリングを追加して1サイズ長めか太めのインプラント体を埋入する．

**⑩ マットレス→単純縫合が基本！**
まず，マットレス縫合で粘膜上皮を一致させ，単純縫合を追加して創面を安定させる．万一，粘膜骨膜弁に緊張がある場合は，減張切開を行ってから縫合する．

**Keyword ▶** サイナスリフト　同時埋入　初期固定　骨結合

# 第7章

## 補綴・メインテナンスでのトラブル，インプラント周囲炎

Q 1〜7

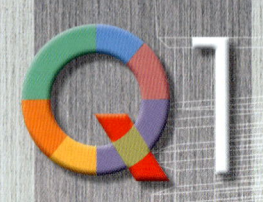

## Q1 インプラント除去後の処置と次回埋入までの期間はどれくらいですか？

### A-1
除去に至った原因を認識することが大切です．再埋入は通常，3〜4ヵ月以上待ちます．除去の原因がインプラント体の破折などで，骨のダメージが少ない症例でも，2週間以上待ったほうが確実です．

除去後の骨面は徹底的に搔把し，新鮮面を露出させることが重要である．除去したインプラント窩の上部の軟組織は3日ほどで修復されるが，血管新生が起こり，組織が成熟するとされる2週間以上待って再埋入を行ったほうが無難であると考えている．

#### 感染による除去
感染により骨が喪失した場合は，天然歯を抜歯したときに準じて，3〜4ヵ月以上待つ必要がある（図1-1〜1-3）．欠損が大きく，適正な埋入位置に植立が不可能であれば，GBRを併用する．周囲骨は感染していてもオッセオインテグレーションが残っているインプラント体の除去には，フィクスチャーリムーバーが便利である（図2）．

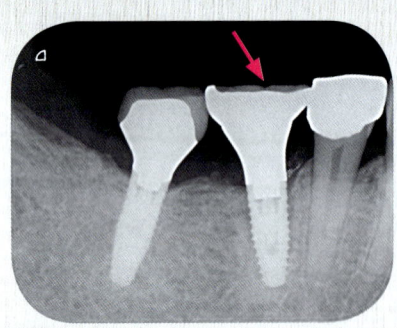

図1-1 患者：50歳，男性．6 インプラント周囲炎にて除去となる（赤矢印）．

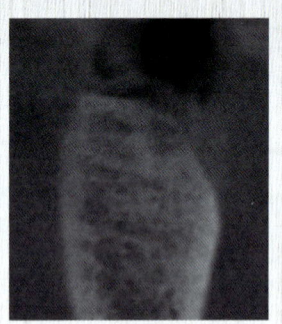

図1-2 インプラント体除去後8カ月のCT画像．歯槽頂に皮質骨様の不透過性ラインが確認できる．

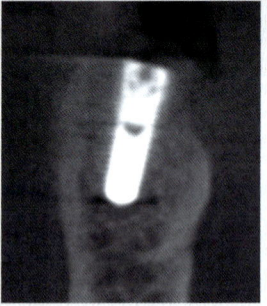

図1-3 インプラント体埋入後のCT画像

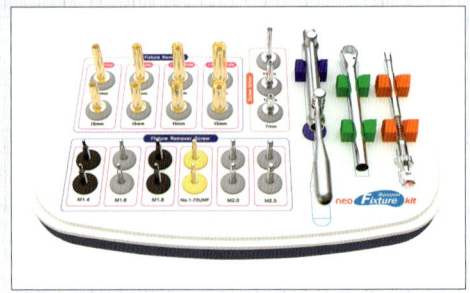

図2 Fixture remover（フォレスト・ワン）．ほとんどのメーカのインプラントに対応できる．

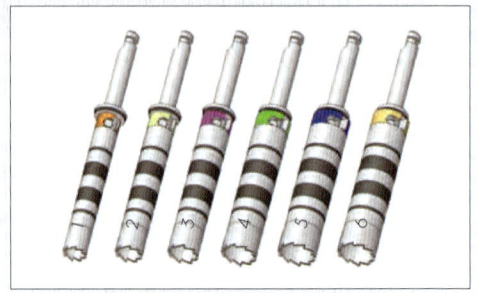

図3 BOS Trephine Kit（京セラメディカル）．厚さ0.25mmのため最小限の骨削除が可能

### 破折による除去

インプラント体破折による除去では，トレフィンバー（**図3**）にて慎重に除去すれば，同時にサイズの広いインプラント体の埋入が可能な場合もあるが，破折に至った力の問題を考慮する必要がある（**図4-1～図4-6**）．

再埋入に際しては，インプラント体のサイズと骨の再生状況を慎重に評価し，手術時期を見きわめる．骨幅の問題で，直径の大きいインプラント体の埋入が困難な場合は，感染による除去と同様，3～4ヵ月以上の治癒期間が必要となる．なお，インプラント体除去後の処置としては，人工骨の移植は行わず，コラーゲン製剤の充填に留めている．

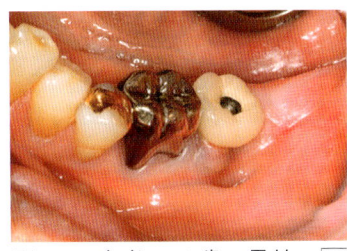

**図4-1** 患者：70歳，男性．7̄インプラントの頰側歯肉の腫脹で来院．

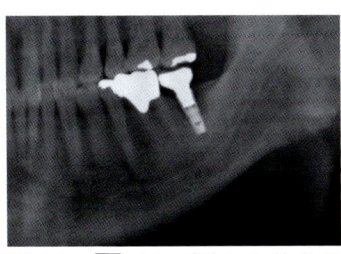

**図4-2** 7̄インプラント体のほぼ中央部での水平破折を疑う．

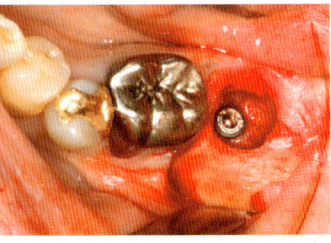

**図4-3** インプラント体の上部1/2のオッセオインテグレーションは失われていた．

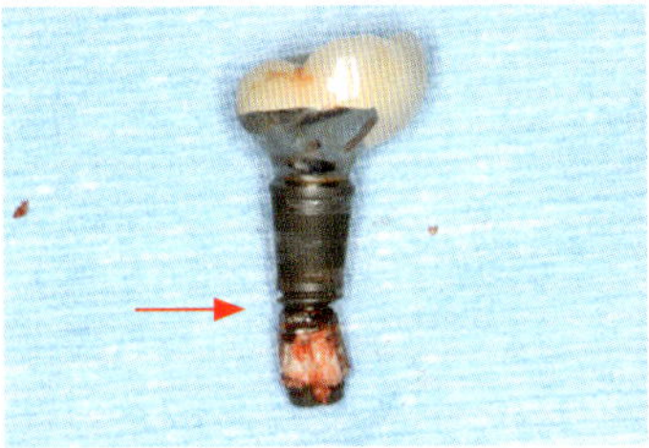

**図4-4** インプラント体の下部1/2はトレフィンバーで慎重に除去した．

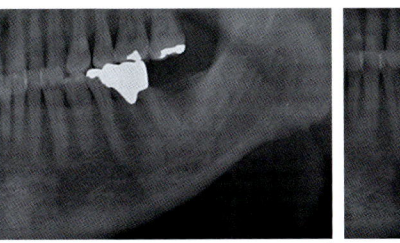

**図4-5** 最小限の骨削除でインプラント体を除去できた．

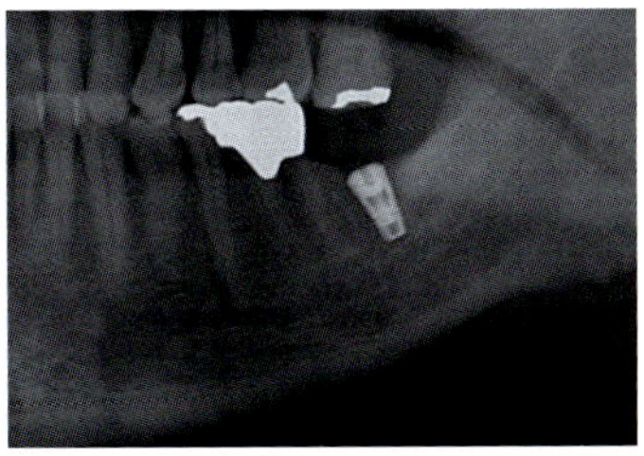

**図4-6** 除去後9カ月でインプラント体を再埋入した．

本症例ではブラキシズムが認められたため，再埋入のインプラント体は太めのサイズを選択した．さらに，上部構造をハイブリッドレジンで作製し，インプラント体の負荷を軽減するように配慮した．

> **POINT**
> インプラントが除去に至ると，早く次のインプラントを埋入したくなるが，なぜ除去に至ったのかをよく考え，次の失敗は決して許されない心構えで準備をし，骨の回復を十分に待つことが大切である．

**Keyword ▶** インプラント除去　インプラント周囲炎　皮質骨様の不透過性ライン

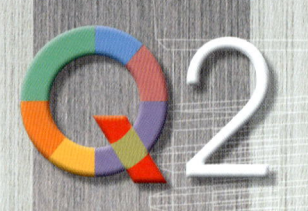

## Q2 インプラントのアバットメントスクリューが破折してきたら，どうすればよいですか？

### A-2 破折したスクリューを確認後，超音波チップを使用します．

**スクリューが動くかをまず確認**

インプラント補綴のトラブルの一つにスクリューの破折がある．まず，エキスプローラー等の細いインスツルメンツを破折したネジに当て，ゆっくりと逆回転させていく．ネジが動かなければ無理をせず，X線等で破折したネジまでの距離を測り，先の細い超音波チップをネジ山に押し当てれば，数十秒から数分でネジは浮いてくる（図1-1～1-3）．

まれに，アバットメントは動揺していてもスクリューが変形して回転しないケースに遭遇する．これは厄介であり，超音波だけではなかなか取れてこない．このような場合は，アバットメントを少しずつ削り取り，スクリューとの間にスペースを作り，その隙間にインスツルメンツを挿入し，注意深く除去していかねばならない．予想以上に手間取る可能性があるため，しっかり時間をとって行う必要がある．

また，メーカーによっては専用のリトリーバルツールを別売しているので，持っていると便利である（図2-1，2-2）．

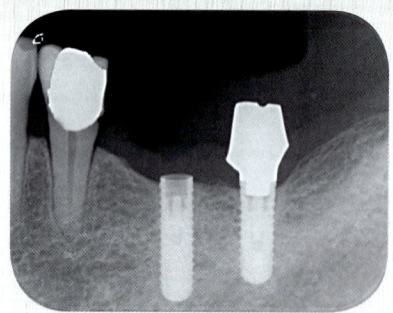

図1-1　X線にて破折しているネジの位置を確認

図1-2　エンド用超音波チップにて破折スクリューを除去

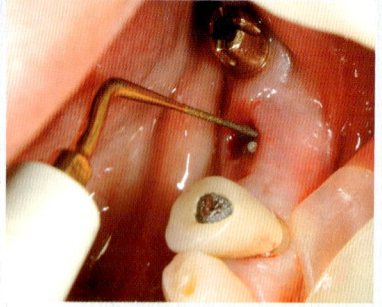

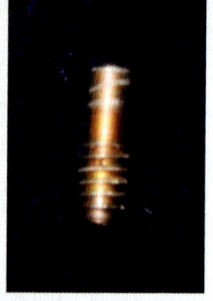

図1-3　除去されたスクリュー

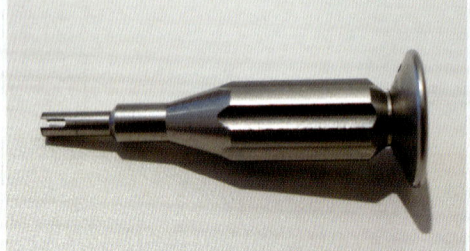

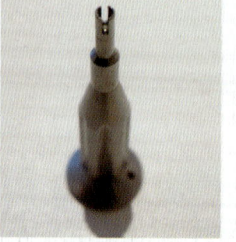

図2-1，2-2　破折したスクリューを除去するドライバー（京セラメディカル）

**Keyword▶** スクリューの破折　超音波チップ　リトリーバルツール

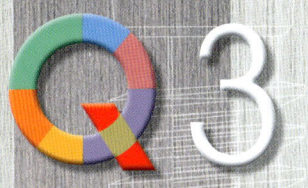

# Q3 プロービング検査は行ってよいですか？

## A-3 インプラント周囲炎の診断には，プロービングは不可欠です．

### プロービングは情報源

インプラント治療部位へのプロービングは，ポケットデプスのみではなく周囲粘膜の弾性，出血，排膿など，軟組織に関する診査の一項目として必要である（**図1，2**）．

インプラント周囲組織は天然歯と異なり，歯根膜がなく血管分布も少なく血流に乏しい．またコラーゲン線維の走行も異なる．上皮のバリアがないため，プローブの挿入により結合組織を損傷してしまう場合があり，挿入圧，方向に注意が必要である．

プローブの挿入により一時的に上皮の剥離が起こるが，天然歯と同じく約5日で再生するといわれている．注意すべき点は，プローブの先にプラーク（細菌）が付着していないのを確認することである．

プローブはインプラント専用のチタン製あるいはプラスチック製を使用したほうが安全である．

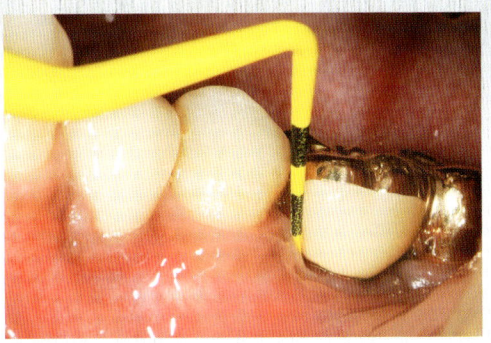

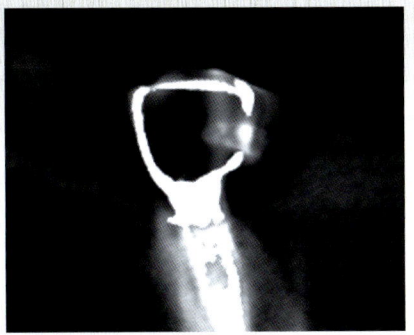

**図1-1，1-2** 補綴装置，アバットメントの形態を考えて，プローブを進める．

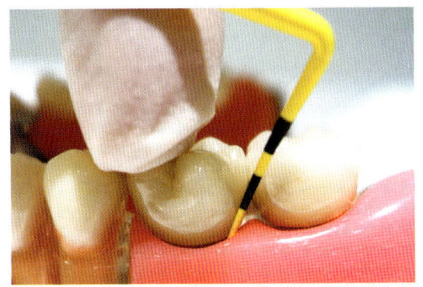

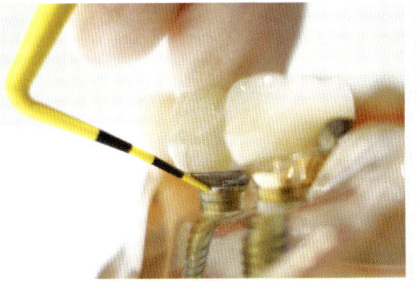

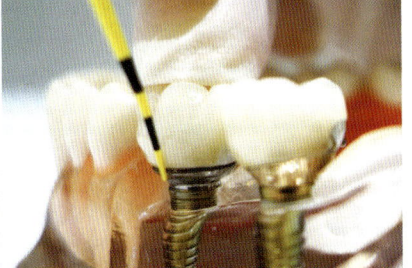

**図2-1～2-3** メインテナンス時にいきなりプロービングをするのではなく，プラーク付着の有無等，周囲歯肉の検査を行った後に施行する．また，補綴装置，アバットメントの形態によりプローブが入らない場合もあるため，CT等で形態を把握し，カルテに記載しておく必要がある．

**Keyword** ▶ プロービング検査　インプラント専用プローブ

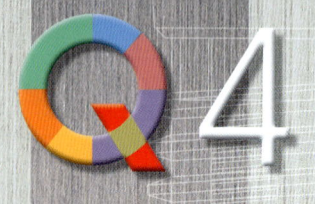

# Q4 メインテナンスの間隔とX線撮影の間隔はどう決めればよいですか？

## A-4
メインテナンスの間隔は，残存歯の歯周病，齲蝕の管理も含めて3ヵ月毎が基本ですが，条件が良ければ6ヵ月まで延長します．デンタルX線撮影の間隔はおおむね1年です．

**メインテナンスの継続が成功の秘訣**

インプラントを長期に維持するためには，メインテナンスの継続は重要な要素である．インプラントは天然歯に比べ炎症反応が少なく，患者の訴えが少ないからである．年齢，埋入したインプラントの本数，清掃性，歯周病等を考慮したうえでメインテナンス間隔を決めていく．

筆者の医院では，ほとんどの患者が3ヵ月でのメインテナンスを行っている．上部構造装着後3年以上経過し，歯周病，齲蝕のリスクが低く，プラークコントロールが良好な患者に限り，6ヵ月のメインテナンス間隔を設定している場合もあるが，プラークコントロールが不良な患者，重度歯周病あるいは，インプラント周囲粘膜炎を起こしている患者はほぼ毎月，評価と専門的清掃を継続している．

デンタルX線は最低1年に1回，炎症があれば3～6ヵ月後にもう一度撮影している．メインテナンスのデンタルX線撮影は規格性が要求される．そのためにはインジケーターを用い，歯列と平行な状態で撮影しなければならない（**図1**）．

重要なポイントは決して油断しないことである．

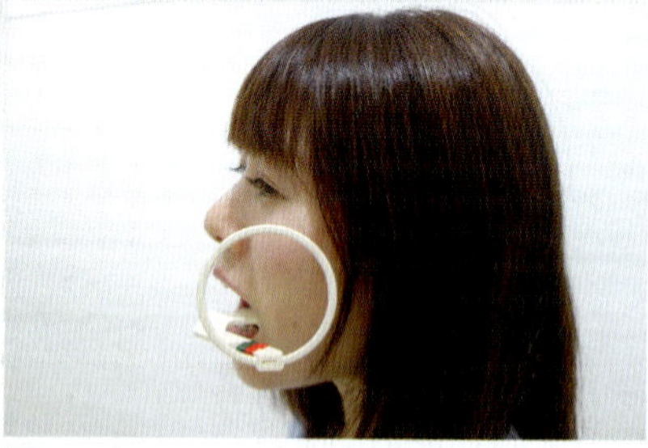

図1 リコール時に比較できるよう，インジケーターを使用して規格性のある撮影を行う．

## 症例

患者：57歳，女性．初診2011年12月．2011年1月に他院にてインプラント埋入をしており，メインテナンスを希望して来院．以後メインテナンスを継続．著変なく経過するも，3年後，メインテナンス時のX線で著明な骨吸収像を認めた．臨床症状は強くなく，来院3週間前に腫脹を認め，その後消失，受診時は違和感程度であった．インプラントは臨床症状が出にくいため，X線の確認を短い間隔で行うべきであったと反省している（**図2-1～2-5**）．

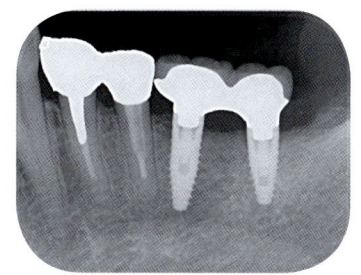

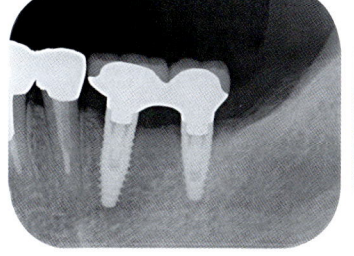

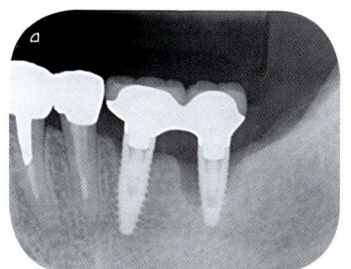

図 2-1　初診時．インプラント埋入後 11 ヵ月

図 2-2　埋入後 2 年 5 ヵ月

図 2-3　埋入後 3 年 11 ヵ月

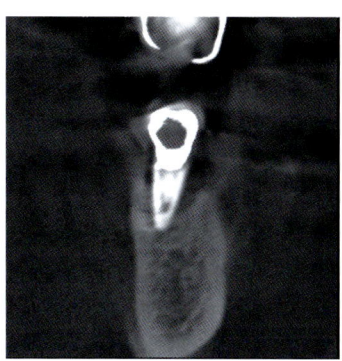

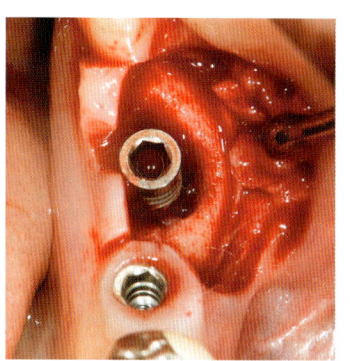

図 2-4　7⏌の CT 画像．インプラント体に動揺はなく，先端に骨が存在していた．

図 2-5　インプラント体保存の方針でデブライドメント，骨移植を行った．

### POINT

以前にインプラント治療を行った患者が，高齢のためセルフケアが難しくなってきている．1 ヵ月でのメインテナンスが必要な患者が増加しているが，いよいよ来院できなくなった場合にどう対応するか，非常に悩ましい問題である．

**Keyword ▶** メインテナンス　炎症反応　インジケーター

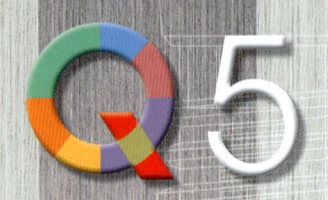

# Q5 インプラント周囲炎の特徴と予防策について教えてください

## A5
インプラント周囲炎の特徴は天然歯に比べ自覚症状が乏しく，放置することにより急速に骨吸収が進むことです．そのため，メインテナンスにて患者の全身的，局所的変化を見逃さず，周囲炎の所見を認めれば即座に対処し消炎処置を行います．

インプラント治療を長く行っていると，なぜこの症例にインプラント周囲炎が発症するのか疑問になることがある．インプラントの生体防御機構のメカニズムは天然歯とまったく違うことを理解するのが重要である．

### 歯周病患者へのインプラントは要注意

まず，歯の喪失原因が何であったのかを把握する．歯周病が原因であれば，ほかの理由で歯を喪失したケースに比べインプラント周囲炎のリスクは高くなり，早期からの患者教育が必要である．患者にはインプラント治療開始時期からインプラント周囲炎と歯周病の関連について理解させる．プロビジョナルの時点でプラークコントロールの確認を行い，必要に応じて清掃性の良い補綴形態に調整を行う（**図1**）．

### 治療終了後も油断大敵

インプラント治療終了後も患者のセルフコントロール，歯周病の状態，リスクファクター（全身疾患・喫煙など）に応じてメインテナンスプログラムを作成し，X線の評価を規格化して行っていく（**図2～5**）（⇒第7章Q4）．

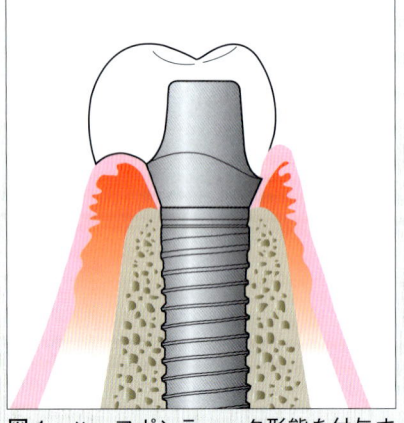

図1　ハーフポンティック形態を付与するとプラークが停滞し炎症を惹起しやすくなる．また厚い歯肉は周囲炎を起こしやすいため，リコール時には注意深く観察する必要がある．

・糖尿病
・喫煙
・口腔衛生状態
・歯周病の既往
・角化粘膜の存在
・周囲骨，粘膜の厚さ（Biotype）
・インプラント表面性状
・アバットメントの材質
・インプラント－アバットメントの連結様式
・上部構造の形態
・セメントの取り残し

図2　インプラント周囲炎のリスクファクター

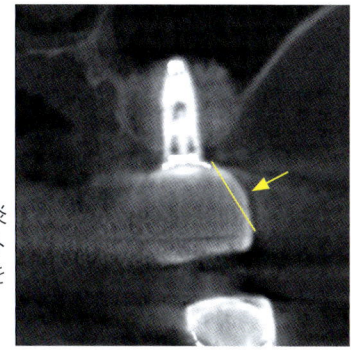

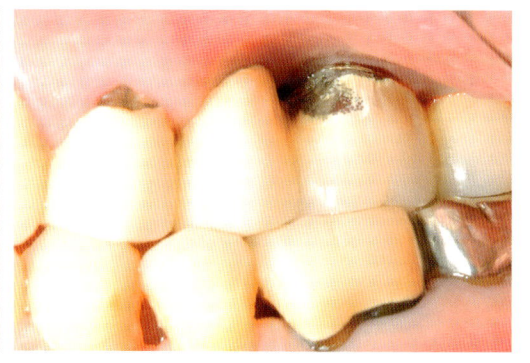

図3-1, 3-2　|6 部にインプラント周囲炎を起こした症例．同部のデブライドメントを行い，歯肉の厚みを調整，患者の了解を得て頰側のセラミックを削除し（黄矢印）清掃しやすい形態にした．

図4-1　全身状態の変化（糖尿病，循環器疾患でワルファリン服用）に伴い，口腔内の状態が悪化し，インプラント周囲炎を惹起したと考えられる症例．
図4-2　インプラント体に動揺は認めなかったが，隣在歯ならびに全身疾患に配慮し除去を選択した．

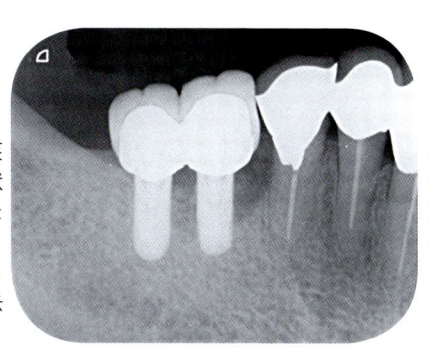

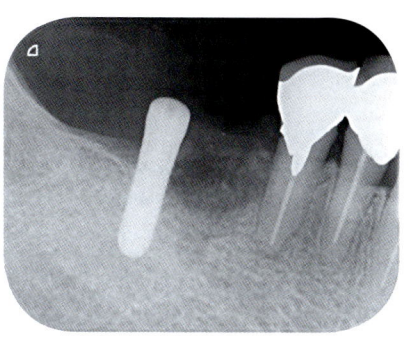

図5-1〜5-3　メインテナンス時に手指や充填器を用い，歯肉に圧を加えプラークや浸出液，膿がでてこないか検査する．

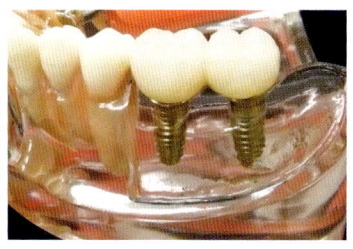

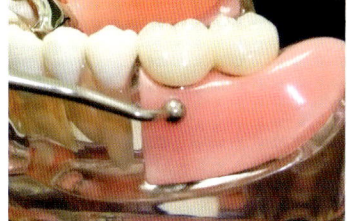

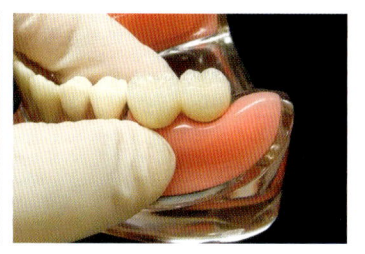

## POINT

歯周病で歯を喪失した患者のインプラント補綴は清掃性を第一に考える．1）ネジ固定式（可撤式），2）清掃しやすい歯冠形態，が望ましい（図6），3）ブラッシング圧に耐えられる歯肉環境（付着歯肉）を作る．

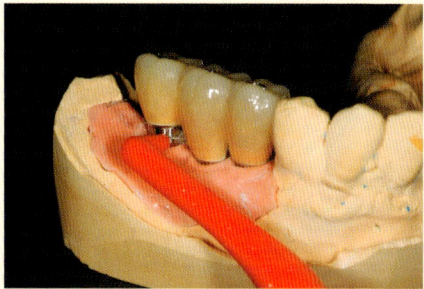

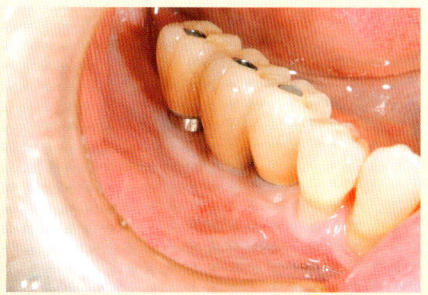

図6-1, 6-2　歯肉縁上で着脱可能なマルチアバットメント（スプリントアバットメント）を装着するとコントロールが容易

**Keyword▶**　インプラント周囲炎　リスクファクター　ハーフポンティック　マルチアバットメント

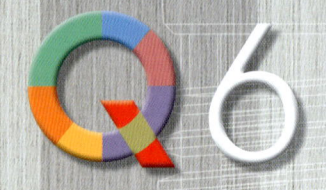

## Q6 インプラントのブラッシング方法は天然歯とは異なりますか？

### A-6 インプラント上部構造の形態が天然歯と著しく異なる場合，形態に応じたブラッシングが必要となります．

**インプラントの周囲環境は天然歯に比べ不利な場合が多い**

　インプラントを埋入する骨の状態は，天然歯が存在していた状態に比べ，おおむね頰舌的に狭くなっており，垂直的に低下している症例も少なくない．また角化粘膜の幅も減少していることが多い．インプラント上部構造はこのような条件下で作製しなければならず，天然歯に比べ清掃性の低い形態になりやすい．

　また，埋入位置や方向が不正の場合，オーバーカントゥアになりやすく，特に清掃性が低下する可能性があることを考慮しなければならない．したがって，インプラント部のブラッシングは個々の形態を考慮し，歯科医師や歯科衛生士が的確な指導をする必要がある（図1，2）．

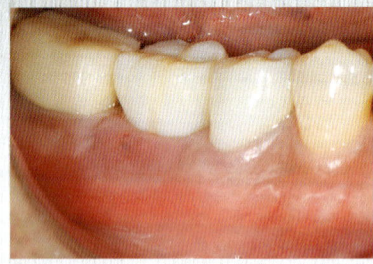

図1-1　患者：54歳，男性．6̄部のインプラント周囲歯肉に発赤，腫脹を認める（エアーにて歯肉が開く）．

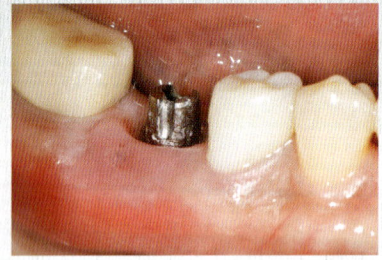

図1-2　テンポラリークラウンを除去して形態修正，タフトブラシ「インプロS」にてTBIを行う．

図1-3　1週間にてほぼ消炎

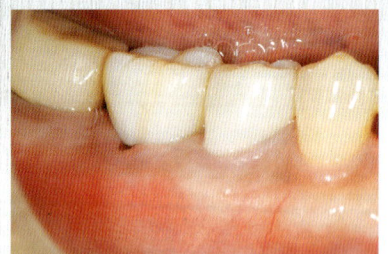

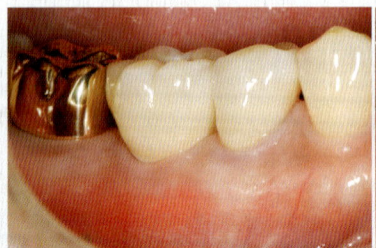

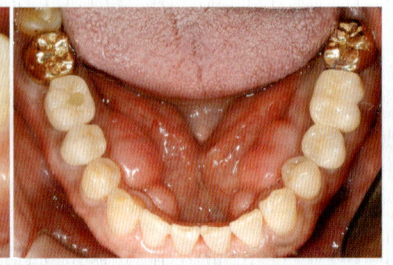

図1-4，1-5　最終補綴装置装着時．周囲歯肉には炎症所見を認めず，エアーを吹き付けても歯肉は開かない．

| 天然歯に類似した形態をもつ清掃性の良い上部構造 | 角化粘膜が十分にない | インプラント特有のマージン形態（オーバーカントゥア／ボーンアンカードブリッジ） |
|---|---|---|
| 患者自身が行うブラッシングは，天然歯の清掃と同じ方法でできることが本来は好ましい．上部構造が天然歯と類似した形態で清掃性が良い状態であれば，患者はよりプラークコントロールを維持しやすい． | デリケートな粘膜のため擦過傷に注意する．軟毛の歯ブラシやタフトブラシ等でインプラント周囲粘膜に負担を与えないように注意する． 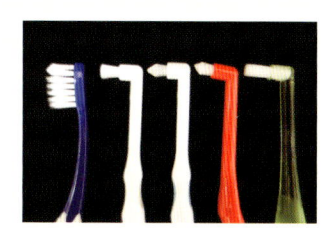 | 通常の3列歯ブラシでマージン部への挿入が困難な場合は，2列歯ブラシ，タフトブラシ等の併用を検討する．舌側からの清掃が困難な場合はTepe（クロスフィールド）等のインプラント専用歯ブラシも利用する．<br>（左）Tepeの2列歯ブラシ．ロングネック<br>（右）Tepeの角度付きブラシ．インプラントの舌側，口蓋へのアクセスが容易 |

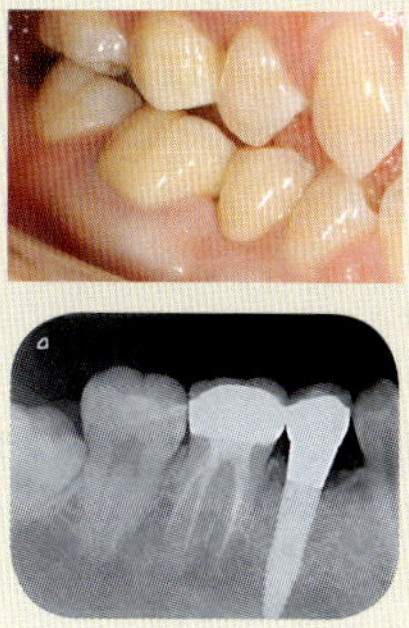

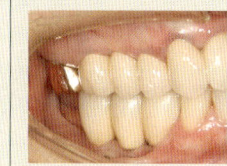

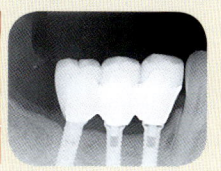

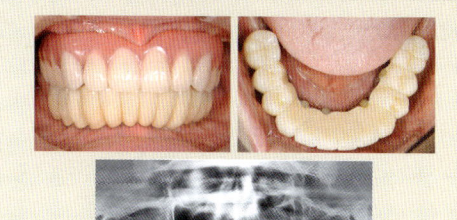

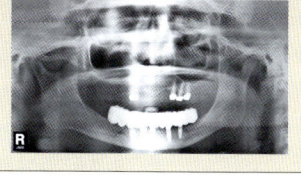

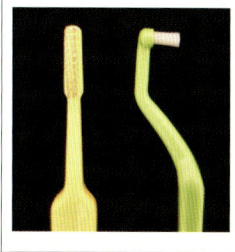

図2　上部構造の形態や周囲環境に応じたブラッシングの注意点

**POINT**

インプラント周囲の歯肉の状態はアバットメントや補綴装置のカントゥアや材質の影響を受けやすい．したがって，必ずプロビジョナルを装着し，ブラッシング方法を確認する必要がある．

**Keyword** ▶ ブラッシング　マージン形態　角化粘膜　インプラント専用歯ブラシ

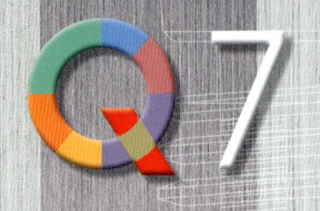

## Q7 メインテナンス期の患者からビスフォスフォネート系薬を使用予定と聞いたら？

### A-7
基本的には医科での治療が優先されます．インプラント部分に慢性炎症があると，確率は低いながらも顎骨壊死を発症するリスクがあるため，厳重にメインテナンスを継続してください．

### 薬剤関連顎骨壊死は手術よりも慢性炎症のほうがリスキー

ビスフォスフォネート系薬（BPs）などの骨吸収抑制薬（⇒第1章Q8）による顎骨壊死（MRONJ）は，抜歯などの侵襲的歯科処置を契機に発症することが多いとされ，抜歯だけでなく，**歯周外科やインプラント手術もリスキー**であると考えられてきた．しかしながら，インプラント手術後にMRONJを発症した事例は非常に少ない．また，AAOMS（米国口腔顎顔面外科学会）が2014年に発表したポジションペーパーには，「抜歯が原因で顎骨壊死が発症したという報告が多いが，たいていそれらの歯にはすでに歯周病または根尖病巣が存在している」との記載もあり，インプラント手術よりも，歯周病や根尖病巣などの慢性炎症のほうがリスキーと思われる．

ということは，インプラント周囲炎による慢性炎症は，MRONJのリスクになり得るため，「これからインプラント治療を開始しようとする患者が骨吸収抑制薬を使用してないか」というチェックだけでなく，「既にインプラントのオッセオインテグレーションが得られている状態でも骨吸収抑制薬の使用はリスクになり得る」ということを理解すべきである．

> AAOMSのポジションペーパーには，次のような記載もある．
> 歯科インプラントを植立する際，もし患者が骨吸収抑制薬を服用し続けた場合，長期にわたってインプラントにトラブルを生じる可能性と，リスクは低いものの顎骨壊死を発症する可能性がある，ということを患者に説明し，同意を得ることが推奨される．
> 「長期間にわたってインプラント部の骨の治癒が阻害される」との動物実験の結果から，このような配慮をすべきとされる．（インプラントも含めた）手術を受けた患者は，定期的なリコールを行う必要がある．また，BPs経口薬の処方を開始した医科担当医と連絡を取り，患者の経過観察，BPs投与量の変更，休薬，またはBPs治療の代替案を考慮してもらうことが望ましい．

### MRONJの発症頻度は低い

2015年の時点では，幸いにしてインプラント周囲炎に由来するMRONJは多発していない．しかしながら，歯周病や根尖病巣などの慢性炎症に由来するMRONJは増加しており，BPsに関しては用量依存性，つまり投与量が多くなれば発症するリスクが高くなる．

発症頻度は，乳癌や前立腺癌などの骨転移や多発性骨髄腫のようながん患者におけるMRONJでは1～2％，骨粗鬆症では0.01～0.02％と推測されているが，最近の研究では後者は0.1％程度に増加しているかもしれない．0.1％でも，骨粗鬆症で骨吸収抑制薬を使用している患者1,000人に1人の割合であるので，それほど多いわけではない．

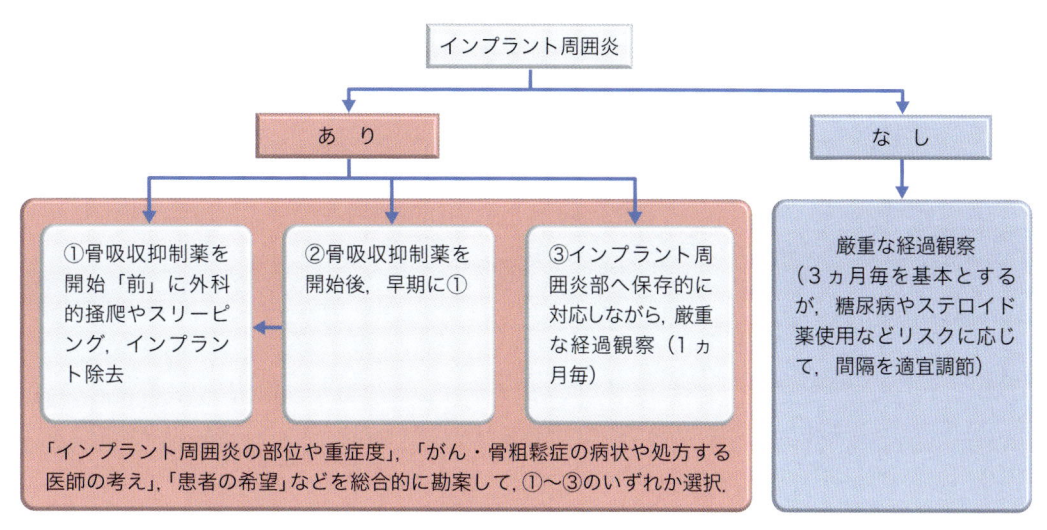

図1 「医科で骨吸収抑制薬を開始予定」の場合の選択肢

ただし，今後，BPsを長期使用した末に寝たきり，インプラントが埋入されているが清掃が不十分，糖尿病やCKDなどの合併症もある，というような悪条件が複合した高齢者が増えることが予測される．MRONJの予防策の確立は急務であろう．

### 医科でBPsを使用する前に

「既にインプラント治療をしているので，骨吸収抑制薬の使用を控えるべき」と歯科医師の立場でアドバイスするのはよくない．がんでも骨粗鬆症でも，デメリットとしてMRONJを発症するリスクに比較して，骨吸収抑制薬を使用するメリットのほうがはるかに大きい場合が多いからである．

「骨吸収抑制薬を使用する必要がある」との情報を得たときには，インプラント周囲炎を含めて，歯周病や根尖病巣のチェックをして，その現状を骨吸収抑制薬（がん・骨粗鬆症いずれでも）を処方する医科担当医に情報を提供する．

ここからはケースバイケースで，たとえば，インプラント周囲炎に対する外科的掻爬や抜歯が必要という状況があったときに，がん・骨粗鬆症の病状や処方する医科担当医の考え，患者の希望などよって，「外科的掻爬や抜歯を優先し，粘膜の治癒を待ってから骨吸収抑制薬を開始」という対応はあり得る．

また，「待っていられないのでBPsを早急に開始」という場面もあるだろう．インプラント周囲炎や抜歯を必要とする歯周病，根尖病巣が必ずMRONJを発症するというわけではないので，厳重に経過観察をしていく，という選択肢もあるかもしれない．しかしながら，そう遠くない将来に外科処置を必要とする状況になりそうであれば，**骨吸収抑制薬を開始してからであっても**早目に済ませておくことを推奨する（**図1**）．なぜなら，MRONJの発症は，用量依存性と思われるので，開始早期であれば，外科的掻爬や抜歯のリスクは低いと考えられるためである．

**Keyword ▶** ビスフォスフォネート系薬（BPs）　骨吸収抑制薬　慢性炎症　薬剤関連顎骨壊死（MRONJ）

# 索 引

## A

AED ··················· 64

## B

BPs ··············· 22, 172

## C

CBCT ················· 40
CKD ··················· 19
$CO_2$ レーザー ············ 90
CT ··· 5, 6, 129, 131, 132, 134, 142, 140
CT 値 ············ 43, 44, 92

## G

GBR ···114, 116, 118, 121, 122, 124

## M

MCI ··············· 25, 51
Misch の分類 ············ 43
MRI ················ 5, 6
MRONJ ············ 22, 172

## N

NOAC ············· 13, 14
NSAIDs ············ 68, 70

## P

PEA ··················· 68

## S

$SpO_2$ ············· 36, 86
SSI ··················· 72

## あ

アセトアミノフェン ····· 68, 70
圧迫止血 ··············· 88
アレルギー ············· 26

## い

医科用 CT ·············· 40
易感染性 ··············· 26
易出血性 ··············· 26
異常絞扼反射 ··········· 54
胃腸薬 ············· 75, 76
医療面接 ··············· 38
インジケーター ········· 166
インフォームドコンセント ··· 82
インプラント周囲炎
　　　　　········ 18, 121, 162, 168
インプラント除去 ········ 162
インプラント専用歯ブラシ ·· 171
インプラント専用プローブ ·· 165
インプラント体脱落 ········ 138

## う

ウォーターレス法（ラビング法）
　　　　　··················· 56
請負契約 ··············· 33

## え

エアウェイ ············· 65
炎症性細胞浸潤 ········· 130
炎症反応 ··········· 94, 166

## お

オートクレーブ ··········· 61
お薬手帳 ··············· 75
オッセオインテグレーション ··· 8
オトガイ下動脈 ··········· 86

## か

ガイデッサージェリー ······ 105
外部被曝 ··············· 47
化学療法 ··············· 10
角化粘膜 ·············· 171
下歯槽神経 ············· 78
瑕疵担保責任 ··········· 33
画像濃度値 ············· 43
合併症 ················· 16
カバースクリュー ······ 96, 98
がん患者 ··············· 10
含気化 ············ 153, 154

肝硬変・・・・・・・・・・・・・・・・・・・・・ 2
感染・・・・・・・・・・・・・・・・・・・ 94, 125

## き

気管支・・・・・・・・・・・・・・・・・・・・・ 99
基礎疾患・・・・・・・・・・・・・・・・・・・ 38
救急薬品・・・・・・・・・・・・・・・・・・・ 64
局所麻酔・・・・・・・・・・・・・・・・・・・ 54
禁煙・・・・・・・・・・・・・・・・・・・・・・・ 66
禁忌・・・・・・・・・・・・・・・・・・・・・ 2, 4
緊急 Tel・・・・・・・・・・・・・・・・・・・ 66
金属アーティファクト・・・・・・・ 5
金属アレルギー・・・・・・・・・・・・ 24

## く

偶発症・・・・・・・・・・・・・・・ 30, 32, 63
グルコン酸クロルヘキシジン
・・・・・・・・・・・・・・・・・・・・・ 56, 83

## け

経過観察・・・・・・・・・・・・・・・・・・・ 98
軽度認知障害・・・・・・・・・・・ 25, 51
経皮的酸素飽和度・・・・・・・・・・ 36
血圧計・・・・・・・・・・・・・・・・・・・・・ 58
血圧測定・・・・・・・・・・・・・・・・・・・ 36
血液検査・・・・・・・・・・・・・・・・ 36, 37
結合組織移植・・・・・・・・・・・・・ 104
結紮・・・・・・・・・・・・・・・・・・・ 143, 144
減張切開・・・・・・・・・・・ 90, 114, 117

## こ

誤飲・・・・・・・・・・・・・・・・・・・・・・・ 99

抗RANKL抗体・・・・・・・・・・・・ 22
抗菌薬・・・・・・・・・・・・・・・ 72, 75, 76
口腔上顎洞瘻孔・・・・・・・・・・・ 138
高血圧症・・・・・・・・・・・・・・・・・ 3, 4
抗血小板薬・・・・・・・・・・・・・・・・ 15
抗血栓薬・・・・・・・・・・・・・・・ 12, 15
後上歯槽動脈・・・・・・・・・ 143, 144
合成ハイドロキシアパタイト
・・・・・・・・・・・・・・・・・・・ 121, 124
高齢者・・・・・・・・・・・・・・・・・・・・・ 38
誤嚥・・・・・・・・・・・・・・・・・・・・・・・ 99
呼吸困難感・・・・・・・・・・・・・・・ 102
骨吸収・・・・ 122, 124, 153, 154, 156
骨吸収抑制薬・・・・・・・・・・ 22, 172
骨強度・・・・・・・・・・・・・・・・・・・・・ 8
骨結合・・・・・・・・・・・・・・・ 157, 158
骨質・・・・・・・・・・・・・・・・・・・・・・・ 8
骨質診断・・・・・・・・・・・ 40, 43, 45
骨性治癒・・・・・・・・・ 110, 125, 126
骨粗鬆症・・・・・・・・・・・・・ 8, 17, 18
骨代謝・・・・・・・・・・・・・・・・・・ 8, 26
骨の透過性・・・・・・・・・・・・・・・ 107
骨補填材・・・・・ 106, 125, 128, 149
骨補填材溢出・・・・・・・・・・・・・ 146
骨膜・・・・・・・・・・・・・・・・・・・・・ 136
骨密度・・・・・・・・・・・・・・・・・・ 8, 43
骨密度検査・・・・・・・・・・・・・・・・ 37
骨・ミネラル代謝異常・・・・・・ 20
骨量診断・・・・・・・・・・・・・・・・・・ 40
コミュニケーション・・・・・・・・ 38
コラーゲン膜・・・・・・・・・・・・・ 137

## さ

在宅医療・・・・・・・・・・・・・・・・・・ 50
サイナスリフト
・・・・ 131, 132, 134, 136, 143, 144,
146, 148, 150, 152, 154, 156,
158
先取り鎮痛・・・・・・・・・・・・・・・・ 68

## し

シーネ・・・・・・・・・・・・・・・・・・・ 100
シーベルト・・・・・・・・・・・・・・・・ 46
歯科治療・・・・・・・・・・・・・・・・・ 135
歯科用CT・・・・・・・・・・・・・・・・・ 40
死腔・・・・・・・・・・・・・・・・・・・・・・ 98
止血薬・・・・・・・・・・・・・・・・・・・ 100
歯周病・・・・・・・・・・・・・・・・・・・・ 16
磁性アタッチメント・・・・・・・・ 6
自動体外除細動器・・・・・・・・・・ 64
耳鼻科・・・・・・・・・・・・・・・ 133, 134
手術室・・・・・・・・・・・・・・・・・・・・ 60
手術リスク・・・・・・・・・・・・・・・・・ 3
出血・・・・・・・・・・・・・・・・・・ 66, 100
術後感染・・・・・・・・・・・ 149, 150, 152
術後上顎洞粘膜腫脹・・・・ 146, 148
術前検査・・・・・・・・・・・・・・・・・・ 36
準委任契約・・・・・・・・・・・・・・・・ 33
照会状・・・・・・・・・・・・・・・・・・・・ 50
上顎洞貯留嚢胞・・・・・・・・ 129, 130
上顎洞粘膜穿孔・・・・・・・・・・・ 136
上顎洞粘膜の腫脹・・ 131, 132, 134
上顎洞閉鎖術・・・・・・・・・・・・・ 138

175

上顎洞迷入・・・・・・・・・・・ 140, 142
静脈内鎮静・・・・・・・・・・・・ 54, 84
初期固定・・・・・・・・・・ 92, 157, 158
処方・・・・・・・・・・・・・・・・・・・・ 75
書面・・・・・・・・・・・・・・・・・・・・ 30
新規経口抗凝固薬・・・・・・・ 13, 14
神経修復手術・・・・・・・・・・・・ 79
神経損傷・・・・・・・・・・・・・・・・ 78
人工透析・・・・・・・・・・・・・・・・ 19
浸潤麻酔・・・・・・・・・・・・・・・・ 84
腎症・・・・・・・・・・・・・・・・・ 17, 18
新鮮面・・・・・・・・・・・・・・・・・・ 91
心肺蘇生・・・・・・・・・・・・・・・・ 64

## す

推進力・・・・・・・・・・・・・・・・・・ 85
水平マットレス縫合・・・・・・・・ 96
スクリュータップ・・・・・・・・・・ 85
スクリューの破折・・・・・・・・・ 164
ステロイド薬・・・・・・・・・・・・・ 70

## せ

生体・・・・・・・・・・・・・・・・・・・ 149
生体情報モニター・・・・・・・・・ 58
咳反射・・・・・・・・・・・・・・・・・・ 99
舌下動脈・・・・・・・・・・・・・・・・ 86
説明書・・・・・・・・・・・・・・・ 30, 32
線維性治癒・・・・・・・・・・ 110, 125
善管注意義務・・・・・・・・・・・・ 34
全身麻酔・・・・・・・・・・・・・・・・ 54

## そ

相互作用・・・・・・・・・・・・・・・・ 76
造成骨・・・・・・・・・・・・・・・・・ 118
ソケットプリザベーション
・・・・・・・・・・ 94, 125, 126, 128
ソケットリフト・・・・・・・・ 138, 140

## た

体位・・・・・・・・・・・・・・・・ 140, 142
大口蓋動脈・・・・・・・・・・・・・ 100
耐性菌・・・・・・・・・・・・・・・・・・ 73
ダブルグローブ・・・・・・・・・ 57, 62
担当歯科衛生士・・・・・・・・・・ 83

## ち

地域包括ケアシステム・・・・・・ 50
知覚異常・・・・・・・・・・・・・・・ 115
知覚神経障害・・・・・・・・・・・・ 78
チタンアレルギー・・・・・・・・・・ 24
超音波チップ・・・・・・・・・・・・ 164
重複処方・・・・・・・・・・・・・・・・ 75
鎮痛薬・・・・・・・・・・・・・・・ 75, 76

## つ

痛覚脱失・・・・・・・・・・・・・・・・ 78

## て

テーパードインプラント・・・・・ 85
摘出術・・・・・・・・・・・・・・・・・ 141
電気メス・・・・・・・・・・・・・・・・ 90
伝達麻酔・・・・・・・・・・・・・・・・ 84

## と

同意書・・・・・・・・・・・・・・・ 30, 32
同時埋入・・・・・・・・・・・・ 157, 158
疼痛・・・・・・・・・・・・・・・・・ 66, 94
糖尿病・・・・・・・・・・・・・ 2, 4, 16, 18
トラップドア・・・ 143, 144, 147, 148
ドリリングシステム・・・・・・・・ 92

## な

内部被曝・・・・・・・・・・・・・・・・ 47
内容液・・・・・・・・・・・・・・・・・ 130

## に

二次医療機関・・・・・・・・・・・ 102
認知症・・・・・・・・・・・・・・・・・・ 51

## は

ハーフポンティック・・・・・・・ 168
バイオフィルム・・・・・・・・・・・・ 60
抜歯窩・・・・ 110, 112, 125, 126, 128
抜歯即時埋入・・・・・・・・・・・ 104
パッチテスト・・・・・・・・・・・・・ 24
パルスオキシメーター・・・・・・ 58

## ひ

ヒーリングアバットメント・・・ 98
ピエゾサージェリー・・・・・・・・ 87
皮下気腫・・・・・・・・・・・・・・・ 102
皮質骨削合用ドリル・・・・・・・ 85
皮質骨様の不透過性ライン
・・・・・・・・・・・・・・・・ 107, 162

非ステロイド性抗炎症薬 ····· 68
ビスフォスフォネート系薬
　················ 22, 172
被曝·············· 46, 48
表面性状················ 92

## ふ

腐骨形成················ 111
プラークコントロール······· 83
ブラシ法················ 56
ブラッシング············· 170
プロービング検査·········· 165

## へ

併発症·············· 30, 32
併用禁忌············· 75, 76
併用注意················ 76

## ほ

縫合·············· 114, 116
放射線治療··············· 11
ボーンスプレッダー········· 92
保証期間················ 33

## ま

マージン形態············· 171
埋入時期··············· 118
埋入トルク値·············· 91
埋入ポジション··········· 104
マルチアバットメント······ 169
慢性炎症··············· 172
慢性腎臓病·············· 19

## め

メインテナンス········ 3, 4, 166

滅菌··················· 61

## や

薬剤関連顎骨壊死······· 22, 172

## よ

予防投与················ 72

## り

リスクファクター·········· 168
リッジエキスパンダー······· 88
リトリーバルツール········ 164
リモデリング·········· 118, 120
輪状甲状靭帯············· 86
臨床的骨質診断············ 45

## わ

ワルファリン············ 12, 14

177

【編著者略歴】

## 岸本 裕充
| | |
|---|---|
| 1989年 | 大阪大学歯学部卒業 |
| 1989年 | 兵庫医科大学病院 臨床研修医（歯科口腔外科） |
| 1996年 | 兵庫医科大学歯科口腔外科学講座 助手 |
| 2002年〜2004年 | 米国インディアナ大学医学部外科 ポスドク |
| 2005年 | 兵庫医科大学歯科口腔外科学講座 講師 |
| 2009年 | 同 准教授 |
| 2013年 | 同 主任教授，現在にいたる |

日本口腔外科学会認定 口腔外科専門医，同 指導医

## 吉竹 賢祐
| | |
|---|---|
| 1986年 | 大阪歯科大学卒業 |
| 1986年 | 兵庫医科大学歯科口腔外科学講座入局 |
| 1990年 | 神戸国際デンタルクリニックカミムラ歯科勤務 |
| 1994年 | 吉竹歯科医院開業（大阪府吹田市） |
| 2013年 | 兵庫医科大学歯科口腔外科学講座 非常勤講師 |

日本口腔インプラント学会 専修医
近未来オステオインプラント学会 専門医・指導医
日本臨床歯周病学会 歯周病・インプラント認定医
日本顎咬合学会 認定医・指導医

## 野阪 泰弘
| | |
|---|---|
| 1985年 | 大阪歯科大学卒業 |
| 1989年 | 大阪歯科大学大学院（口腔外科学専攻）修了 |
| 1991年 | 日本生命済生会付属日生病院 歯科口腔外科医長 |
| 1995年 | 名古屋大学医学部口腔外科学講座 文部教官助手 |
| 1999年 | 神戸大学医学部 非常勤講師 |
| 2000年 | 神戸市立西市民病院 歯科口腔外科医長 |
| 2005年 | 野阪口腔外科クリニック 院長 |
| 2011年 | 名古屋大学医学部 非常勤講師 |
| 2014年 | 兵庫医科大学歯科口腔外科学講座 非常勤講師 |
| 2015年 | 大阪歯科大学インプラント科 非常勤講師 |

## 十河 基文
| | |
|---|---|
| 1988年 | 大阪大学歯学部卒業 |
| 1988年 | 大阪大学歯学部第二補綴学教室 研修医，研究生，医員 |
| 1997年 | 大阪大学歯学部口腔総合診療部 医員 |
| 1999年 | 大阪大学歯学部口腔総合診療部 講師 |
| 2003年 | 大学発ベンチャーで株式会社アイキャット起業 |
| 2003年〜2006年 | 大阪大学先端科学イノベーションセンター 招聘教授 |
| 2006年 | 大阪大学歯学部 退職 |
| 2006年 | 株式会社アイキャット 代表取締役CTO 大阪大学歯学部 招聘教員 |

長崎大・徳島大・朝日大：非常勤講師
神奈川歯科大：特任講師

## 髙岡 一樹
| | |
|---|---|
| 1995年 | 新潟大学歯学部卒業 |
| 1995年 | 兵庫医科大学病院 臨床研修医（歯科口腔外科） |
| 2003年 | 兵庫医科大学歯科口腔外科学講座 助手 |
| 2007年 | 兵庫医科大学歯科口腔外科学講座 助教 |
| 2008年（9〜11月） | UCLA School of Dentistry, Dental Implant Center |
| 2011年 | 兵庫医科大学歯科口腔外科学講座 講師 |

日本口腔外科学会認定 口腔外科専門医，同 指導医

---

本音を教えて！GPが知りたい
インプラント外科Q&A67　　ISBN978-4-263-44452-8

2015年9月20日　第1版第1刷発行

編著代表　岸　本　裕　充
発行者　大　畑　秀　穂
発行所　医歯薬出版株式会社

〒113-8612　東京都文京区本駒込1-7-10
TEL．(03) 5395-7638（編集）・7630（販売）
FAX．(03) 5395-7639（編集）・7633（販売）
http://www.ishiyaku.co.jp/
郵便振替番号 00190-5-13816

乱丁，落丁の際はお取り替えいたします　　印刷・木元省美堂／製本・皆川製本所
© Ishiyaku Publishers, Inc., 2015. Printed in Japan

本書の複製権・翻訳権・翻案権・上映権・譲渡権・貸与権・公衆送信権（送信可能化権を含む）・口述権は，医歯薬出版㈱が保有します．

本書を無断で複製する行為（コピー，スキャン，デジタルデータ化など）は，「私的使用のための複製」などの著作権法上の限られた例外を除き禁じられています．また私的使用に該当する場合であっても，請負業者等の第三者に依頼し上記の行為を行うことは違法となります．

JCOPY ＜㈳出版者著作権管理機構 委託出版物＞
本書をコピーやスキャン等により複製される場合は，そのつど事前に㈳出版者著作権管理機構（電話 03-3513-6969，FAX 03-3513-6979，e-mail：info@jcopy.or.jp）の許諾を得てください．